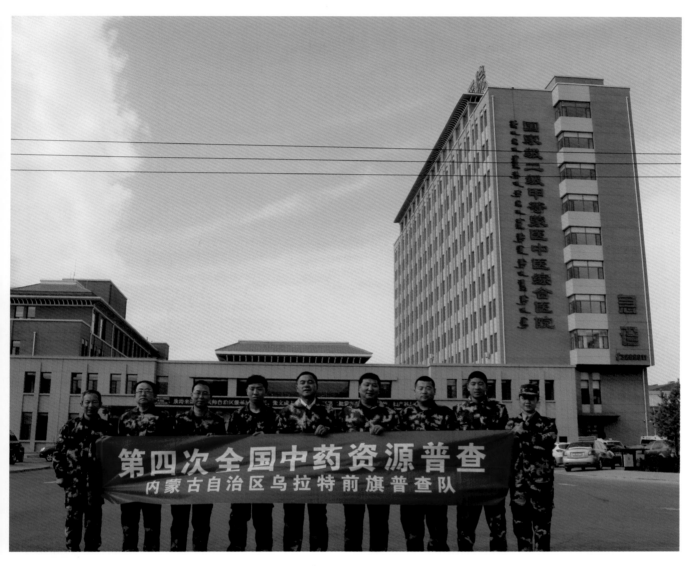

▲ 乌拉特前旗蒙中医医院普查队员

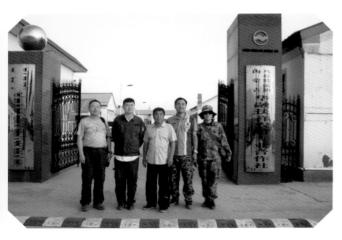

▲ 普查队员对枸杞种植合作社进行调查

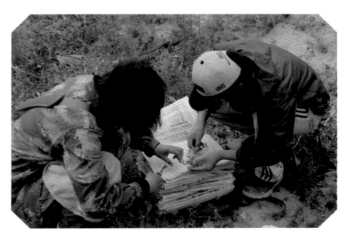

▲ 植物标本压制

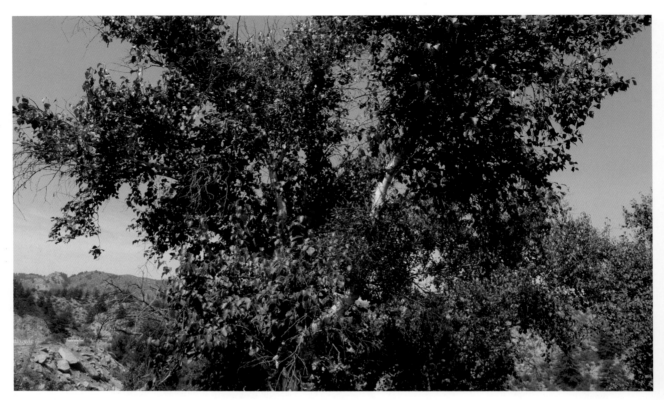

▲ 乔永胜院长采集槲寄生药材标本

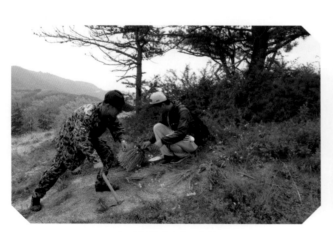

▲ 植物标本采集

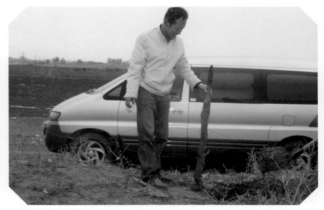

▲ 锁阳药材采挖

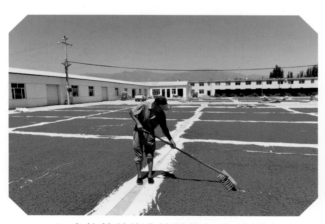

▲ 乌拉特前旗先锋镇枸杞晾晒现场

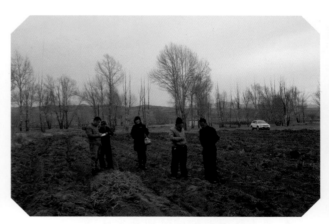

▲ 蒙古黄芪栽培情况调查

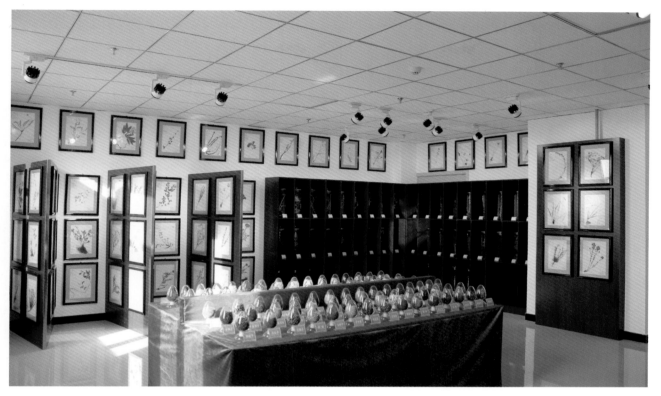

▲ 乌拉特前旗标本馆

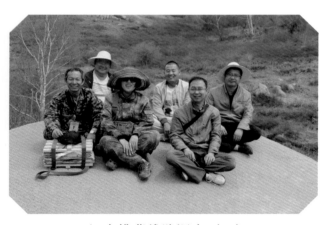

▲ 大桦背线路调查（一）

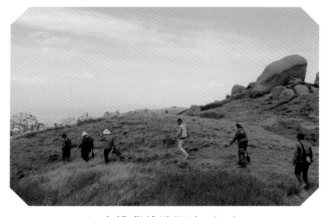

▲ 大桦背线路调查（二）

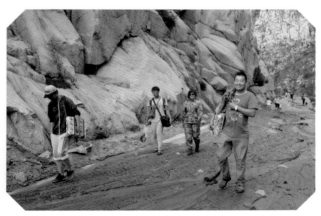

▲ 洪水过后普查队员徒步下山

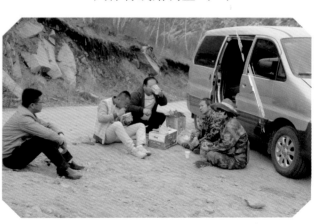

▲ 普查中的午餐

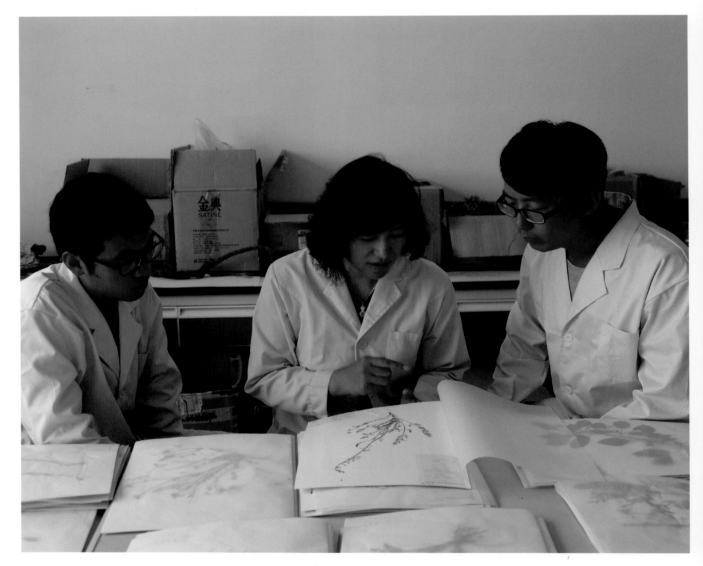

▲ 标本鉴定

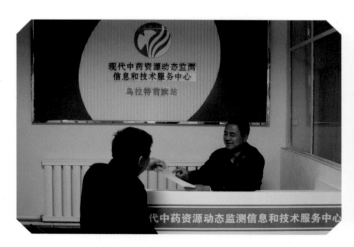

▲ 乌拉特前旗中药资源动态监测站

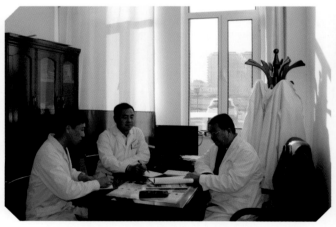

▲ 传统知识调查

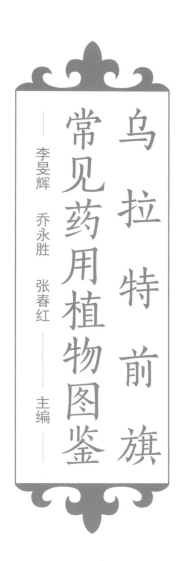

乌拉特前旗常见药用植物图鉴

——李旻辉 乔永胜 张春红—— 主编

北京科学技术出版社

图书在版编目（CIP）数据

乌拉特前旗常见药用植物图鉴 ／ 李旻辉，乔永胜，张春红主编 .——北京：北京科学技术出版社，2019.5

ISBN 978-7-5304-9973-3

Ⅰ.①乌… Ⅱ.①李… ②乔… ③张… Ⅲ.①药用植物－乌拉特前旗－图集 Ⅳ.①R282.71-64

中国版本图书馆CIP数据核字(2018)第280483号

乌拉特前旗常见药用植物图鉴

主　　编：	李旻辉　乔永胜　张春红
责任编辑：	侍　伟　陈媞颖
责任校对：	贾　荣
责任印制：	李　茗
封面设计：	昇一设计
出 版 人：	曾庆宇
出版发行：	北京科学技术出版社
社　　址：	北京西直门南大街16号
邮政编码：	100035
电话传真：	0086-10-66135495（总编室）
	0086-10-66113227（发行部）　　0086-10-66161952（发行部传真）
电子信箱：	bjkj@bjkjpress.com
网　　址：	www.bkydw.cn
经　　销：	新华书店
印　　刷：	北京捷迅佳彩印刷有限公司
开　　本：	889mm×1194mm　　　　1/16
字　　数：	571千字
印　　张：	34.75
版　　次：	2019年5月第1版
印　　次：	2019年5月第1次印刷

ISBN 978-7-5304-9973-3/R · 2547

定　　价： 698.00元

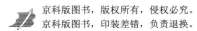

编写委员会

主　编　李旻辉　乔永胜　张春红

副主编　徐建平　李永忠

编　委　（按姓氏拼音排序）

敖　涛（乌拉特前旗蒙中医医院）　　　　毕雅琼（内蒙古自治区中医药研究所）

陈苏依勒（阿拉善盟蒙医医院）　　　　额尔定达来（包头市蒙医中医医院）

龚　雪（包头医学院）　　　　　　　　哈斯巴特尔（阿拉善盟蒙医医院）

李旻辉（包头医学院）　　　　　　　　李永忠（乌拉特前旗蒙中医医院）

李紫岩（包头医学院）　　　　　　　　刘永军（乌拉特前旗蒙中医医院）

那木汗（包头医学院）　　　　　　　　乔永胜（乌拉特前旗蒙中医医院）

全瑞国（包头市第六医院）　　　　　　任　凯（包头医学院）

苏力德（乌拉特前旗蒙中医医院）　　　石贵荣（包头市中心医院）

王　佳（包头医学院）　　　　　　　　王　杰（包头医学院）

徐建平（包头医学院）　　　　　　　　杨　敏（包头医学院）

张春红（包头医学院）　　　　　　　　张　娜（包头医学院）

序 言

  乌拉特前旗是个人杰地灵的好地方。从区位交通看，乌拉特前旗地处内蒙古自治区呼包鄂城市群，在黄河"几"字形臂弯里，紧邻包头、巴彦淖尔 2 座机场，有 5 条铁路、1 条高速、1 条国道穿越旗境，途经乌拉特前旗的包银高铁近期将开工建设，交通优势非常明显。从地形地貌看，乌拉特前旗也可以说是内蒙古自治区的缩影，总体可概括为"三山两川一面海，千里平原两道滩"，同属阴山山脉的乌拉山、查石太山、白音查汗山横亘旗境东部，三大山脉之间形成了明安川和小佘太川，乌拉山和黄河之间形成了蓿亥滩和中滩；西部是广阔的河套平原；中部是我国八大淡水湖之一的乌梁素海。从历史文化看，早在旧石器时代乌拉特前旗就有早期人类繁衍生息，秦将蒙恬、汉将卫青和李广、和亲的王昭君、三国吕布、北魏拓跋氏、唐将郭子仪等均有故事流芳于此。清顺治年间始设乌拉特三旗。近现代，乌拉特前旗各族人民为中华民族解放和独立做出了很大贡献，李大钊之子李葆华曾在这里领导垦区暴动，红党领袖恩克巴雅尔，蒙古女王爷、民国女中将齐俊峰等革命志士的故事，流芳百世。

  近年来，全旗 34 万各族人民在中国共产党的领导下，艰苦创业、与时俱进，经济社会各项事业取得了长足发展。2016 年经济总量达到 146.23 亿元，公共财政预算收入达到 9.45 亿元，城镇居民人均收入和农村牧区居民人均收入分别达到 25705 元和 14385 元。农牧业方面，我们正在依托绿色无污染的 244 万亩耕地和 635 万亩草场，全力推动农畜产品向高端市场迈进；工业方面，围绕自治区党委提出的七业同兴战略，已引进了国信高地大数据、东立太阳能电池组件等一批大项目、好项目，新型产业集群正逐步形成；城乡建设方面，城区绿地覆盖率达到了 32.1%，美丽乡村建设取得积极成效，人民群众幸福指数持续提升。

  天赐乌拉特，浓缩内蒙古。乌拉特前旗山美、水美、人美、文化美，大河圣山、草原林海、沙漠雪原、湖泊湿地、历史遗迹齐备。此次《乌拉特前旗常见药用植物图鉴》的出版，是我们前旗贯彻落实中央关于生态文明建设战略的重大举措，也是一个摸清家底、开展生态环境教育、宣传生态保护建设成果的过程。我们热忱欢迎国内外朋友认识前旗、了解前旗、支持前旗，前来参观考察、观光旅游、投资兴业。

乌拉特前旗旗长：苏亚拉图

2018 年 3 月 20 日

前 言

乌拉特前旗，位于内蒙古自治区西部，巴彦淖尔市东南，河套平原东南端，东与包头市毗邻，西与五原县相连，北与乌拉特中旗接壤，南至黄河与杭锦旗和达拉特旗隔河相望。横跨东经 108° 11′～ 109° 54′，北纬 40° 28′～ 41° 16′地区，东西长约 142km，南北宽约 85km，总面积 7476km^2。地势为东北高、西南低，拥有辽阔的荒漠草原、草原化荒漠、沙漠、山地、农田、湖泊、沼泽等，地形地貌复杂多变，可概括为"三山两川一平原，乌梁素海居中间"。"三山"是指横亘在东部的白音查汗山、查石太山和乌拉山，山地面积 2303km^2，约占前旗总面积的 30.8%，最高山为乌拉山，主峰大桦背海拔 2322m；"两川"是指三大山脉之间形成的明安川、小佘太川，面积 889km^2，占前旗总面积的 11.3%；"一平原"是指乌拉山山前倾斜套内平原和蓿亥滩和中滩，面积 1811km^2，占前旗总面积的 24.2%；美丽的塞外明珠——乌梁素海位于乌拉特前旗中部，水域面积 2.93 万 km^2，是全国八大淡水湖之一。乌拉特前旗属于中温带大陆性季风气候，日照充足，积温较多，昼夜温差大，雨水集中，雨热同期。

由于复杂多变的地形地貌、气候等生态环境加上人为因素的影响，前旗境内野生植物种类丰富，据不完全统计，前旗野生植物有 90 余科，300 余属，近 600 种，其中天然树种有松、柏、杨、桦、榆等 60 余种，经济林有苹果、李、葡萄、梨、杏、枸杞等 10 余种，常见的野生药用植物有黄芪、甘草、地黄、麻黄、香薷、苍耳、党参等上百种。近年来乌拉特前旗大力发展蒙古黄芪、枸杞、甘草等内蒙古自治区大宗特色道地药材的种植产业，2017 年蒙古黄芪种植面积约 34km^2，枸杞种植面积约 40km^2，成为地方经济的新增长点。

2012 年 9 月，内蒙古自治区开始第四次全国中药资源普查——内蒙古地区蒙中药资源普查试点工作的筹备工作。2013 年 5 月 30 日内蒙古自治区卫生厅下发"关于内蒙古自治区蒙中药资源普查试点工作方案的通知"，方案中将普查试点范围确定为乌拉特前旗等 34 个县（旗）。作为第一批试点的县（旗），乌拉特前旗迅速成立了旗普查领导小组，人员由旗政府领导、农牧业局领导组成，乌拉特前旗蒙中医医院为具体实施单位，包头医学院作为技术指导单位，共同组建了乌拉特前旗蒙中药资源普查队，乌拉特前旗蒙中医医院院长乔永胜任普查队队长，包头医学院李旻辉教授任技术指导小组组长。此次蒙中药资源普查工作任务，主要包括野生药用植物调查、栽培药用植物资源调查、中药材市场调查、传统药物学调查、采集标本、拍摄照片、视频资料等项目。

其中作为工作重中之重的野生药用植物调查，是根据各植物花果期不同，按春、夏和秋季对国家规定样地进行详细调查。此次普查，国家对乌拉特前旗设样地 52 个，16 个重点药材品种。普查队历经艰难困苦的 4 年多时间，出工 400 多人次，出车 100 多辆次，行程超过 16000km，完成国家规定样地 52 个，补增样地 22 个。采集重点及常用蒙中药材基原植物标本 3000 余份，收集药材 20 余份，采集种子 20 余份。调查药材市场 10余家、栽培基地 50 余家，走访蒙中医 15 名，收集传统经典药方 30 余个。同时拍摄了大量的药用植物照片、视频等影像资料，并记录了每份样品的经纬度、海拔高度、生境、分布密度等资料，初步了解了蒙古黄芪、枸杞等特色蒙中药的分布和储备，对摸清乌拉特前旗蒙中药资源家底、保障蒙中医药的传承、探索蒙中医药未来的发展道路有着重要意义，也为本书的出版奠定了坚实的基础。

　　本书共收录乌拉特前旗常见药用植物 82 科，307 属，500 种。其中，第四次蒙中药资源普查中采集得到的野生药用植物 388 种，占 78%。此外，旗内林业、城市绿化、农业等有关粮药交叉、果药交叉、蔬药交叉、园林花卉与药交叉药用植物 112 种，占 22%。每种药用植物记载有中文学名、拉丁学名、蒙文名称、俗名、药用部位、功效、生境信息，并都配有彩色照片。

　　本书按照《内蒙古植物志》第 2 版的分类系统进行分类和排列，药用植物中文名、蒙文名和拉丁学名亦采用了《内蒙古植物志》第 2 版的命名方法，《内蒙古植物志》第 2 版中未收载的品种引用了《全国中草药汇编》第 3 版、《中国植物志》、《内蒙古中草药》等资料中记载的名称。药用部位、功效及生境等信息主要参考了《中国植物志》、《内蒙古植物志》第 2 版、《内蒙古植物药志》、《内蒙古中草药》、《全国中草药汇编》第 3 版和各地方植物志及其他有关专著和最新学术论文，并在本书末尾附有药用植物拉丁学名、中文笔画、汉语拼音索引。

　　本书在正文前附部分乌拉特前旗蒙中药资源普查队资源普查各环节工作照片，以此向参加本次资源普查的工作人员的辛勤劳动致敬。

　　本书由乌拉特前旗蒙中医医院、包头医学院、内蒙古自治区中医药研究所等单位工作人员共同编写，望能给广大读者一点启发和借鉴。

在此次资源普查标本采集、鉴定和本书编写出版过程中，得到了乌拉特前旗农牧业局、林业局、乌拉山自然保护区等单位的相关领导和工作人员的大力支持和帮助，也邀请了乌拉特前旗人民政府苏亚拉图旗长在百忙之中为本书作序，在此一并表示衷心的感谢。

本书可供中医、蒙医、植物学、林业、草原、园林、自然保护区等领域相关单位科研、教学和生产人员参考，也可用于植物爱好者学习参考。

本书为图鉴形式，主要以彩图为主，编写选材时力求贴近植物实际生长状况，收载花果期植物照片，文字表述上尽量做到简练、通俗易懂。本书内容范围广，涵盖知识面宽，涉及许多相关学科领域，限于编者的水平，错误和不足在所难免，敬希读者提出宝贵意见，以便进一步修改和补充，使著作内容更加充实和完善，更好地适应实践应用需求。

编　者

2017 年 10 月 22 日

目　录

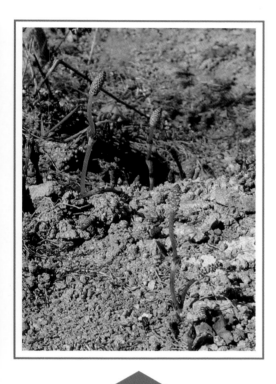

木贼科 | **Equisetaceae**

问荆

Equisetum arvense L.

木贼属
Equisetum

蒙文名称： 那日存 - 额布苏

俗　　名： 土麻黄、接续草

药用部位： 全草入中药；地上部分入蒙药

中医功效： 清热，止血，利尿，止咳

蒙医功效： 利尿，破痞，止血，生津

生　　境： 野生，中生植物。生于草地、河边、沙地

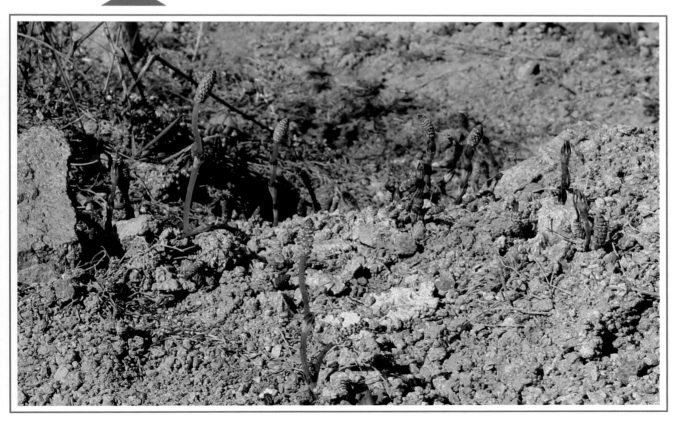

木贼科 | Equisetaceae

节节草

木贼属
Equisetum

Equisetum ramosissimum Desf.

蒙文名称： 萨格拉嘎日 - 西伯里

俗　　名： 草麻黄、土麻黄、土木贼、锉刀草

药用部位： 全草入药

中医功效： 清肝明目，祛痰止咳，利尿通淋

蒙医功效： 清风热，利尿，破痞，止血，生津，明目退翳

生　　境： 野生，中生植物。生于沙地、草原

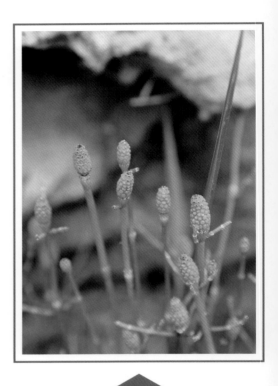

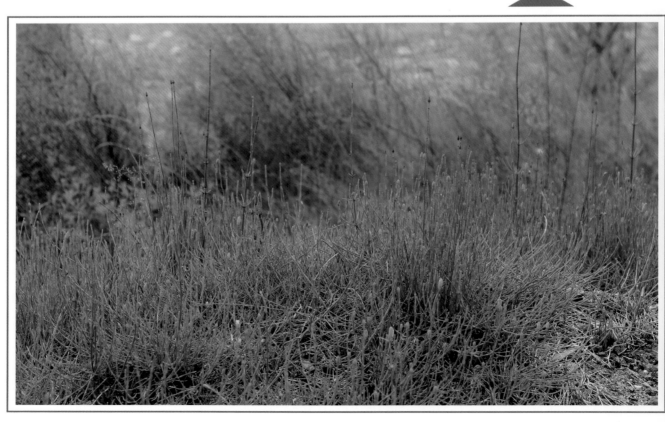

中国蕨科 | **Sinopteridaceae**

银粉背蕨

Aleuritopteris argentea (Gmel.) Fee

粉背蕨属
Aleuritopteris

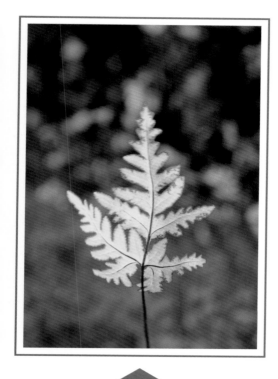

蒙文名称： 孟棍 - 奥衣麻

俗　　名： 五角叶粉背蕨

药用部位： 全草入药

中医功效： 活血通经，祛湿，止咳

蒙医功效： 愈伤，明目，疏筋，调经补身，止咳

生　　境： 野生，旱生植物。生于石灰岩石缝中

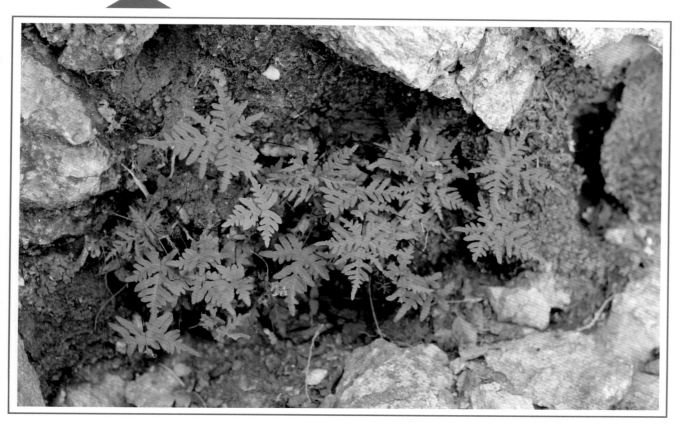

松科 | Pinaceae

油松
Pinus tabulaeformis Carr.

松属
Pinus

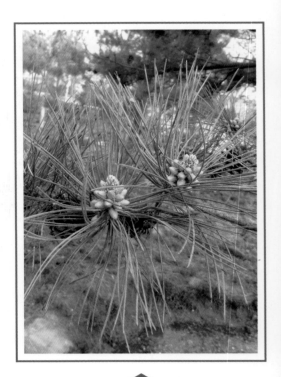

蒙文名称： 那日苏

俗　名： 短叶松、油松节、松

药用部位： 结节（松节）、叶（松叶）、球果（松球）、花粉（松花粉）及树脂（松香）入中药；结节（松节）、树脂（松香）入蒙药

中医功效： 松节：祛风燥湿，活络止痛。松叶：祛风活血，明目，安神，杀虫，止痒。松球：祛风散寒，润肠通便。松花粉：燥湿，收敛止血。松香：祛风燥湿，排脓拔毒，生肌止痛

蒙医功效： 松节：祛"巴达干赫依"，燥寒性"希日乌素"，消肿，止痛，杀虫。松香：燥"希日乌素"，止痛，舒筋，排脓

生　境： 中生乔木，目前多用于园林绿化，本地区广泛栽培

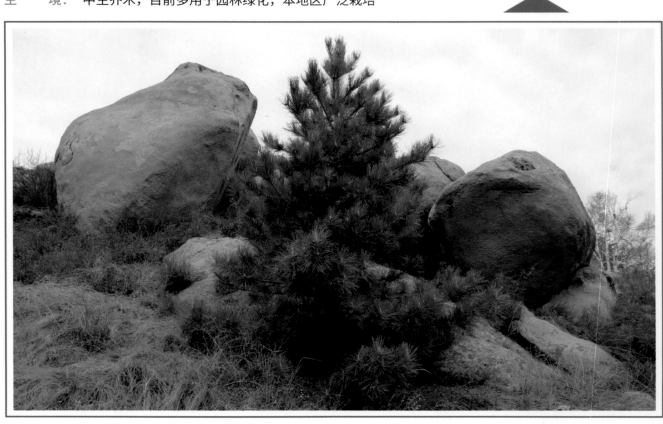

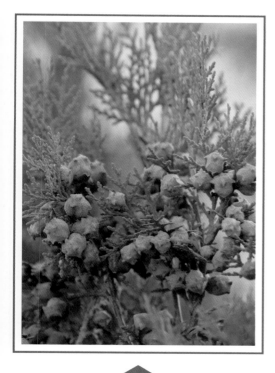

侧柏

Platycladus orientalis (L.) Franco

侧柏属
Platycladus

蒙文名称： 哈布他盖 - 阿日查

俗　　名： 香柏、柏树

药用部位： 枝叶（侧柏叶）及种子（柏子仁）入药

中医功效： 侧柏叶：凉血，止血，止咳。柏子仁：滋补强壮、养心安神、润肠

蒙医功效： 清热利尿，止血，消肿，治伤，祛黄水

生　　境： 中生乔木，目前多用于园林绿化，本地区广泛栽培

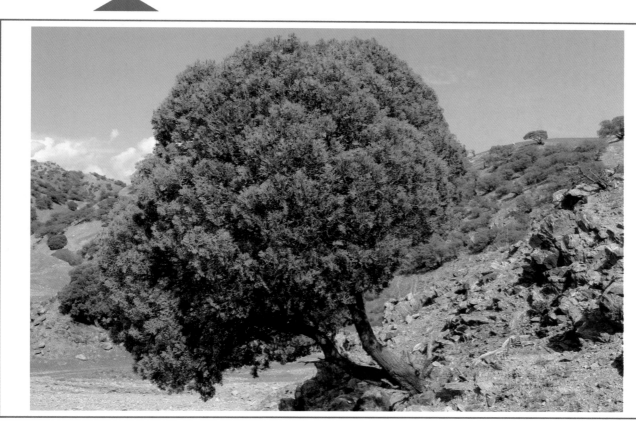

柏 科 | **Cupressaceae**

圆柏

Sabina chinensis (L.) Ant.

圆柏属
Sabina

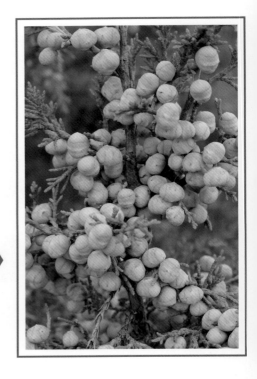

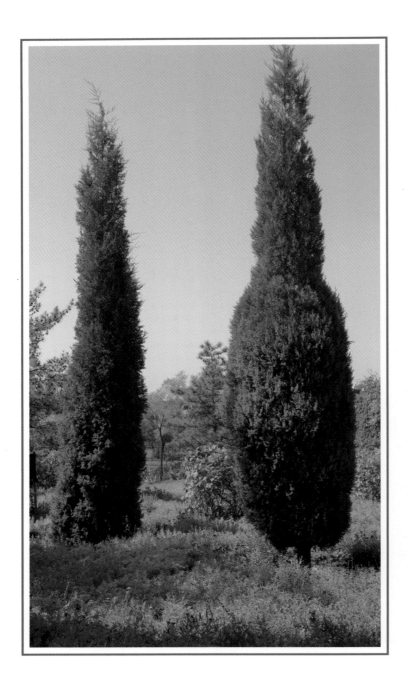

蒙文名称： 乌和日 - 阿日查

俗　　名： 刺柏、柏树、桧柏

药用部位： 枝叶入药

中医功效： 祛风散寒，活血消肿，解毒利尿

蒙医功效： 清热利尿，燥"希日乌素"，愈伤
　　　　　消肿，止血

生　　境： 中生乔木。目前多用于园林绿化，
　　　　　本地区广泛栽培

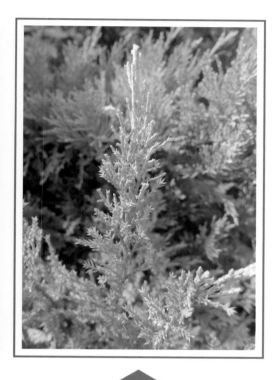

叉子圆柏

圆柏属
Sabina

Sabina vulgaris Ant.

蒙文名称：	好宁 - 阿日查
俗　　名：	沙地柏、臭柏
药用部位：	枝叶入中药；叶入蒙药
中医功效：	祛风湿，活血止痛
蒙医功效：	凉血止血，化痰止咳
生　　境：	旱中生植物。目前多用于园林绿化，本地区广泛栽培

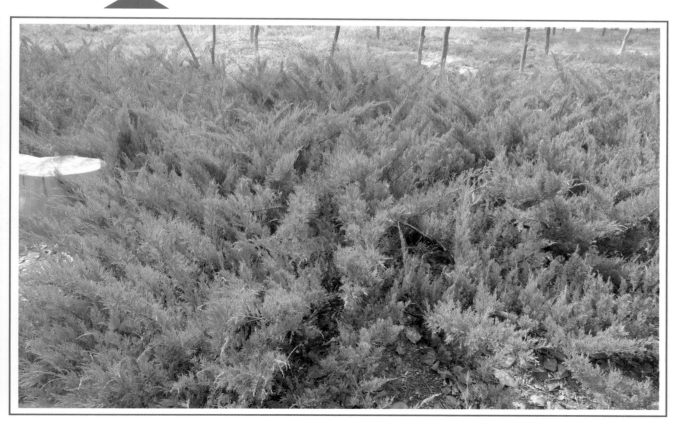

柏 科 | Cupressaceae

杜松

Juniperus rigida G. et Z.

刺柏属
Juniperus

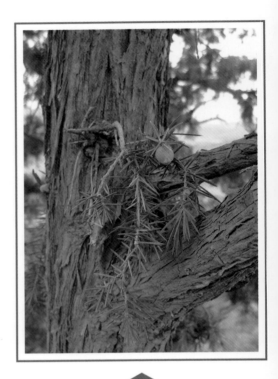

蒙文名称： 乌日格苏图 - 阿日查

俗　　名： 崩松、刚桧

药用部位： 果实入药

中医功效： 发汗，利尿，镇痛

蒙医功效： 清热，利尿，止血，消肿，治伤，祛黄水，燥"希
　　　　　日乌素"

生　　境： 旱中生植物。目前多用于园林绿化，本地区少量
　　　　　栽培

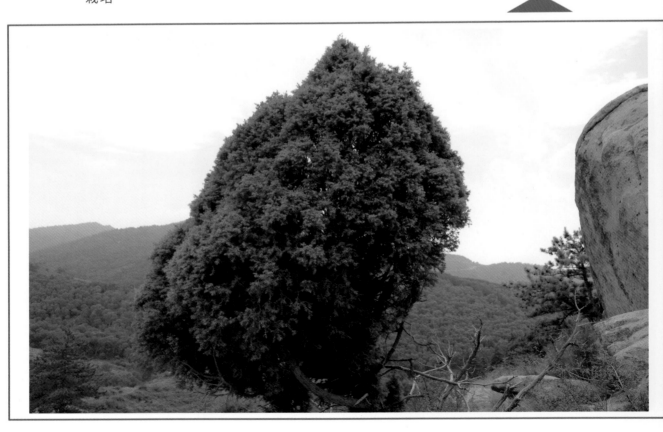

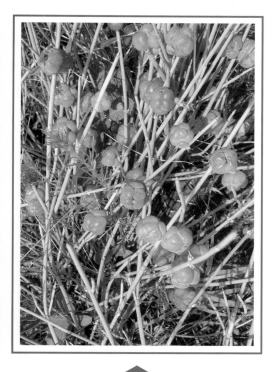

麻黄科 ｜ **Ephedraceae**

草麻黄

麻黄属
Ephedra

Ephedra sinica Stapf

蒙文名称：	哲格日根讷
俗　　名：	麻黄
药用部位：	草质茎（麻黄）及根（麻黄根）入中药；草质茎
	入蒙药
中医功效：	麻黄：发汗解表，宣肺平喘，利水消肿。麻黄根：止汗
蒙医功效：	清肝，止血，破痞，消肿，愈伤，发汗
生　　境：	野生，旱生植物。生于丘陵坡地、平原、沙地

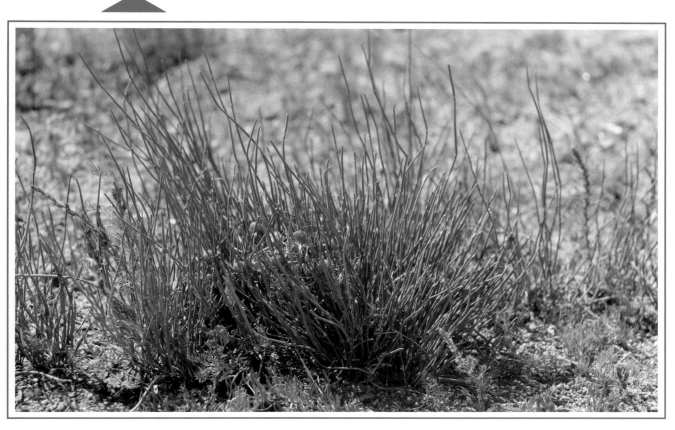

麻黄科 | Ephedraceae

木贼麻黄

麻黄属
Ephedra

Ephedra equisetina Bge.

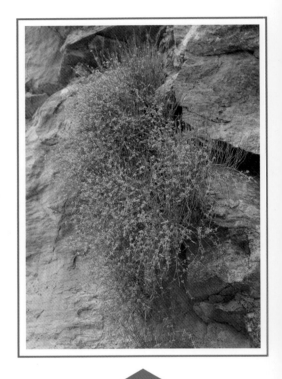

蒙文名称： 哈日 - 哲格日根讷

俗　　名： 山麻黄

药用部位： 草质茎（麻黄）及根（麻黄根）入中药；草质茎入
　　　　　蒙药

中医功效： 同草麻黄

蒙医功效： 同草麻黄

生　　境： 野生，旱生植物。生于干旱与半干旱地区的山顶、
　　　　　山谷、沙地及岩壁上

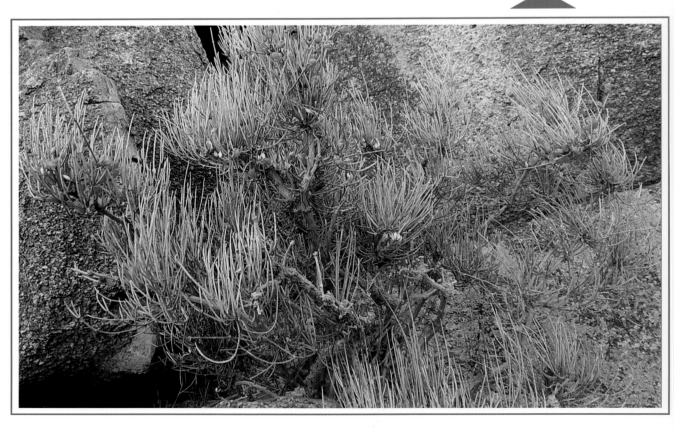

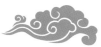

杨柳科 | **Salicaceae**

胡杨

Populus euphratica Oliv.

杨属
Populus

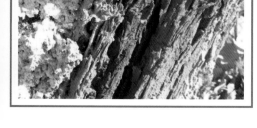

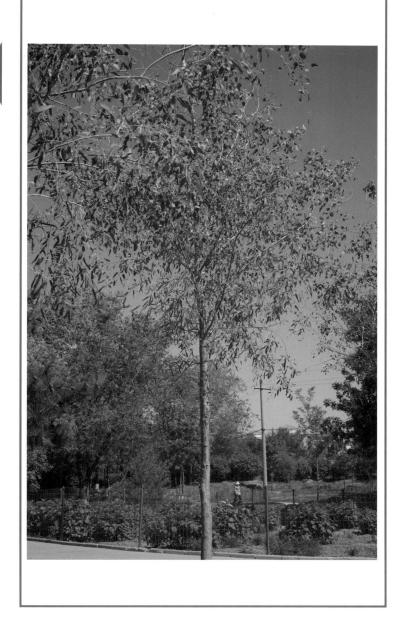

蒙文名称： 图日爱 - 奥力牙苏

俗　　名： 胡桐、异叶杨

药用部位： 树脂（胡桐泪）、叶及花序入
中药；胡杨树分泌的碱入蒙药

中医功效： 胡桐泪：清热解毒，化痰软坚，
制酸止痛。叶：降血压。花序：
止血

蒙医功效： 清热，利尿，止血，消肿，治伤，
祛黄水，燥"希日乌素"

生　　境： 野生，旱中生至中生植物。生
于荒漠区的河流沿岸及盐碱湖，
为荒漠区河岸林建群种

杨柳科 | Salicaceae

银白杨

Populus alba L.

杨属
Populus

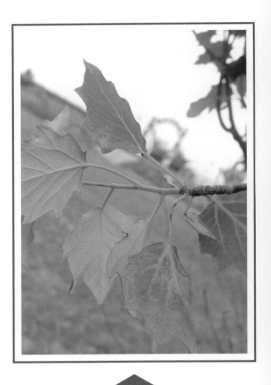

蒙文名称： 孟棍 - 奥力牙苏

俗　　名： 白背杨

药用部位： 叶入中药；皮入蒙药

中医功效： 祛痰止咳，平喘

蒙医功效： 清热，解毒

生　　境： 生长于湿润肥沃的砂质土上。用于园林绿化，本地区广泛栽培

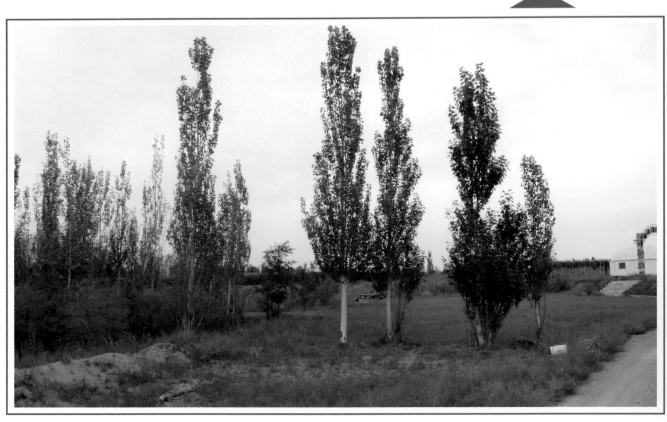

杨柳科 | Salicaceae

新疆杨

Populus alba L. var. *pyramidalis* Bunge

杨属
Populus

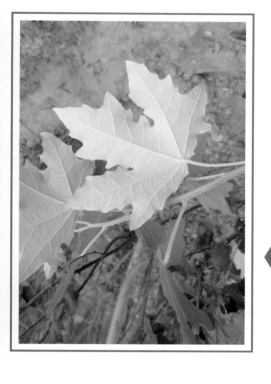

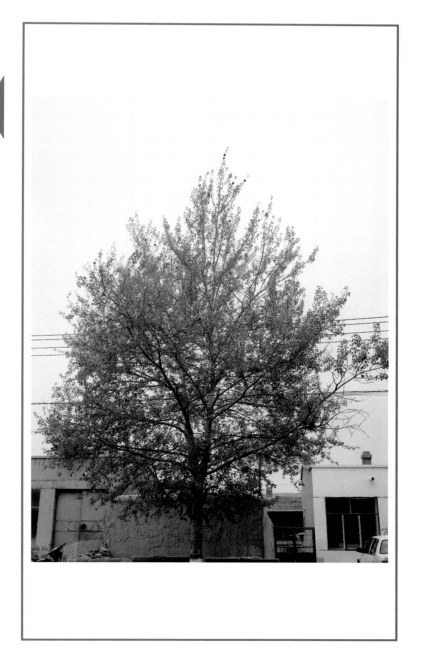

蒙文名称： 新疆 - 奥力牙苏

药用部位： 叶入中药；皮入蒙药

中医功效： 祛痰止咳，平喘

蒙医功效： 清热，解毒

生　　境： 喜温暖湿润气候，适合生长于
肥沃的中性及微酸性土壤。用
于园林绿化，本地区广泛栽培

杨柳科 ｜ Salicaceae

山杨
Populus davidiana Dode

杨属
Populus

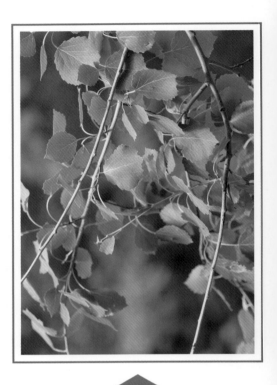

蒙文名称： 阿吉拉音 - 奥力牙苏

俗　　名： 火杨、大叶杨、响杨、白杨

药用部位： 树皮入药

中医功效： 清热解毒，行瘀，利水，消痰

蒙医功效： 排脓，祛痰，止咳

生　　境： 野生，中生植物。生于山地阴坡或半阴坡，在森林
气候区生于阳坡

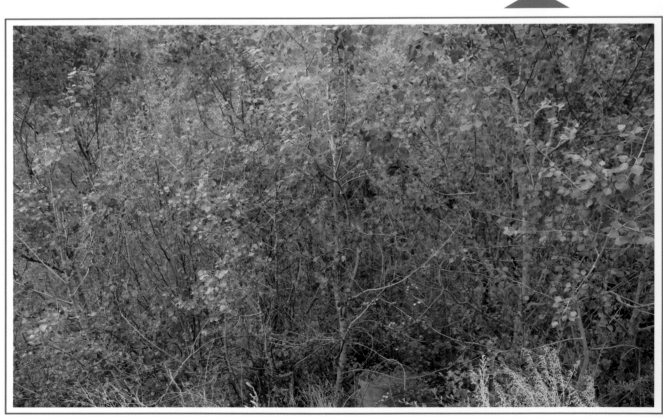

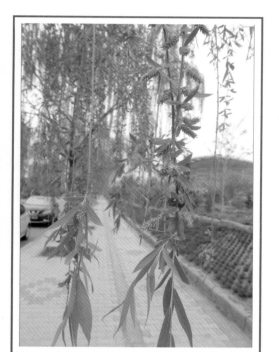

垂柳

Salix babylonica L.

柳属
Salix

蒙文名称：	温吉给日 - 噢答
俗　　名：	柳树、倒杨柳、垂丝柳
药用部位：	枝（柳枝）、叶（柳叶）及根（柳根）入中药；皮入蒙药
中医功效：	祛风除湿，清热解毒，利水通淋
蒙医功效：	清热，燥湿
生　　境：	喜温暖湿润气候和潮湿深厚的酸性及中性土壤。用于园林绿化，本地区广泛栽培

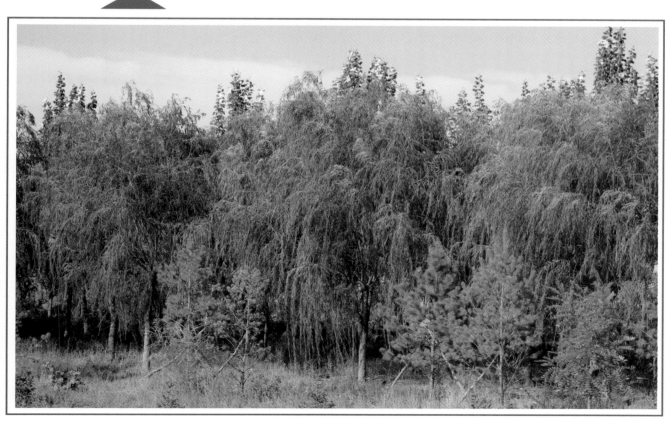

杨柳科 | **Salicaceae**

旱柳

Salix matsudana Koidz.

柳属
Salix

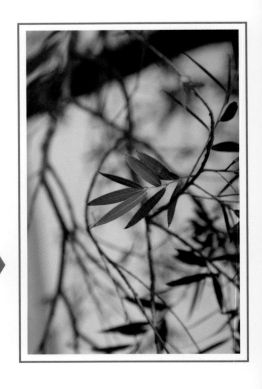

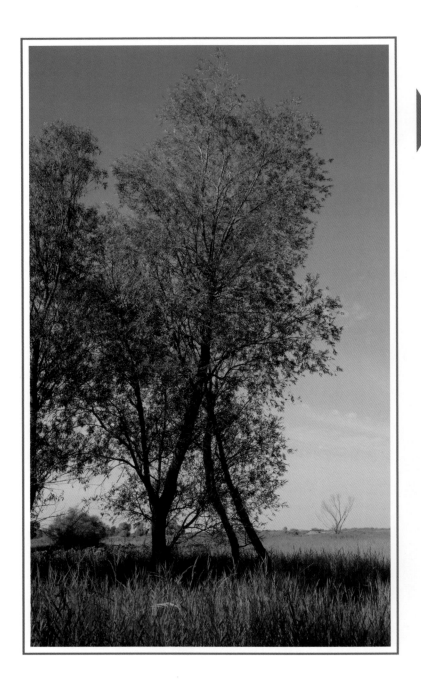

蒙文名称：噢答

俗　　名：河柳、羊角柳、白皮柳

药用部位：枝叶及树皮入中药；树皮入
　　　　　蒙药

中医功效：清热除湿，消肿止痛

蒙医功效：止血，消肿，解毒

生　　境：中生植物，适合生长于湿润
　　　　　而排水良好的土壤。用于园
　　　　　林绿化，本地区广泛栽培

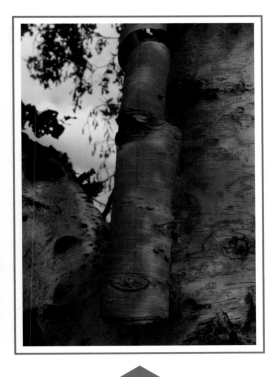

白桦

Betula platyphylla Suk.

桦木属
Betula

蒙文名称： 查干 - 虎斯

俗　　名： 粉桦、桦木、桦皮树、桦树、达格玛

药用部位： 树皮（桦木皮）入药

中医功效： 清热利湿，祛痰止咳，解毒消肿

蒙医功效： 清热，解毒，止咳，利尿，促进血液循环，舒筋络

生　　境： 野生，中生乔木。常与山杨混生，构成次生林的先锋树种，有时成纯林或散生在其他针、阔叶林中

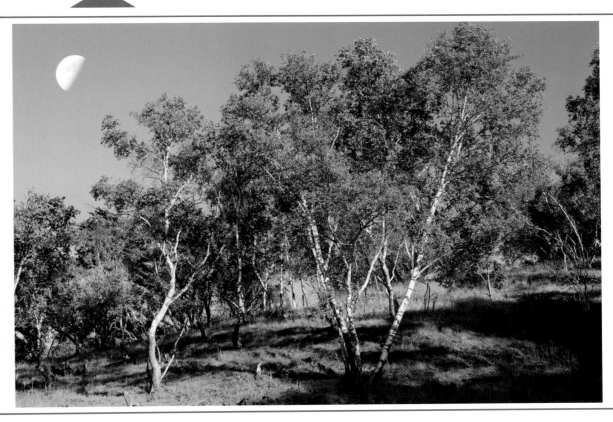

榆 科 | Ulmaceae

大果榆

榆属
Ulmus

Ulmus macrocarpa Hance

蒙文名称： 得力图

俗　　名： 芜荑、黄榆、山榆、毛榆、蒙古黄榆

药用部位： 果实入药

中医功效： 生用：祛痰，利尿。制用：杀虫，消积

蒙医功效： 杀虫

生　　境： 旱中生植物。用于园林绿化树种，本地区广泛栽培

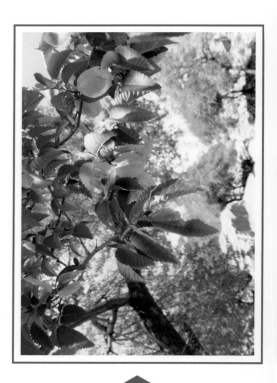

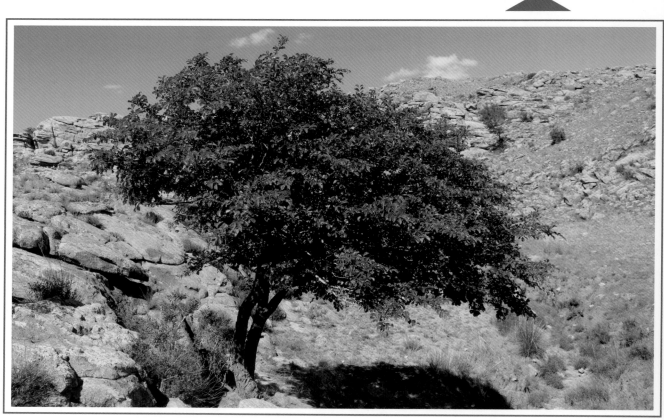

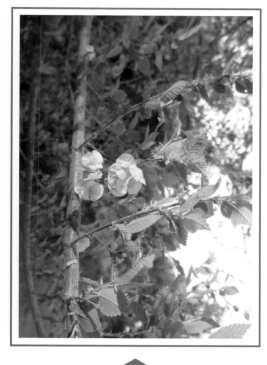

榆树

Ulmus pumila L.

榆属
Ulmus

蒙文名称：海拉苏

俗　　名：榆树、白榆

药用部位：根皮、树皮（榆白皮），叶（榆叶）及果实（榆钱）
　　　　　入中药；树皮入蒙药

中医功效：榆白皮：利水安神，解毒消肿。榆叶：利尿，止咳祛痰，
　　　　　润肠。榆钱：安神健脾

蒙医功效：清热，治伤

生　　境：旱中生植物。用于园林绿化树种，本地区广泛栽培

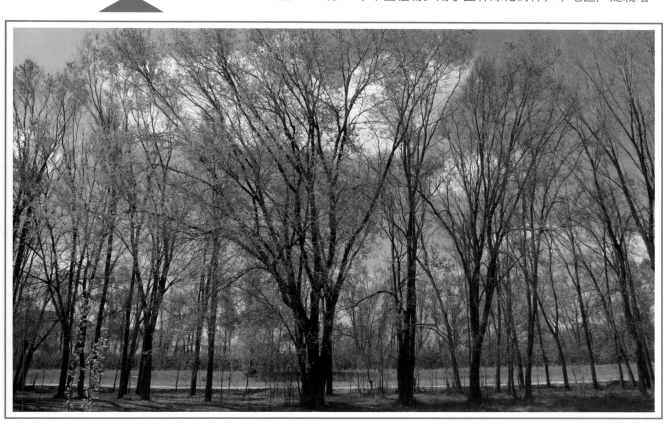

榆 科 | **Ulmaceae**

垂枝榆

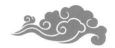

榆属
Ulmus

Ulmus pumila L. cv. 'Tenue'

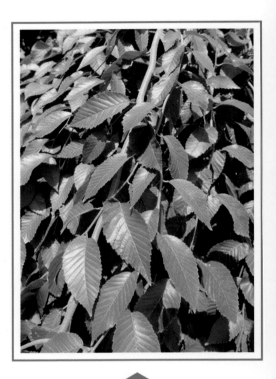

蒙文名称： 温吉给日 - 海拉苏

俗　　名： 倒榆

药用部位： 树皮、叶及翅果入中药；皮入蒙药

中医功效： 安神，利尿

蒙医功效： 清热，愈合伤口

生　　境： 为栽培变种。用于园林绿化，本地区少量栽培

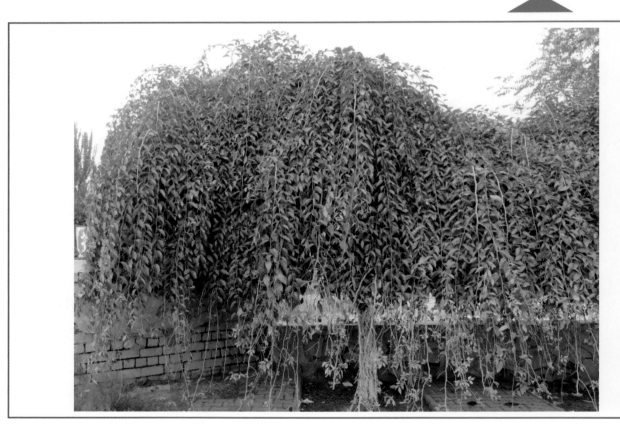

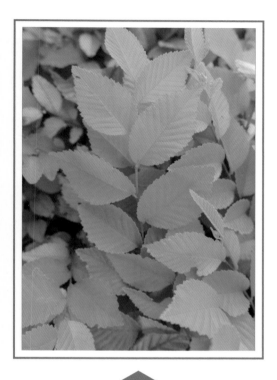

榆 科 ｜ **Ulmaceae**

中华金叶榆

榆属
Ulmus

Ulmus pumila cv. *jinye*

蒙文名称：　美人榆、金叶榆

药用部位：　树皮入药

中医功效：　利水，消肿

蒙医功效：　清热，愈合伤口

生　　　境：　抗寒、抗旱性极强。用于园林绿化，本地区少量栽培

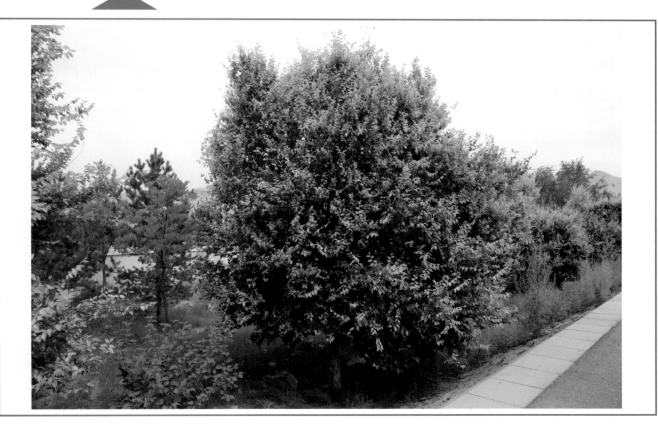

桑科 | Moraceae

桑
Morus alba L.

桑属
Morus

蒙文名称： 衣拉马

俗　　名： 家桑、桑树、白桑

药用部位： 叶（桑叶）、枝（桑枝）、根皮（桑白皮）、果实（桑椹）入中药；果实入蒙药

中医功效： 桑叶：疏风清热，润肺燥热，清肝明目。桑枝：祛风通络，利关节。桑白皮：泻肺平喘，利水消肿。桑椹：滋阴养血，生津润燥

蒙医功效： 清热，补益

生　　境： 中生植物。用于园林绿化，本地区少量栽培

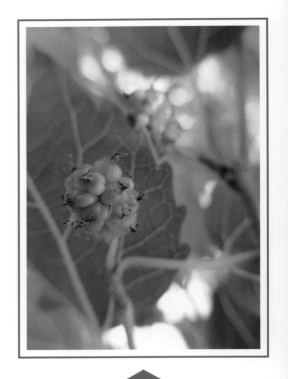

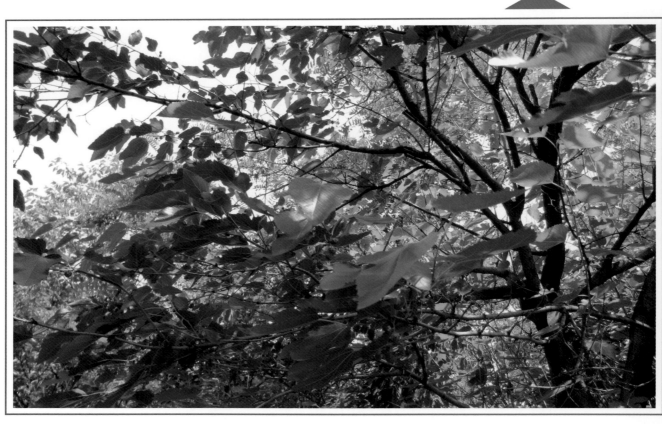

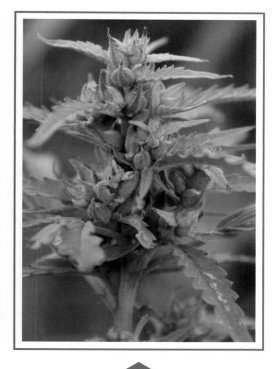

桑 科 | Moraceae

大麻

Cannabis sativa L.

大麻属
Cannabis

蒙文名称： 敖鲁苏

俗　　名： 大麻子、火麻、线麻

药用部位： 种仁（火麻仁）入药

中医功效： 润燥，滑肠，通淋，活血

蒙医功效： 通便，杀虫，祛黄水，燥"希日乌苏"

生　　境： 中生植物，以土层深厚、保水保肥力强且土质松软
　　　　　　肥沃、含有机质，地下水位较低的地块栽培为宜。
　　　　　　作为经济作物，本地区少量栽培

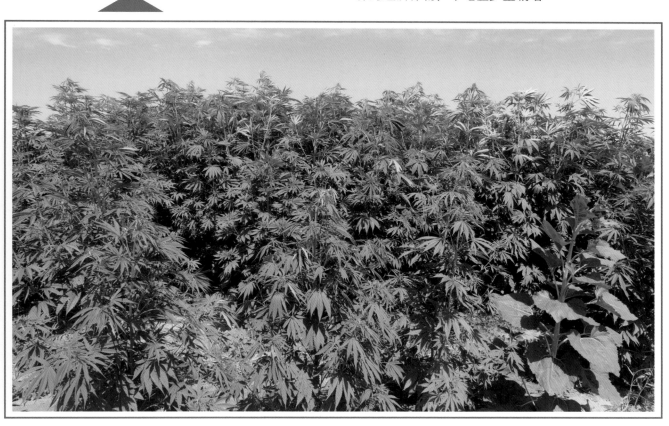

桑科 | Moraceae

麻叶荨麻

荨麻属
Urtica

Urtica cannabina L.

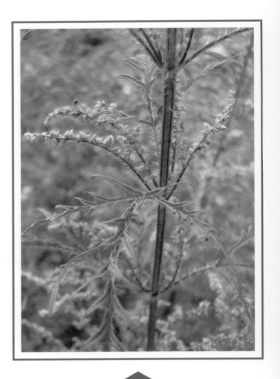

蒙文名称：	哈拉盖
俗　　名：	焮麻、火麻
药用部位：	全草入药
中医功效：	祛风除湿，解痉，活血，解虫毒、解蛇毒
蒙医功效：	镇"赫依"，温胃，破痞，解毒
生　　境：	野生，中生杂草。生于人和畜经常活动的干燥山坡、丘陵坡地、沙丘坡地、山野路旁、居民点附近

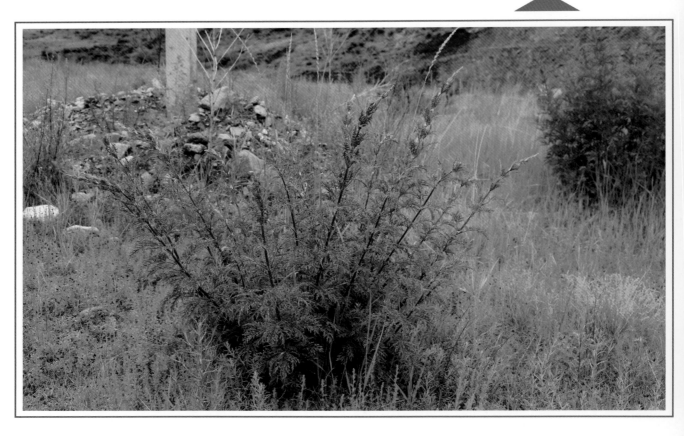

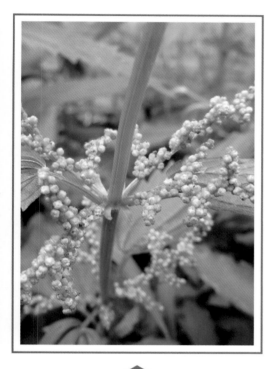

狭叶荨麻

荨麻属
Urtica

Urtica angustifolia Fisch. ex Hornem.

蒙文名称：奥存 - 哈拉盖

俗　　名：螫麻子

药用部位：全草入药

中医功效：同麻叶荨麻

蒙医功效：同麻叶荨麻

生　　境：野生，中生植物。生于山地林缘、灌丛间、溪沟边、
湿地

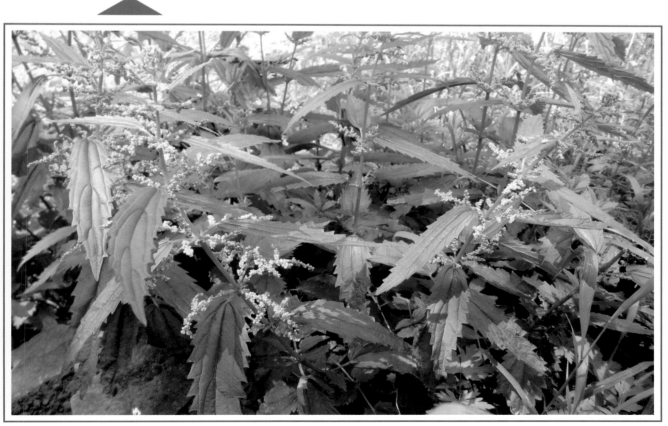

檀香科 | **Santalaceae**

长叶百蕊草

Thesium longifolium Turcz.

百蕊草属
Thesium

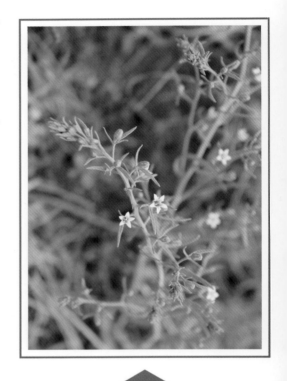

蒙文名称： 乌日特 - 麦令嘎日

药用部位： 全草入药

中医功效： 清热解毒，祛湿解暑，补虚涩精

生　　境： 野生，中旱生植物。生于沙地、砂质草原、山坡、
　　　　　　山地草原、林缘、灌丛中

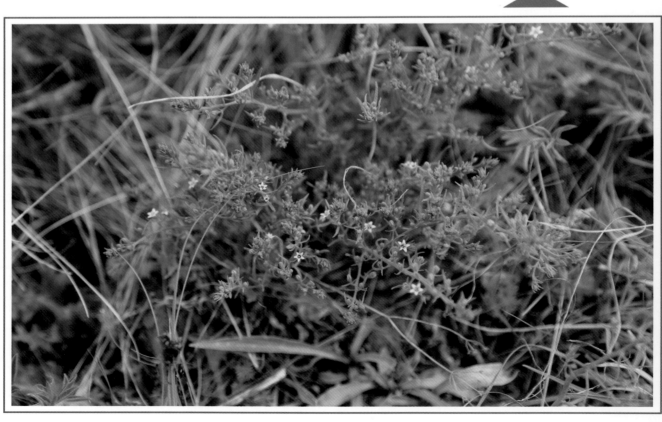

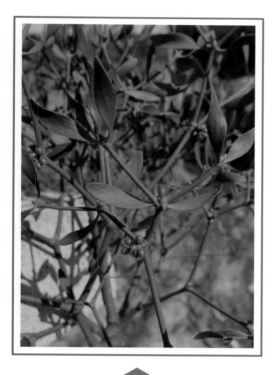

桑寄生科 | Loranthaceae

槲寄生

槲寄生属
Viscum

Viscum coloratum (Kom.) Nakai

蒙文名称： 曹格苏日

俗　　名： 北寄生、冬青、柳寄生

药用部位： 全草入药

中医功效： 祛风湿，补肾肝，强筋骨，养血安胎。

蒙医功效： 清热，解毒，杀"粘"

生　　境： 野生，半寄生植物。常寄生于杨树、柳树、榆树、
栎树、桦木、梨树、桑树等

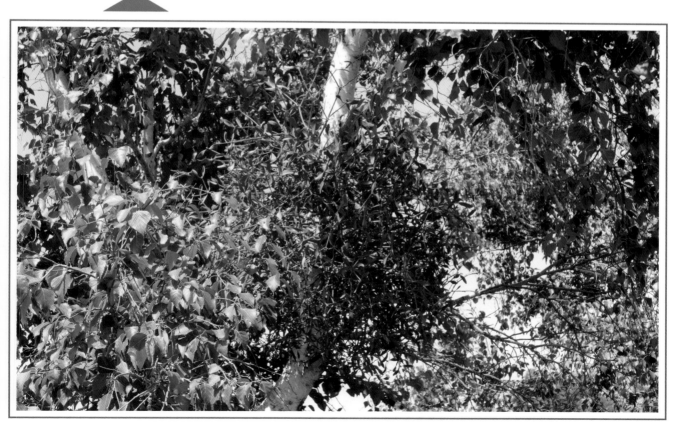

蓼 科 | **Polygonaceae**

皱叶酸模

Rumex crispus L.

酸模属
Rumex

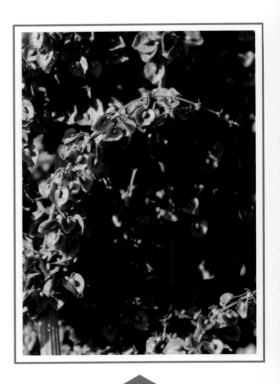

蒙文名称： 衣曼 - 爱日干纳

俗　　名： 羊蹄、土大黄

药用部位： 根及根茎或全草入中药；根及根茎入蒙药

中医功效： 清热解毒，止血，消肿，通便，杀虫

蒙医功效： 杀"粘"，泄下，消肿，愈伤

生　　境： 野生，中生植物。生于阔叶林区及草原区的山地、
　　　　　　沟谷、河边，荒漠区海拔较高的山地也有分布

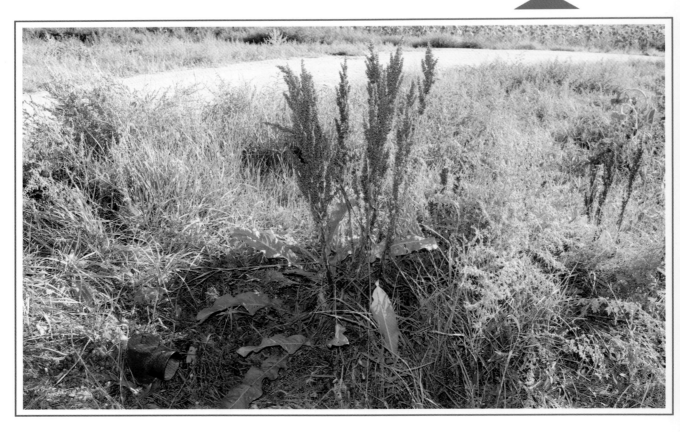

蓼科 | **Polygonaceae**

巴天酸模

Rumex patientia L.

酸模属
Rumex

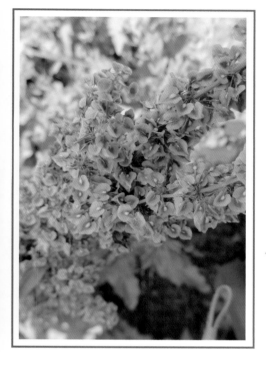

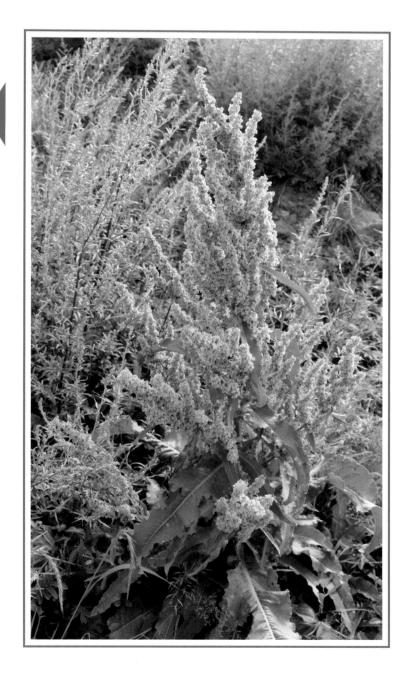

蒙文名称： 乌和日 - 爱日干纳

俗　　名： 山荞麦、羊蹄叶、牛西西

药用部位： 根入药

中医功效： 凉血止血，清热解毒，杀虫

蒙医功效： 杀"粘"，泻下，消肿，愈伤

生　　境： 野生，中生植物。生于阔叶林
　　　　　 区、草原区的河流两岸、低湿
　　　　　 地、村边路边等处

蓼科 | **Polygonaceae**

萹蓄

Polygonum aviculare L.

蓼属
Polygonum

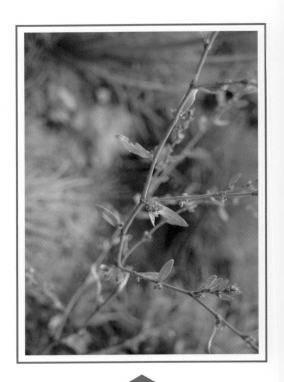

蒙文名称： 布敦纳音 - 苏勒

俗　　名： 扁竹、异叶蓼、猪牙草、乌蓼

药用部位： 地上部分入药

中医功效： 清热利尿，通淋，杀虫，止痒

蒙医功效： 利尿，清"巴达干热"，祛湿杀虫

生　　境： 野生，中生植物。群生或散生于田野、路旁、村舍
附近或河边湿地等处

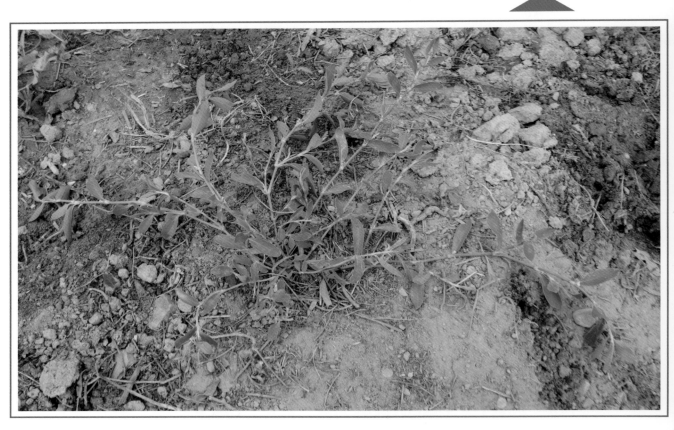

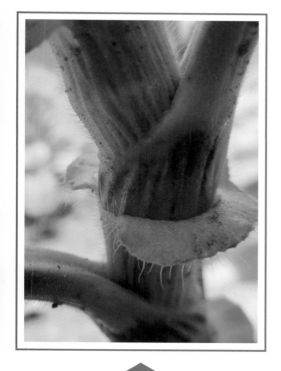

蓼科 | Polygonaceae

红蓼

Polygonum orientale L.

蓼属
Polygonum

蒙文名称：　乌兰 - 呼恩底

俗　　　名：　东方蓼、水红花、狗尾巴花、荭草

药用部位：　全草（荭草）、果实（水红花子）、花序（荭草花）
入药

中医功效：　荭草：祛风除湿，健脾和胃。水红花子：健脾利湿，
化脾散结，清热明目。荭草花：散血，消积，止痛

生　　　境：　中生草本植物。喜温暖湿润环境，耐瘠薄，不择土
壤。作为庭院观赏植物，本地区少量栽培

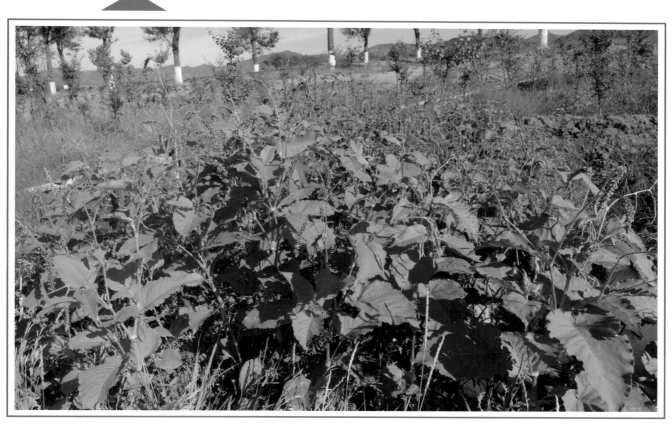

蓼 科 | Polygonaceae

酸模叶蓼

Polygonum lapathifolium L.

蓼属
Polygonum

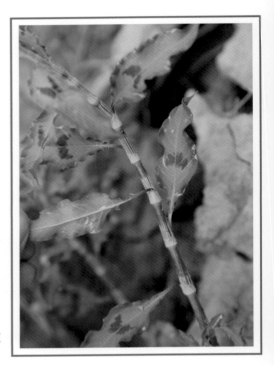

蒙文名称：	好日根 - 希没乐得格
俗　　名：	旱苗蓼、大马蓼、蛤蟆腿
药用部位：	全草及果实入中药；全草入蒙药
中医功效：	全草：利湿解毒，散瘀消肿，止痒。果实：消瘀破积，健脾利湿
蒙医功效：	利尿，消肿，止痛，止呕，燥"希日乌素"
生　　境：	野生，中生植物。多散生于阔叶林带、森林草原、草原以及荒漠带的低湿草甸、河谷草甸和山地草甸

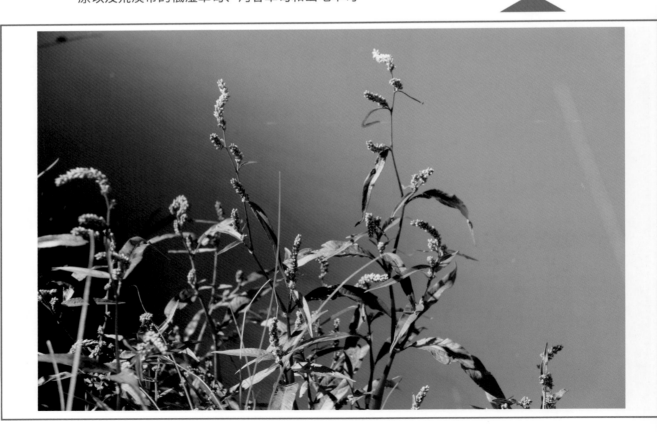

蓼 科 | **Polygonaceae**

西伯利亚蓼

蓼属

Polygonum sibiricum Laxm.

Polygonum

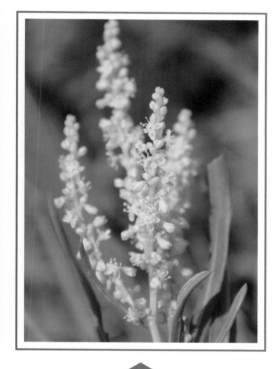

蒙文名称： 西伯日 - 希没乐得格

俗　　名： 剪刀股、醋柳

药用部位： 根入药

中医功效： 利水消肿

蒙医功效： 消肿，燥"希日乌素"

生　　境： 野生， 耐盐中生植物。广布于草原和荒漠地带的盐
　　　　　 化草甸、盐湿布低地，局部还可形成群落，也散见
　　　　　 于路旁、田野

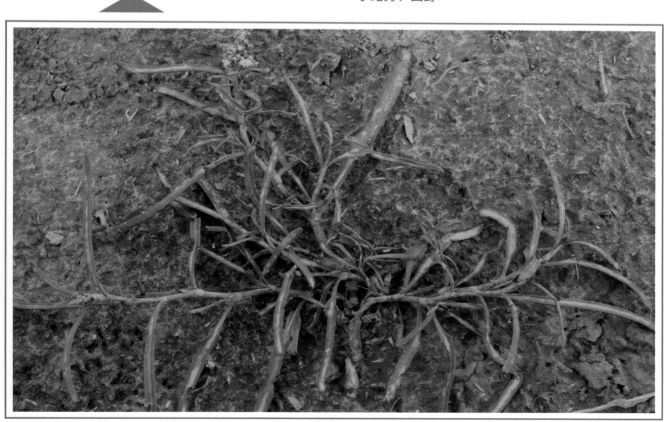

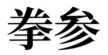 蓼科 ｜ **Polygonaceae**

拳参

Polygonum bistorta L.

 蓼属
Polygonum

蒙文名称：　乌和日 - 没和日

俗　　　名：　紫参、草河车

药用部位：　根茎入药

中医功效：　清热解毒，消肿，止血

蒙医功效：　同中医功效

生　　　境：　野生，中生草甸种。多散生于山地草甸和林缘

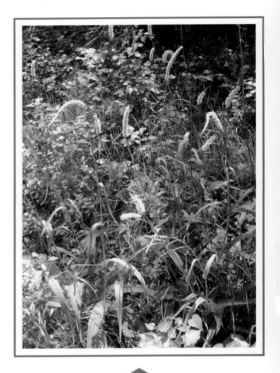

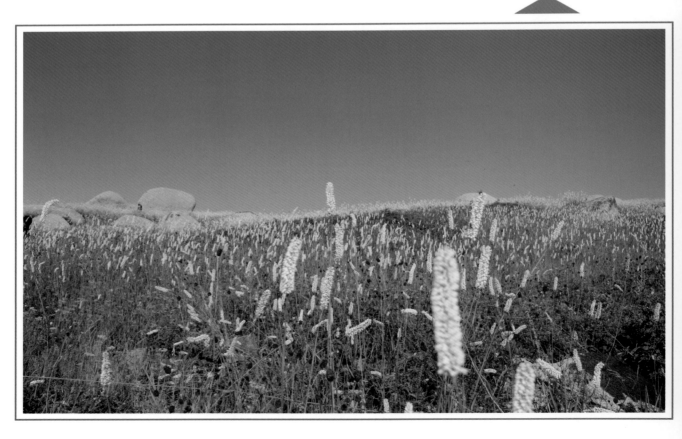

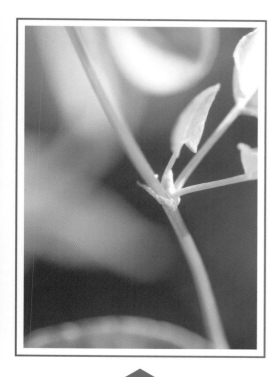

木藤蓼

Fallopia anbertii (L.Henry) Holub

何首乌属
Fallopia

蒙文名称： 藤斯力格 - 希没乐得格

俗　　名： 奥氏蓼、鹿挂面

药用部位： 块根入中药；根茎入蒙药

中医功效： 清热解毒，调经止血，行气消积

蒙医功效： 清热，解表，补益

生　　境： 野生，中生半灌木。散生于荒漠区山地的林缘和灌
丛间

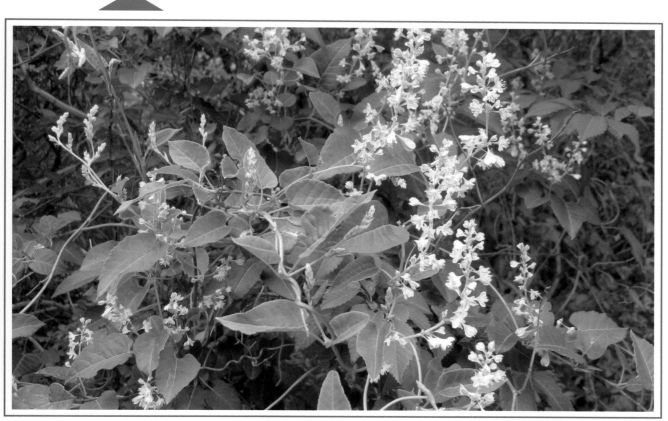

蓼科 | **Polygonaceae**

荞麦

Fagopyrum esculentum Moench

荞麦属
Fagopyrum

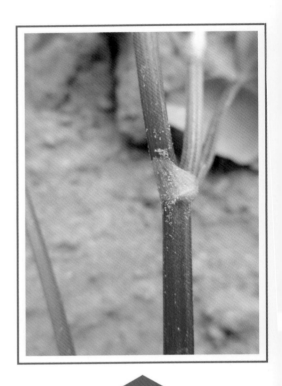

蒙文名称：	萨嘎得
俗　名：	甜荞
药用部位：	根及全草入中药；种子入蒙药
中医功效：	除湿止痛，解毒消肿，健胃
蒙医功效：	祛"赫依"，消"奇哈"，治伤
生　境：	农作物，喜凉爽湿润，不耐高温旱风，畏霜冻。本地区有大规模栽培

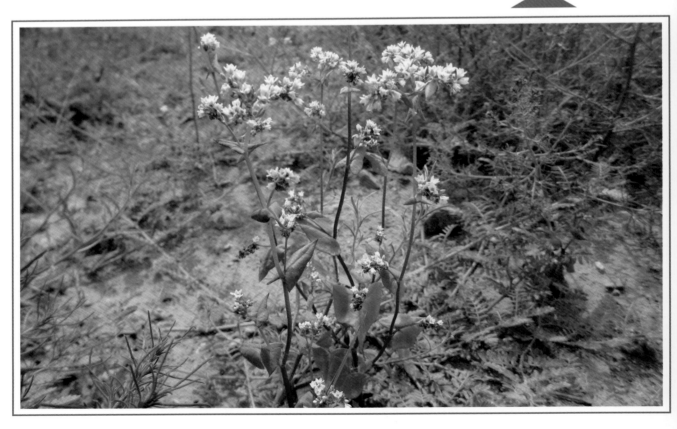

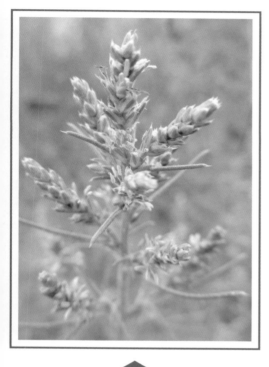

藜 科 ｜ Chenopodiaceae

猪毛菜

Salsola collina Pall.

猪毛菜属
Salsola

蒙文名称： 哈木呼乐

俗　　名： 沙蓬、刺蓬、猪毛蒿

药用部位： 全草入药

中医功效： 清热凉血，降血压

蒙医功效： 清血热，降血压

生　　境： 野生，旱中生植物。生于村边、路边及荒芜场所，
为欧洲大陆温带地区习见种

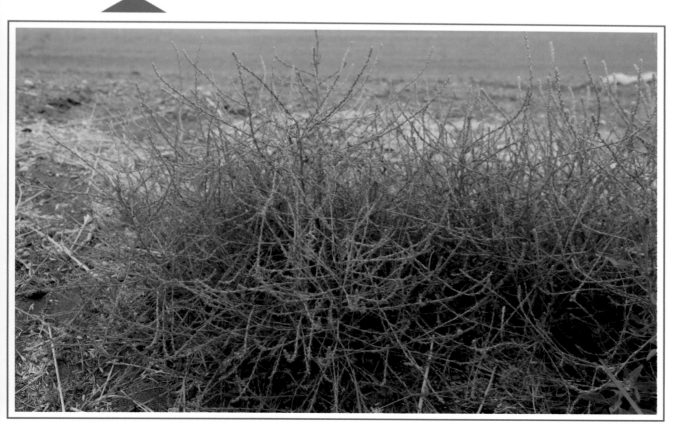

藜科 | Chenopodiaceae

刺沙蓬

Salsola ruthenica Iljin

猪毛菜属
Salsola

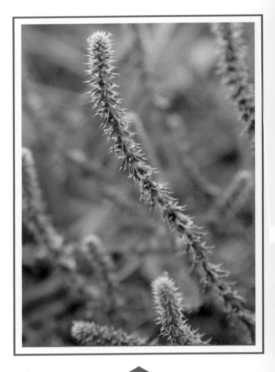

蒙文名称： 乌日格斯图 - 哈木呼乐

俗　　名： 猪毛菜、大翅猪毛菜、扎蓬棵、风滚草、沙蓬

药用部位： 全草入药

中医功效： 平肝息风

生　　境： 野生，杂草。生于砂质或砂砾质土壤上

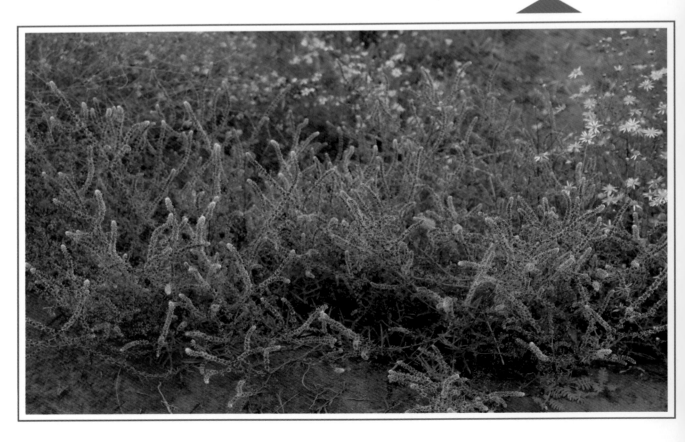

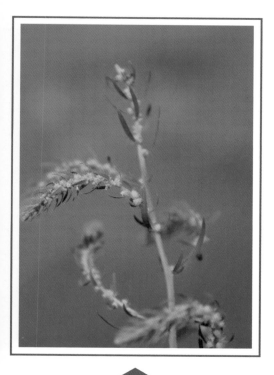

地肤

Kochia scoparia (L.) Schrad.

地肤属
Kochia

蒙文名称：	疏日—诺高
俗　　名：	地菜、扫帚菜
药用部位：	果实（地肤子）及茎叶入药
中医功效：	地肤子：清湿热，利小便，祛风止痒。茎叶：清热解毒，利尿通淋
蒙医功效：	除湿热，利尿，祛除风湿，止痒
生　　境：	野生，中生杂草。生于田边、路旁、荒地等处

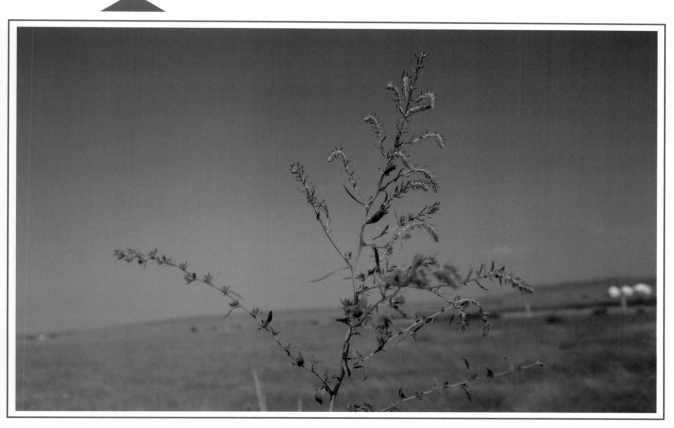

藜 科 | Chenopodiaceae

中亚滨藜

Atriplex centralasiatica Iljin

滨藜属
Atriplex

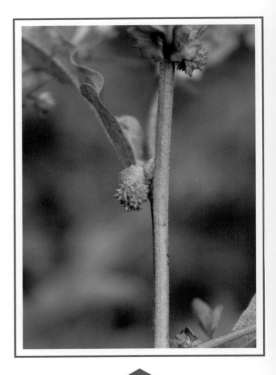

蒙文名称： 道木达 - 阿贼音 - 绍日乃

俗　　名： 中亚粉藜、软蒺藜、麻落粒

药用部位： 果实入药

中医功效： 清肝明目，祛风活血，消肿

蒙医功效： 同中医功效

生　　境： 野生，盐生中生草本植物。生于荒漠区和草原区的
盐化或碱化土以及盐碱土壤上

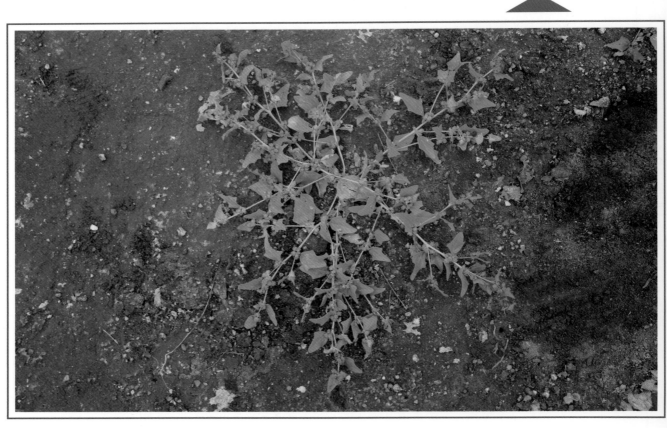

藜 科 | Chenopodiaceae

野滨藜

Atriplex fera (L.) Bunge

滨藜属
Atriplex

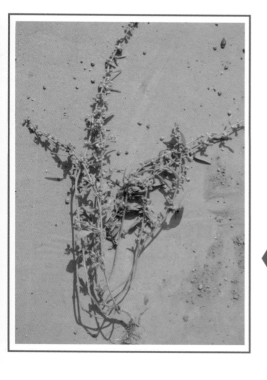

蒙文名称： 希日古恩 - 绍日乃

俗　　名： 三齿滨藜、三齿粉藜、咸卜子菜

药用部位： 全草入药

中医功效： 利水涩肠

蒙医功效： 发汗，清"赫依"热，接骨

生　　境： 野生，盐生中生草本植物。生于
草原区的湖滨、河岸、低湿的盐
化土及盐碱土上，也生于居民点、
路旁及沟渠附近

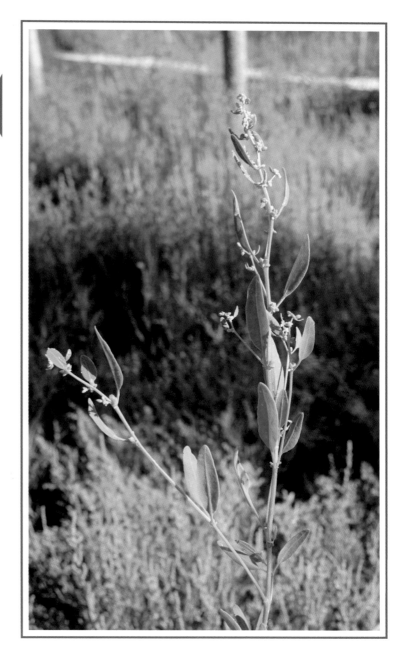

藜 科 ｜ Chenopodiaceae

碱蓬

碱蓬属
Suaeda

Suaeda glauca (Bunge) Bunge

蒙文名称： 和日斯

俗　　名： 猪尾巴草、灰绿碱蓬

药用部位： 全草入药

中医功效： 清热，消积，用于食积停滞，发热

生　　境： 野生，盐生植物。生于海滨、荒地、渠岸、田边等
含盐碱的土壤上

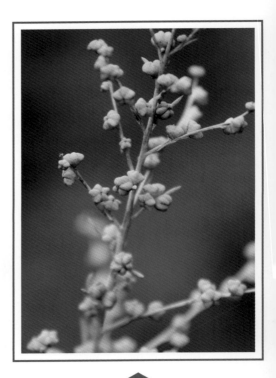

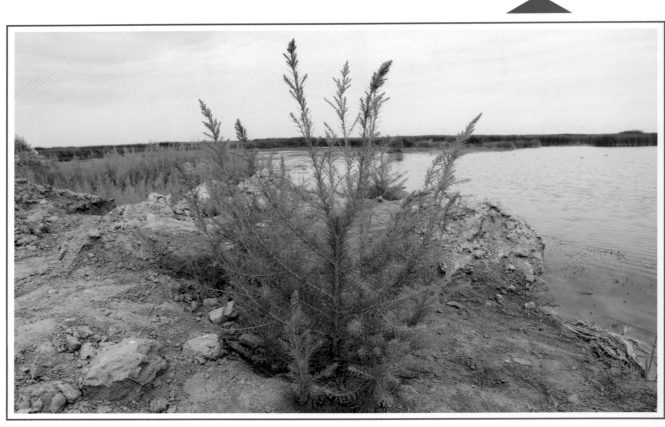

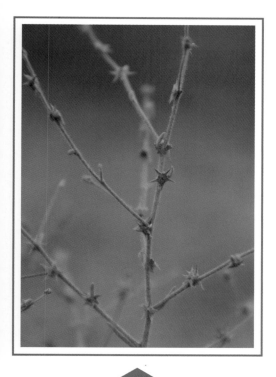

藜 科 | Chenopodiaceae

雾冰藜

雾冰藜属
Bassia

Bassia dasyphylla (Fisch. et C. A. Mey.) Kuntze

蒙文名称： 马能 - 哈麻哈格

俗　　名： 巴西藜、五星蒿、毛脊梁、星状刺果藜、肯诺藜

药用部位： 全草入药

中医功效： 清热除湿

生　　境： 野生，旱生草本植物。散生或群生于草原区和荒漠
区的砂质和砂砾质土壤上

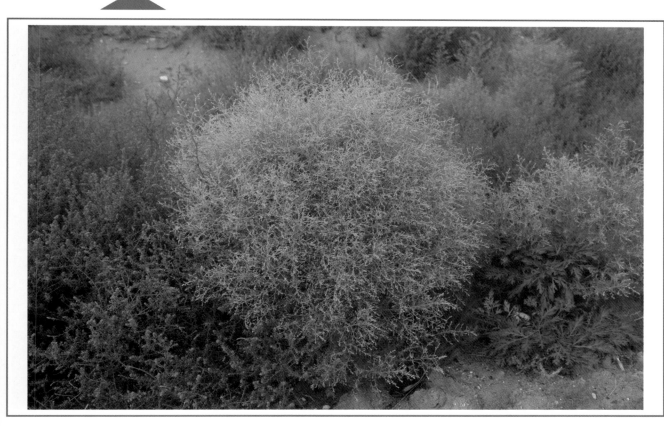

藜 科 | Chenopodiaceae

甜菜

Beta vulgaris L.

甜菜属
Beta

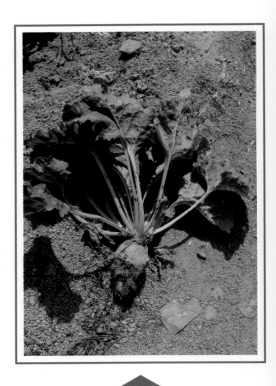

蒙文名称： 希日音 - 曼菁

俗　　名： 恭菜、糖菜、糖萝卜

药用部位： 根或全草入药

中医功效： 根：通经脉，下气，开胸利膈。全草：清热解毒，
　　　　　 止血生肌

生　　境： 耐受盐碱含量较高的土壤，但对强酸性土壤敏感。
　　　　　 作为经济作物，本地区有大量栽培

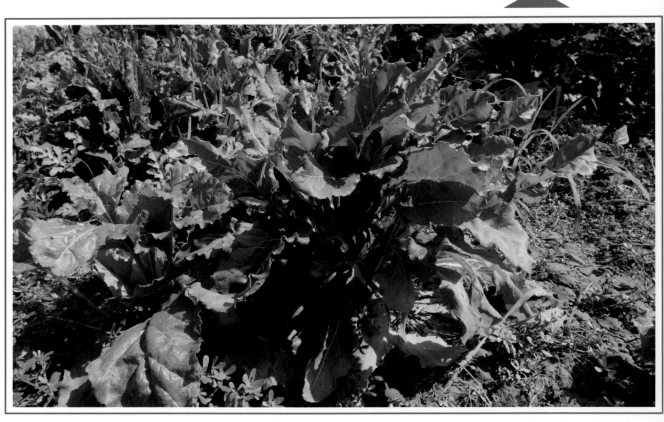

藜科 | Chenopodiaceae

藜属
Chenopodium

菊叶香藜

Chenopodium foetidum Schrad.

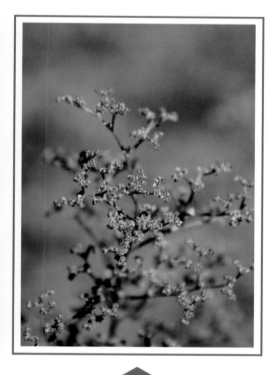

蒙文名称： 乌努日特 - 诺衣乐

俗　　名： 菊叶刺藜、总状花藜

药用部位： 全草入药

蒙医功效： 解表，治伤，解毒，止痒

生　　境： 野生，中生杂草。生于林缘草地、沟岸、河沿、居
　　　　　 民点附近，撂荒地疏松土壤上，有时也为农田杂草

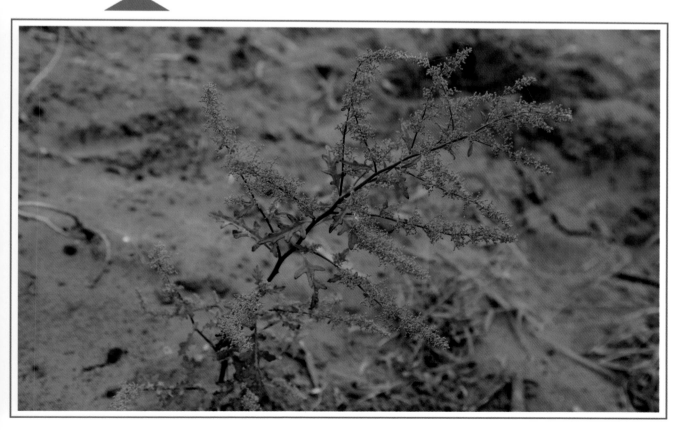

藜 科 | Chenopodiaceae

刺藜

Chenopodium aristatum L.

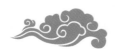

藜属
Chenopodium

蒙文名称： 塔黑彦 - 希乐毕 - 诺高

俗　　名： 野鸡冠子花、刺穗藜、针尖藜、红小扫帚苗

药用部位： 全草入药

中医功效： 祛风止痒

蒙医功效： 同中医功效

生　　境： 野生，中生杂草。生于砂质地或固定沙地上，为农
田杂草

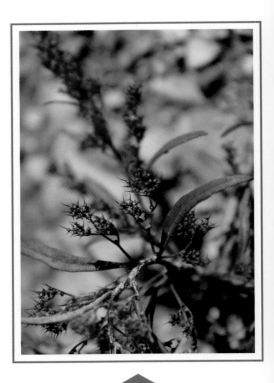

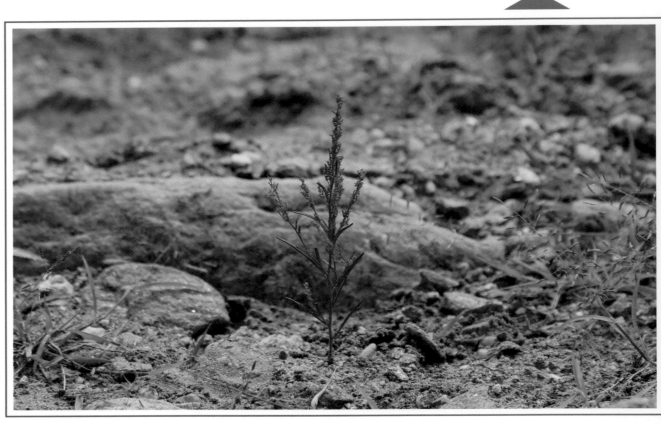

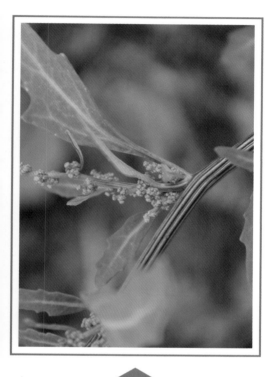

藜　科 | Chenopodiaceae

灰绿藜

Chenopodium glaucum L.

藜属
Chenopodium

蒙文名称：　呼和 - 诺干 - 诺衣乐

俗　　　名：　水灰菜

药用部位：　全草入药

中医功效：　清热利湿，杀虫止痒

蒙医功效：　解表，止痒，治伤，解毒

生　　　境：　野生，耐盐中生杂草。生于农田、菜园、村房、水
　　　　　　　边等有轻度盐碱的土壤上

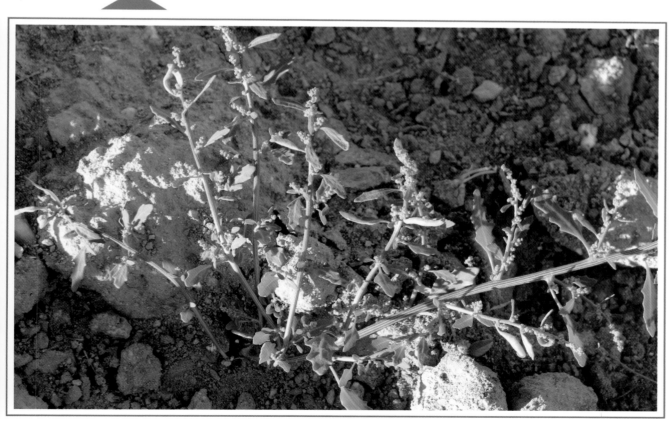

藜 科 | Chenopodiaceae

尖头叶藜

藜属
Chenopodium

Chenopodium acuminatum Willd.

蒙文名称： 道古日格 - 诺衣乐

俗　　名： 绿珠藜、渐尖藜、油杓杓

药用部位： 全草入药

中医功效： 用于风寒头痛，四肢胀痛

蒙医功效： 治疮伤

生　　境： 野生，中生杂草。生于盐碱地、河岸砂质地、撂荒
地和居民点的砂壤质土壤上

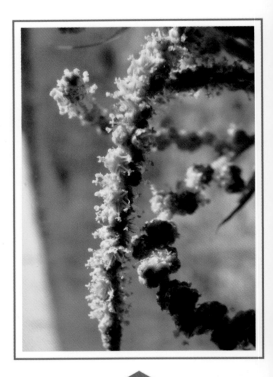

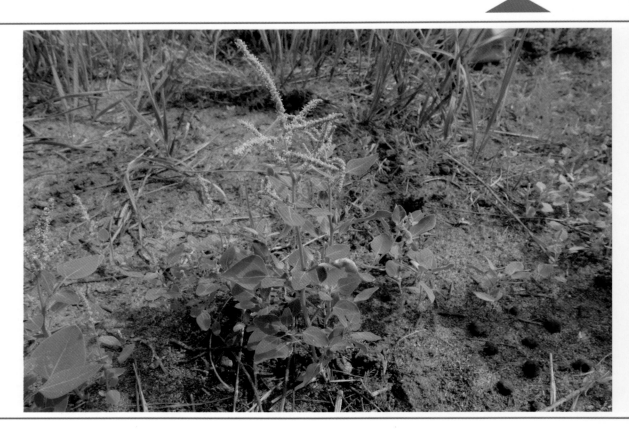

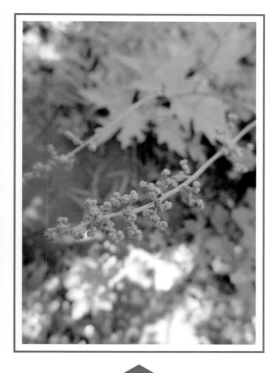

藜 科 ｜ Chenopodiaceae

杂配藜

Chenopodium hybridum L.

藜属
Chenopodium

蒙文名称： 额日力斯 - 诺衣乐

俗　　名： 血见愁、大叶藜、杂灰藜、大叶灰菜

药用部位： 全草入药

中医功效： 调经活血，止血

生　　境： 野生，中生杂草。生于林缘山地沟谷、河边及居民
　　　　　　点附近

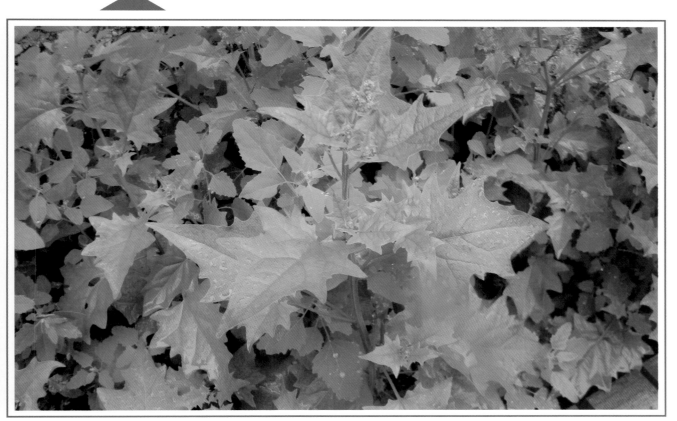

藜 科 | Chenopodiaceae

藜

Chenopodium album L.

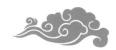

藜属
Chenopodium

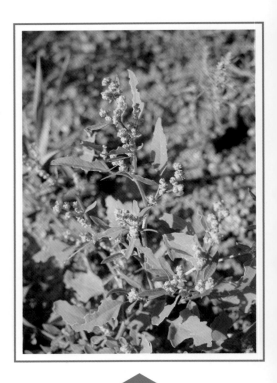

蒙文名称： 诺衣乐

俗　　名： 白藜、灰菜、灰条菜

药用部位： 全草入药

中医功效： 有小毒，清热利湿，杀虫止痒

蒙医功效： 解表，止痒，治伤，解毒

生　　境： 野生，中生杂草。生于路旁、荒地及田间、居民点
附近和河岸低湿地

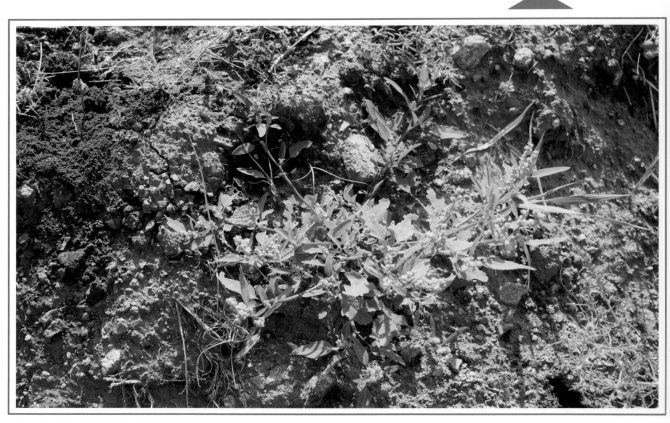

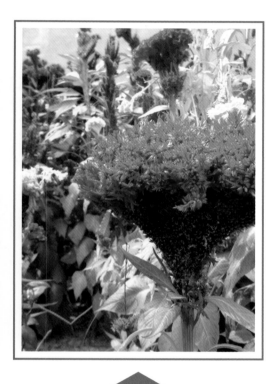

苋 科 | Amaranthaceae

鸡冠花

Celosia cristata L.

青葙属
Celosia

蒙文名称：	塔黑彦 - 色其格 - 其其格
俗　　名：	鸡公花、鸡髻花、鸡冠苋
药用部位：	花序入药
中医功效：	凉血，止血
蒙医功效：	止血，止泻
生　　境：	一年生草本。用于园林绿化，在本地区广泛栽培

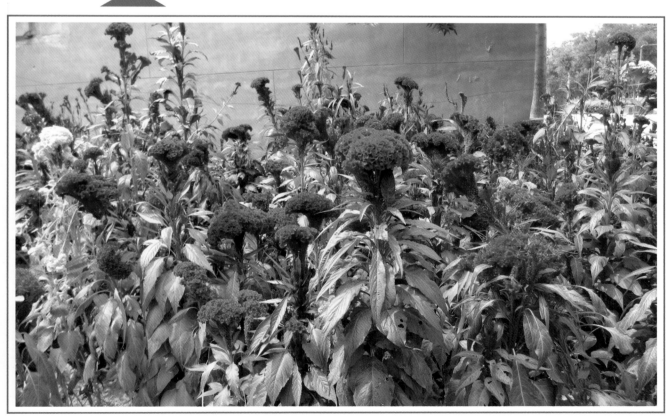

苋 科 | Amaranthaceae

反枝苋

Amaranthus retroflexus L.

苋属
Amaranthus

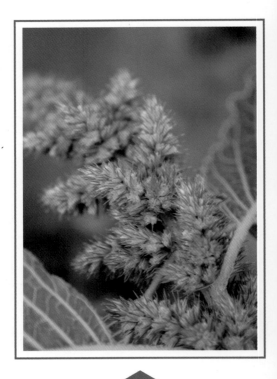

蒙文名称： 阿日白 - 诺高

俗　　名： 野苋菜、野千穗谷、西风谷、苋菜

药用部位： 种子及全草入药

中医功效： 清热解毒，利尿，止痛，止痢

蒙医功效： 种子：清热，清"希日热"，明目。全草：清热，解
　　　　　毒，利尿，止痛，镇肠粘疫

生　　境： 野生，中生杂草。生于田园内、农地旁、居民点附近
　　　　　的草地上，有时生在瓦房上

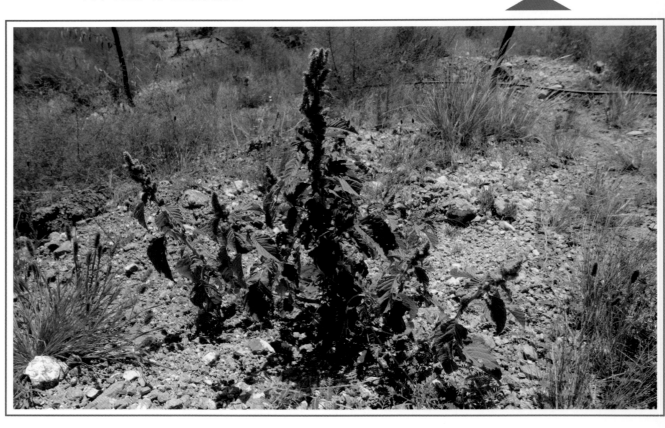

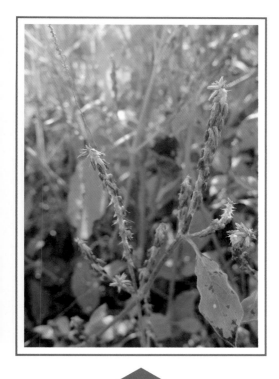

苋 科 ｜ **Amaranthaceae**

牛膝

Achyranthes bidentate Blume

牛膝属
Achyranthes

俗　　　名：　怀牛膝、百倍

药用部位：　根入药

中医功效：　活血祛瘀，补肝肾，强筋骨，利尿通淋，引血下行

生　　　境：　多年生草本植物，喜温和气候，不耐严寒，气温低
　　　　　　　生长缓慢。本地区少量栽培

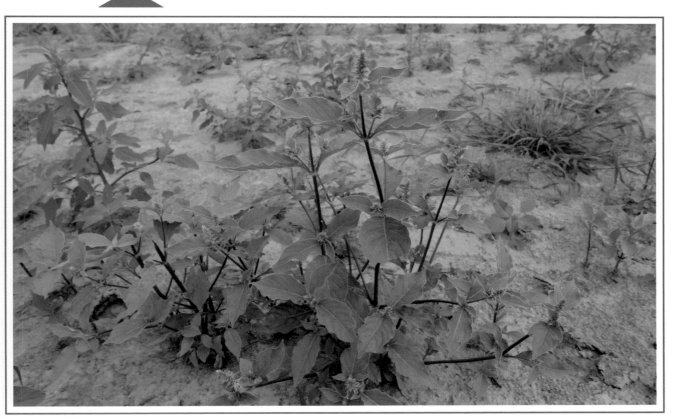

紫茉莉科 | Nyctaginaceae

紫茉莉

紫茉莉属
Mirabilis

Mirabilis jalapa L.

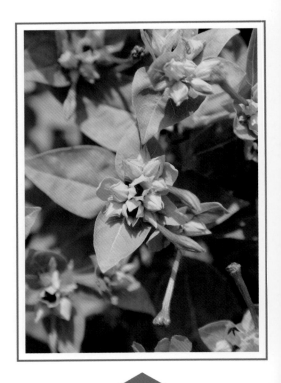

蒙文名称： 包日 - 米丽卡

俗　　名： 胭脂花、地雷花、入地老鼠

药用部位： 根及茎叶入中药；根入蒙药

中医功效： 根：利尿泻热，活血散瘀。茎叶：解毒，活血止痛

蒙医功效： 滋补养生，燥"协日乌素"，祛肾寒

生　　境： 适于生长在土层深厚、疏松肥沃的壤土上。用于园
　　　　　 林绿化，本地区广泛栽培

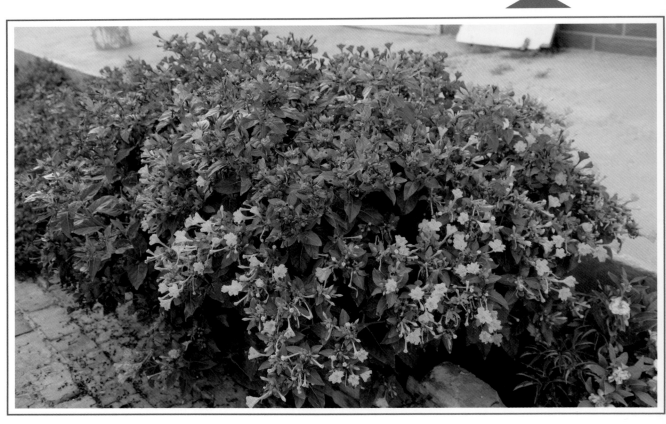

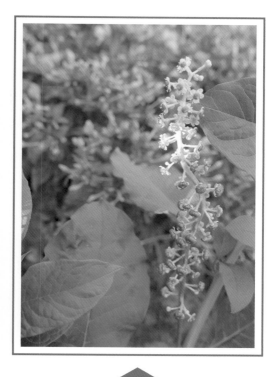

商陆

Phytolacca acinosa Roxb.

商陆属
Phytolacca

蒙文名称： 协日 - 额母

俗　　名： 章柳、山萝卜

药用部位： 根及花入中药；根入蒙药

中医功效： 逐水消肿，通利二便，解毒散结

蒙医功效： 逐水，杀"粘"

生　　境： 喜温暖湿润的气候条件，耐寒不耐涝，对土壤的适
应性广。庭院观赏植物，本地区有少量栽培

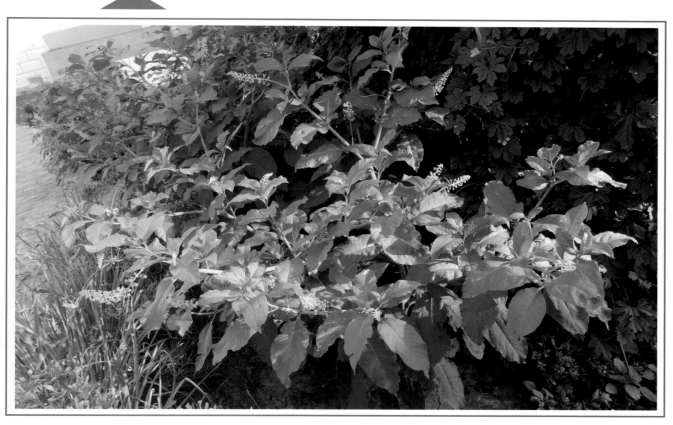

马齿苋科 | Portulacaceae

马齿苋

马齿苋属
Portulaca

Portulaca oleracea L.

蒙文名称： 娜仁 - 淖嘎

俗　　名： 马蛇子菜、长寿草、马齿草

药用部位： 全草入药

中医功效： 清热解毒，凉血止血

蒙医功效： 清热，解毒，清血热，止血

生　　境： 野生，中生植物。生于菜园、农田、路旁，为田间
　　　　　　常见杂草

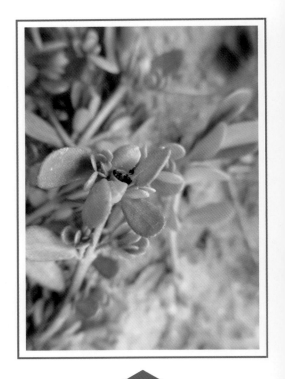

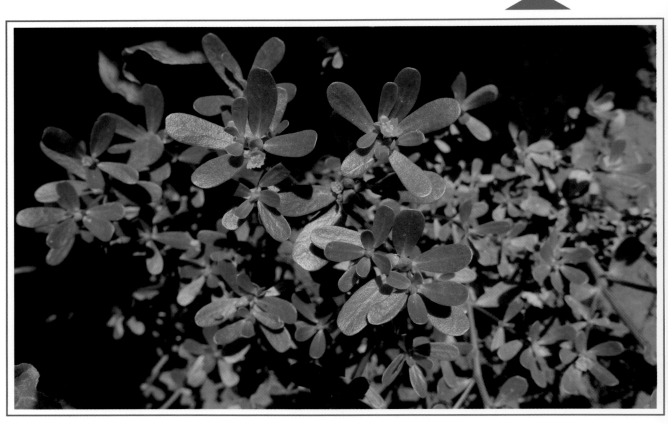

马齿苋科 | Portulacaceae

大花马齿苋

马齿苋属
Portulaca

Portulaca grandiflora Hook.

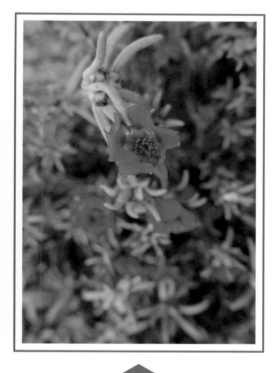

蒙文名称：高要木苏格 - 那仁 - 诺高

俗　　名：半支莲、松叶牡丹、龙须牡丹、洋马齿苋

药用部位：全草入药

中医功效：散瘀止痛，清热，解毒消肿

生　　境：极耐瘠薄，一般土壤都能适应。庭院观赏植物，本地区少量栽培

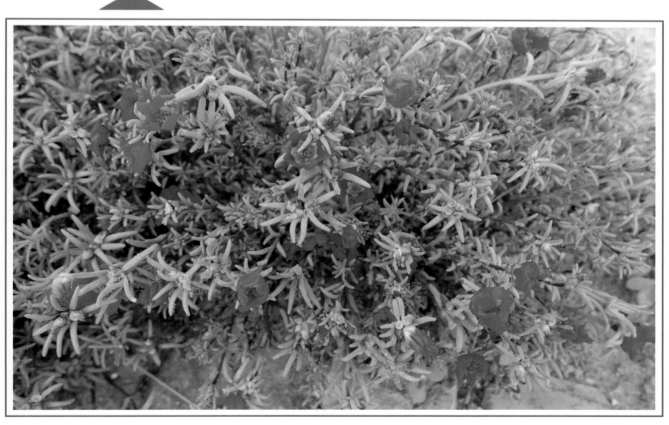

石竹科 | Caryophyllaceae

银柴胡

繁缕属
Stellaria

Stellaria dichotoma L.var. *lanceolata* Bge.

蒙文名称： 那林 - 那布其特 - 特门 - 章给拉嘎

俗　　名： 银胡、土参、披针叶叉繁缕

药用部位： 根入药

中医功效： 退虚热，清疳热

蒙医功效： 清肺，止咳，愈伤，止血

生　　境： 野生，旱生植物。生于石质山坡或石质草原

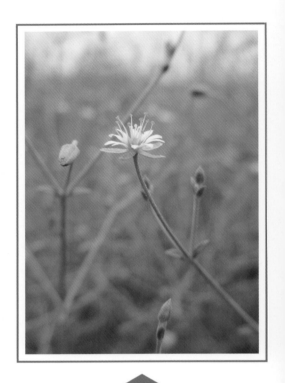

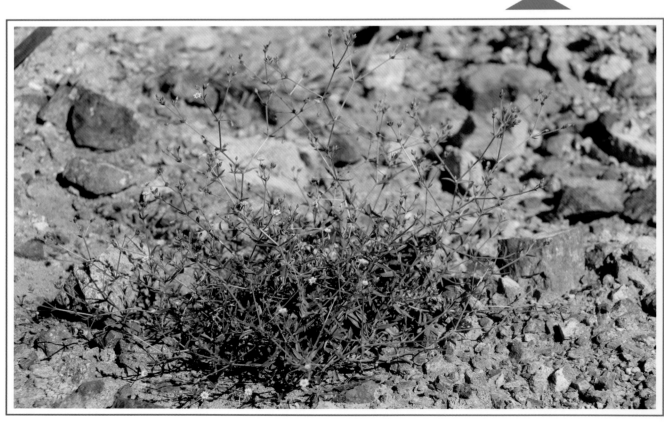

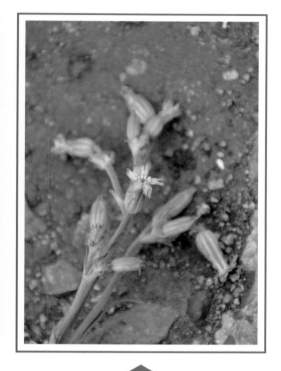

石竹科 | Caryophyllaceae

女娄菜

Silene aprica Turcz. ex Fisch. et Mey

蝇子草属
silene

蒙文名称： 苏尼吉没乐 - 其其格

俗　　名： 对叶草、桃色女娄菜

药用部位： 全草入中药；地上部分入蒙药

中医功效： 活血调经，健脾行水，清热凉血

蒙医功效： 清热，凉血

生　　境： 野生，中旱生植物。生于石砾质坡地、固定沙地、
　　　　　 疏林及草原

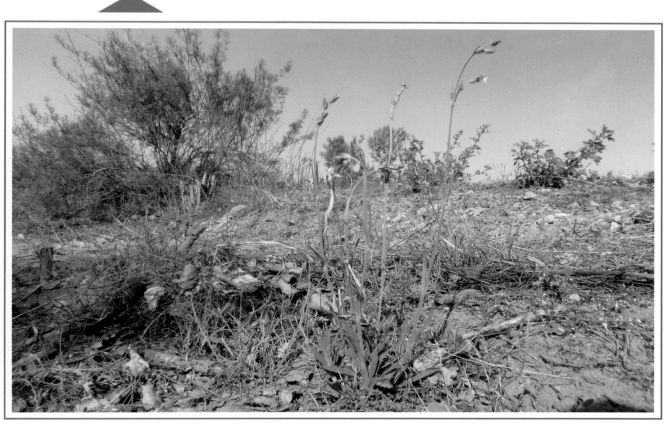

石竹科 | Caryophyllaceae

山蚂蚱草

Silene jenisseensis Willd.

蝇子草属
Silene

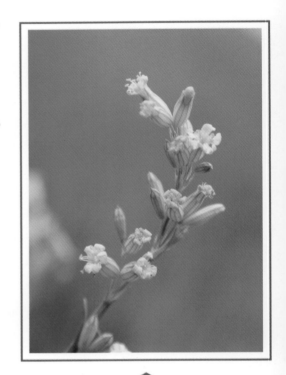

蒙文名称： 额乐存 - 舍日格那

俗　　名： 山蚂蚱、麦瓶草、山银柴胡

药用部位： 根入药

中医功效： 清热凉血，除骨蒸

蒙医功效： 开窍，清肺

生　　境： 野生，旱生植物。生于草原、草坡、林缘或固定沙丘

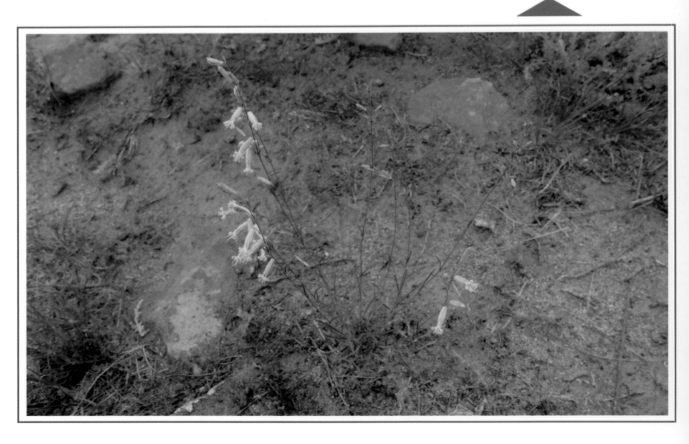

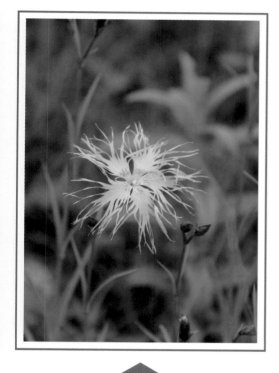

瞿麦

Dianthus superbus L.

石竹属
Dianthus

蒙文名称：高要 - 巴希卡

俗　　名：洛阳花

药用部位：地上部分入药

中医功效：清湿热，利小便，活血通经

蒙医功效：凉血，止刺痛，解毒

生　　境：中生植物，对土壤要求不严，一般土地都可栽种，但以排水良好、肥沃的砂壤土为好。用于园林绿化，本地区广泛栽培

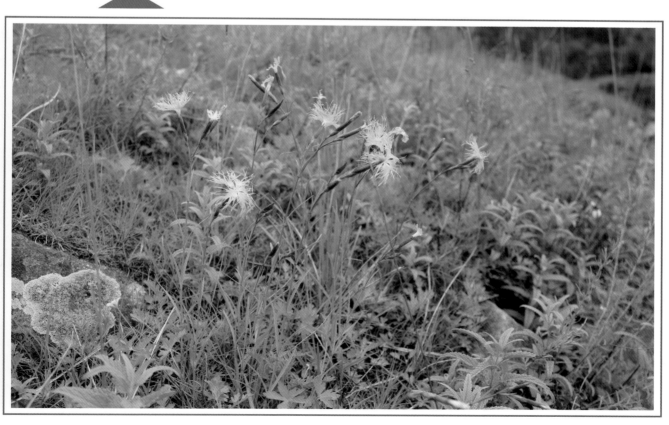

石竹科 | **Caryophyllaceae**

石竹

Dianthus chinensis L.

石竹属
Dianthus

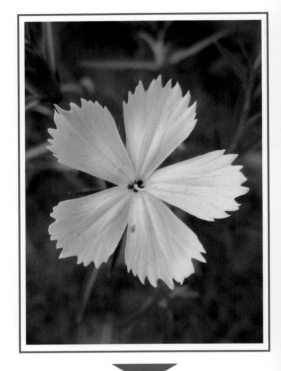

蒙文名称： 巴希卡 - 其其格

俗　　名： 洛阳花

药用部位： 根和全草入药

中医功效： 清热利尿，破血通经，散瘀消肿

蒙医功效： 清血热，止刺痛，解毒

生　　境： 旱中生植物，适于生长在肥沃、疏松、排水良好及
含石灰质的壤土或砂壤土。用于园林绿化，本地区
广泛栽培

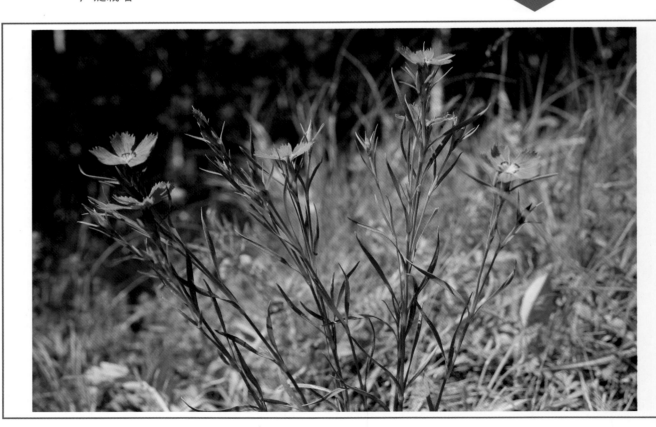

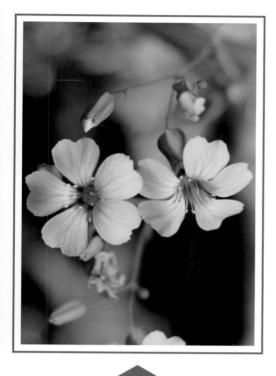

麦蓝菜

Vaccaria segetalis (Neck.) Garcke

麦蓝菜属
Vaccaria

蒙文名称： 阿拉坦 - 谁没给力格 - 其其格

俗　　名： 麦蓝菜、王牡牛

药用部位： 种子入药

中医功效： 活血通经，下乳消肿

蒙医功效： 清热解毒，活血调经，散积健脾、通便利尿

生　　境： 适于排水良好、土地肥沃的田块。用于园林绿化，
　　　　　本地区少量栽培

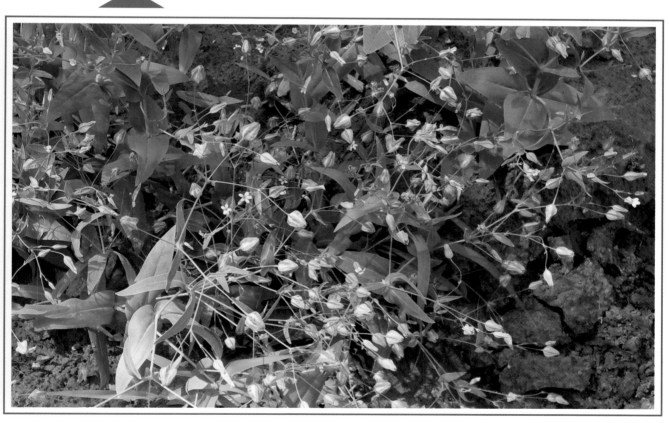

睡莲科 | Nymphaeaceae

睡莲

Nymphaea tetragona Georgi

睡莲属
Nymphaea

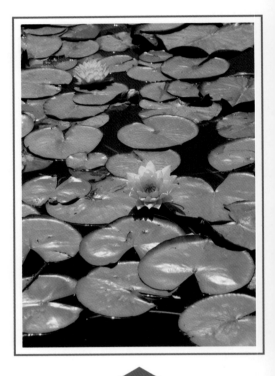

蒙文名称： 朱乐格力格 - 其其格

俗　　名： 子午莲、水芹花

药用部位： 全草入药

中医功效： 益气，止嗽平喘，清热降火

生　　境： 水生植物，适于生长在池沼及河湾内。用于园林绿化，本地区有少量栽培

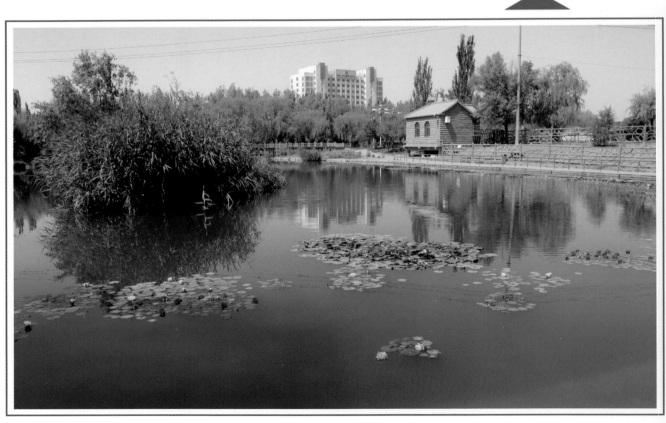

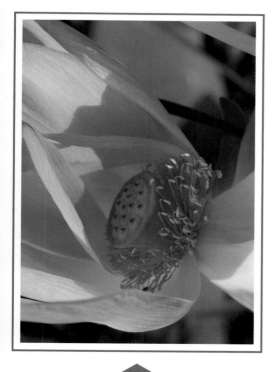

莲

Nelumbo nucifera Gaertn.

莲属
Nelumbo

俗　　名：	莲、莲花
药用部位：	叶（荷叶）、叶柄（荷梗）、雄蕊、花托（莲房）、种子（莲子）及根状茎（藕节）入中药；根入蒙药
中医功效：	荷叶及荷梗煎水喝可清暑。藕节、荷叶、荷梗、莲房、雄蕊及莲子都富有鞣质，作收敛止血药
蒙医功效：	补益，养颜，止血，清血热
生　　境：	水生草本植物，栽培在池塘或水田内。用于园林绿化，本地区有少量栽培

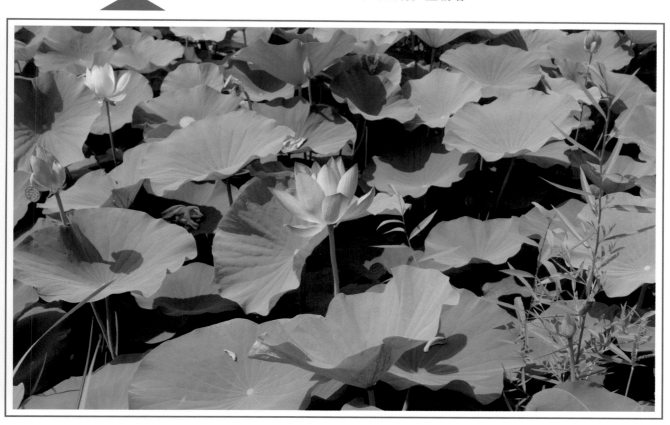

毛茛科 | Ranunculaceae

金莲花
Trollius chinensis Bunge

金莲花属
Trollius

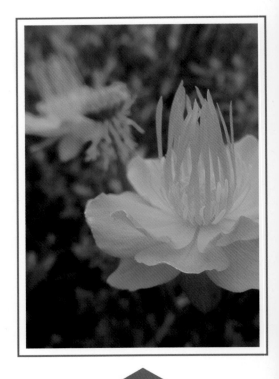

蒙文名称： 阿拉坦花

俗　　名： 金梅草、金芙蓉

药用部位： 花入药

中医功效： 清热解毒

蒙医功效： 治伤，清热，排脓

生　　境： 野生，为常见的草甸湿中生伴生植物。生于山地林
　　　　　下、林缘草甸、沟谷草甸及其他低湿地草甸、沼泽
　　　　　草甸中

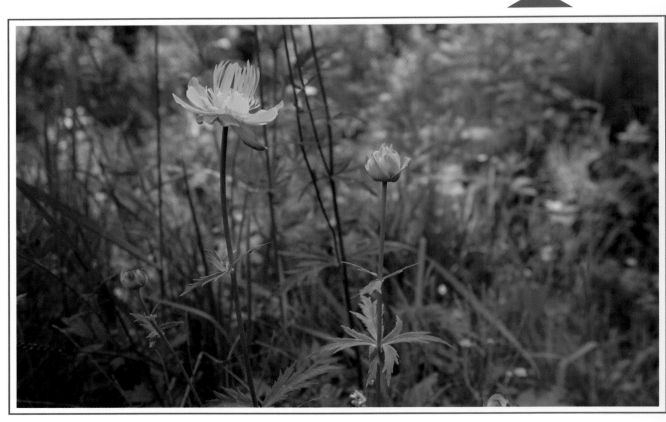

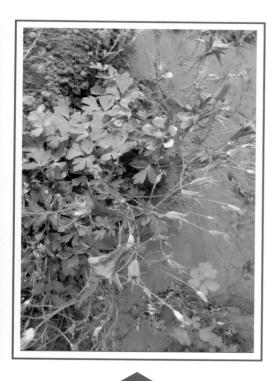

耧斗菜

Aquilegia viridiflora Pall.

耧斗菜属
Aquilegia

蒙文名称： 乌日乐其 - 额布斯

俗　　名： 漏斗菜

药用部位： 全草入药

中医功效： 调经止血，清热解毒

蒙医功效： 清热，止痛，调经，催产，增强宫缩，止血，愈伤，
　　　　　 燥"希日乌素"

生　　境： 旱中生植物，适于生长在富含腐殖质、湿润而排水
　　　　　 良好的砂壤土。用于园林绿化，具栽培变种，本地
　　　　　 区少量栽培

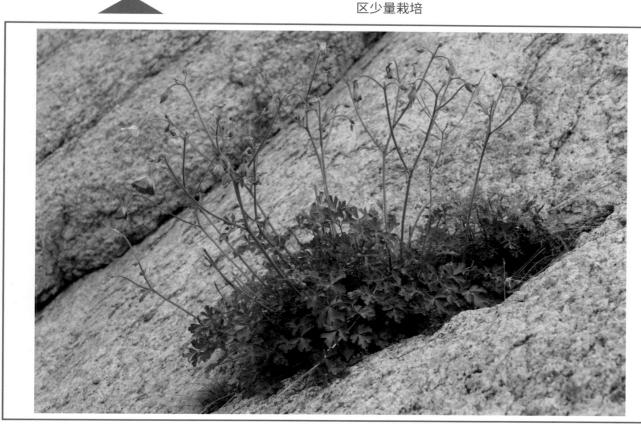

毛茛科 | Ranunculaceae

蓝堇草

蓝堇草属
Leptopyrum

Leptopyrum fumarioides (L.) Reichb.

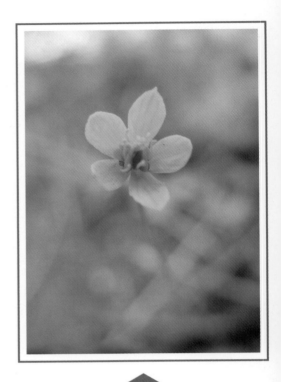

蒙文名称： 巴日巴达

药用部位： 全草入药

中医功效： 可治疗心血管疾病，有时用于治疗胃肠道疾病和
伤寒

蒙医功效： 清热，解毒，杀"粘"

生　　境： 野生，中生植物。生于田野、路边或向阳山坡

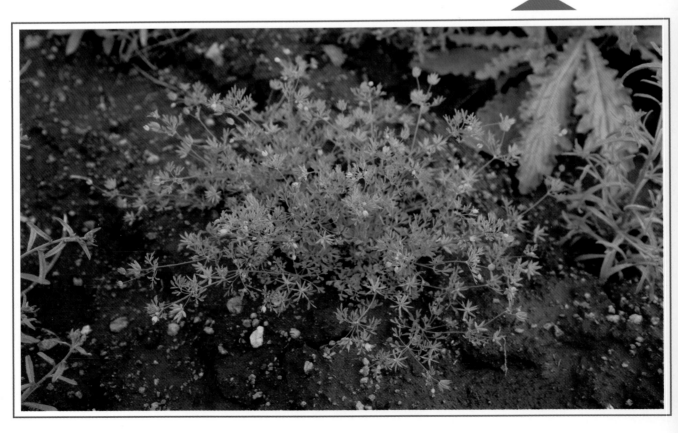

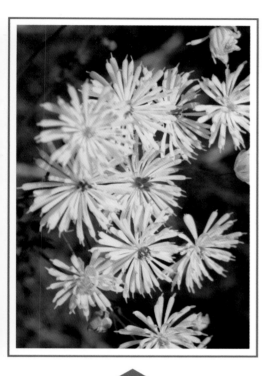

瓣蕊唐松草

唐松草属
Thalictrum

Thalictrum petaloideum L.

蒙文名称：	查存 - 其其格
俗　　名：	马尾黄连、花唐松草、土黄连、肾叶唐松草
药用部位：	根及根茎入中药；种子入蒙药
中医功效：	清热燥湿，泻火解毒
蒙医功效：	消食，开胃，清肺，镇"赫依"
生　　境：	野生，旱中生杂草。生于草甸、草甸草原及山地沟谷中

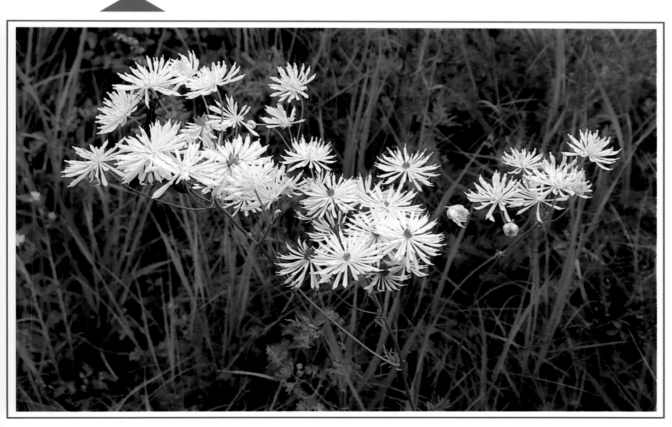

毛茛科 | Ranunculaceae

腺毛唐松草

Thalictrum foetidum L.

唐松草属
Thalictrum

蒙文名称： 乌努日特 - 查存 - 其其格

俗　　名： 香唐松草

药用部位： 根及根茎入中药；全草入蒙药

中医功效： 清热燥湿，解毒

蒙医功效： 杀"粘"，清热，解毒

生　　境： 野生，中旱生植物。生于山地草原及灌丛

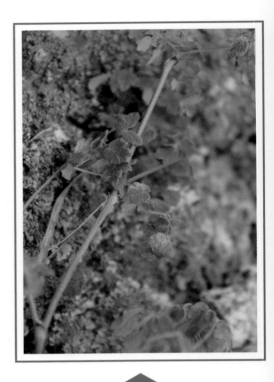

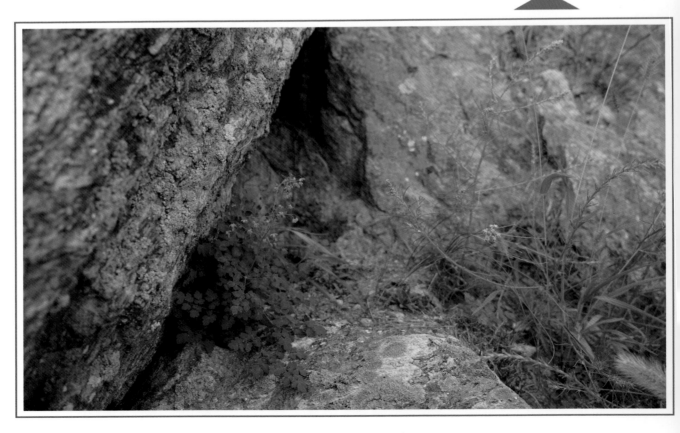

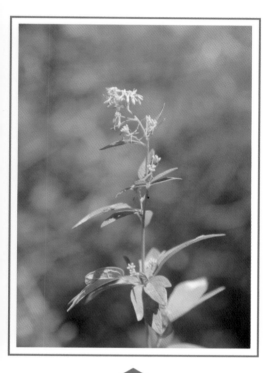

毛茛科 | Ranunculaceae

箭头唐松草

Thalictrum simplex L.

唐松草属
Thalictrum

蒙文名称：	希日 - 查存 - 其其格
俗　　名：	水黄连、硬水黄连、箭头白蓬草
药用部位：	全草或根入药
中医功效：	清利湿热，解毒，利尿
蒙医功效：	同中医功效
生　　境：	野生，中生杂草。生于河滩草甸及山地灌丛、林缘草甸

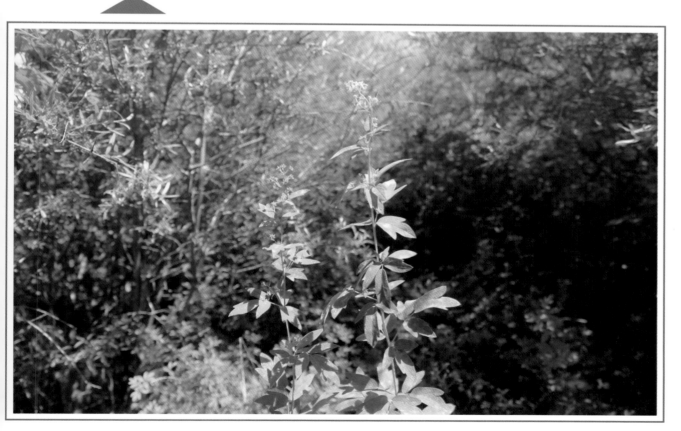

毛茛科 | Ranunculaceae

大花银莲花

Anemone silvestris L.

银莲花属
Anemone

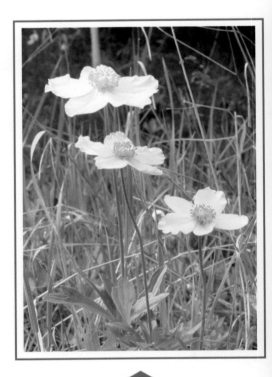

蒙文名称： 奥依音 - 保根 - 查干 - 其其格

俗　　名： 林生银莲花

药用部位： 全草入蒙药

蒙医功效： 破痞，消食，燥"希日乌素"，排脓，祛腐，杀虫

生　　境： 野生，中生植物。生于山地林下、林缘、灌丛及沟
　　　　　谷草甸

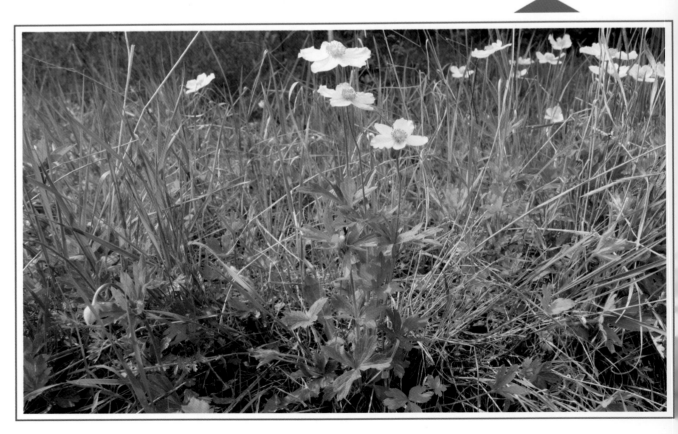

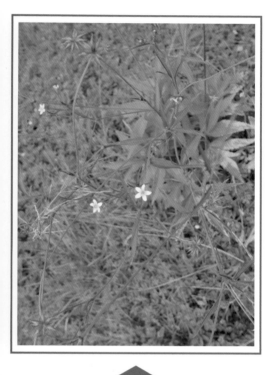

毛茛科 | Ranunculaceae

小花草玉梅

Anemone rivularis Buch.-Ham.var.
flore-minore Maxim.

银莲花属
Anemone

蒙文名称：	那木格音 - 保根 - 查干 - 其其格
俗　　名：	河岸银莲花
药用部位：	根或全草入中药；种子入蒙药
中医功效：	健胃消食，截疟，散瘀消结
蒙医功效：	愈合伤口，温胃，燥"协日乌素"，解毒
生　　境：	野生，中生植物。生于山地林缘和沟谷草甸

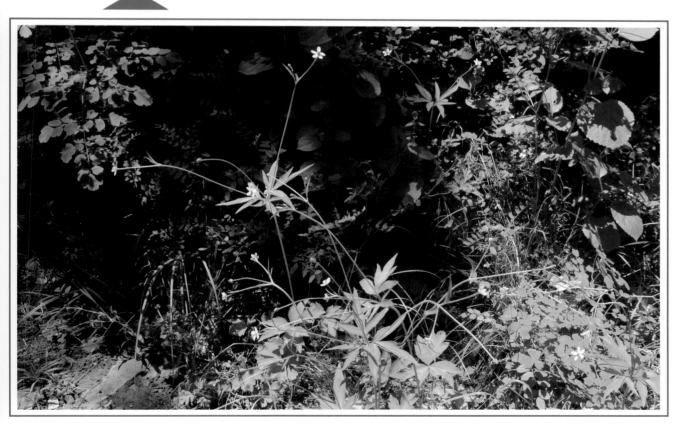

毛茛科 | Ranunculaceae

细叶白头翁

白头翁属
Pulsatilla

Pulsatilla turczaninovii Kryl. et Serg.

蒙文名称： 古拉盖 - 花儿、那林 - 高乐贵

俗　　名： 毛姑朵花

药用部位： 根入中药；全草入蒙药

中医功效： 清热解毒，凉血止痢，消肿

蒙医功效： 破痞，排脓，祛腐，消食，燥"希日乌素"

生　　境： 野生，中旱生植物。生于典型草原和森林草原带的
草原及草甸草原群落中

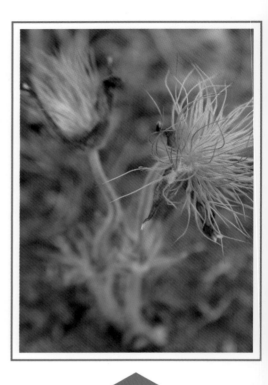

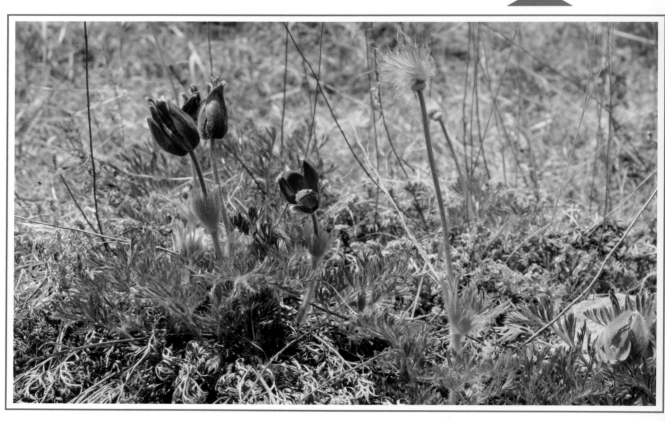

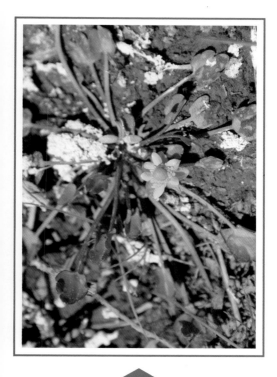

毛茛科 | Ranunculaceae

水葫芦苗

Halerpestes Cymbalaria (Pursh) Green

水葫芦苗属
Halerpestes

蒙文名称：	那木格音 - 格乐 - 其其格
俗　　名：	圆叶碱毛茛
药用部位：	全草入药
中医功效：	利水消肿，祛风除湿
蒙医功效：	清热，续断
生　　境：	野生，中生植物。生于低湿地草甸及轻度盐化草甸

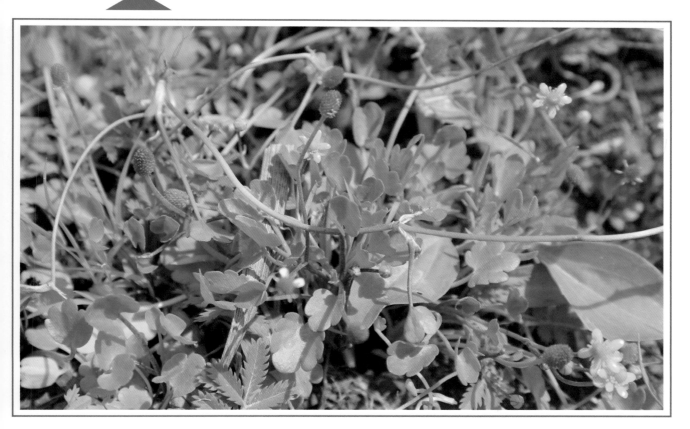

毛茛科 | Ranunculaceae

长叶碱毛茛

Halerpestes ruthenica (Jacq.) Ovcz.

碱毛茛属
Halerpestes

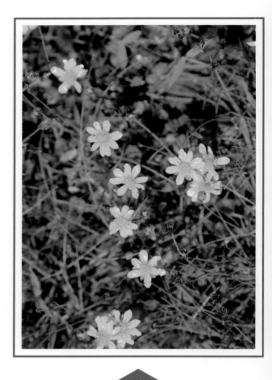

蒙文名称： 格乐 - 其其格

俗　　名： 黄戴戴、金戴戴

药用部位： 全草入药

中医功效： 同水葫芦苗

蒙医功效： 同水葫芦苗

生　　境： 野生，中生植物。生于各种低湿地草甸及轻度盐化
草甸

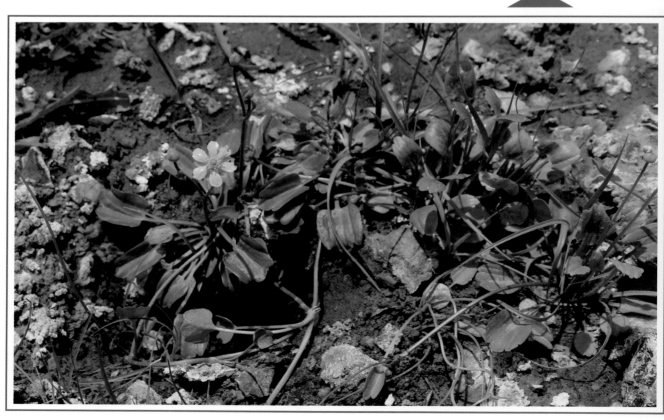

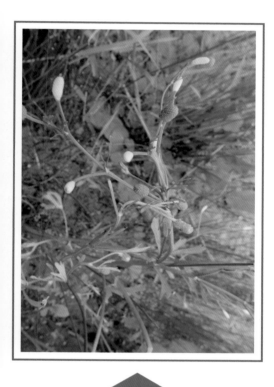

毛茛科 | Ranunculaceae

石龙芮

Ranunculus sceleratus L.

毛茛属
Ranunculus

蒙文名称：	乌热乐和格 - 其其格
药用部位：	全草入药
中医功效：	消肿，拔毒，散结，截疟
蒙医功效：	破痞，消食，燥"希日乌素"，消肿，排脓，祛腐，
	止痛，杀虫
生　　境：	野生，湿生植物。生于沼泽化草甸及草甸

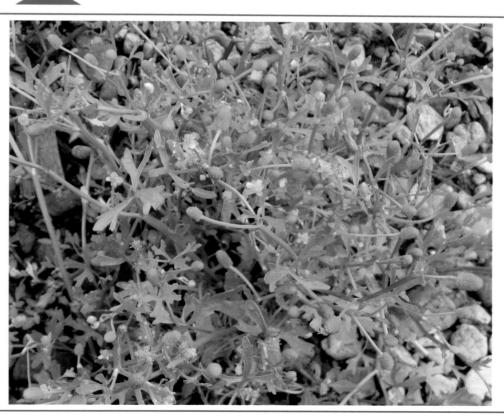

毛茛科 | Ranunculaceae

毛茛

Ranunculus japonicus Thunb.

毛茛属
Ranunculus

蒙文名称： 好乐得存 - 其其格

药用部位： 全草入药

中医功效： 利湿，消肿，止痛，退翳，截疟，杀虫

蒙医功效： 破痞，助温，祛腐，消肿，燥"希日乌素"

生　　境： 野生，湿中生植物。生于山地林缘草甸、沟谷草甸、
沼泽草甸

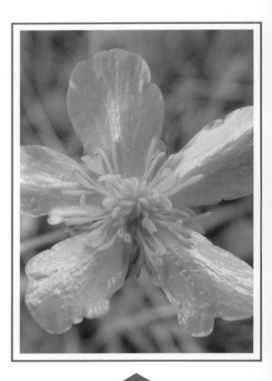

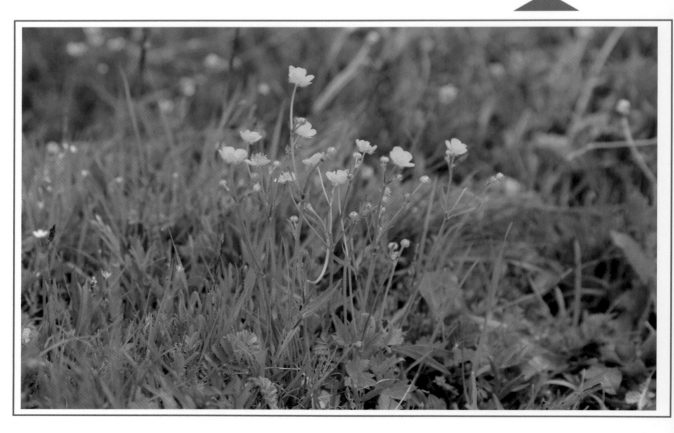

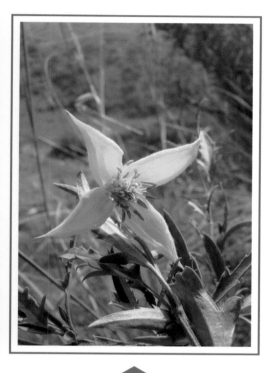

毛茛科 | Ranunculaceae

灌木铁线莲

Clematis fruticosa Turcz.

铁线莲属
Clematis

蒙文名称：	额日乐吉
药用部位：	茎及根入中药；全草入蒙药
中医功效：	行气活血，祛风湿，止痛
蒙医功效：	祛寒，燥"协日乌素"，散痞，助消化
生　　境：	野生，旱生植物。生于荒漠草原带及荒漠区的石质山坡、沟谷、干河床中，也见于山地灌丛中，多零星散生

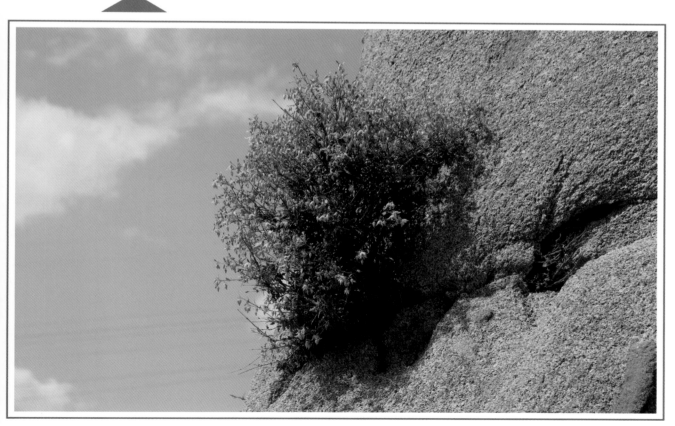

毛茛科 | Ranunculaceae

短尾铁线莲

铁线莲属
Clematis

Clematis brevicaudata DC.

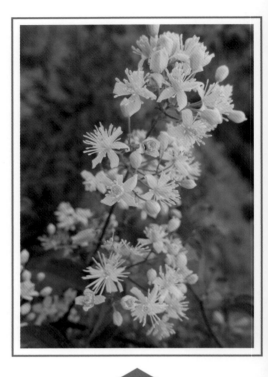

蒙文名称： 绍得给日 - 奥日牙木格

俗　　名： 林地铁线莲、红钉耙藤

药用部位： 根及茎入中药；茎入蒙药

中医功效： 有小毒，利尿消肿

蒙医功效： 清热，止泻，止痛

生　　境： 野生，中生植物。生于山地林下、林缘及灌丛

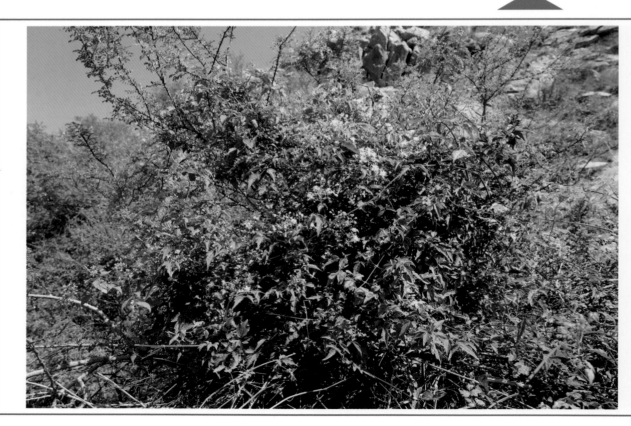

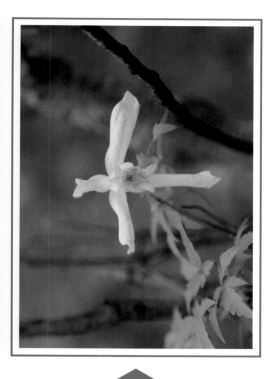

西伯利亚铁线莲

铁线莲属
Clematis

Clematis sibirica (L.) Mill.

蒙文名称：	西伯日 - 奥日牙木格
药用部位：	茎枝入中药；全草入蒙药
中医功效：	清心火，清湿热，通血脉
蒙医功效：	祛寒，燥"协日乌素"，散痞，助消化
生　　境：	野生，中生植物。生于山地林下、林缘或沟谷灌丛

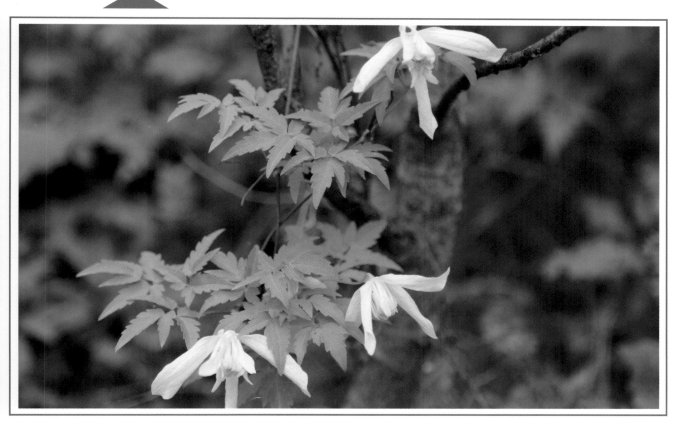

毛茛科 | Ranunculaceae

长瓣铁线莲

铁线莲属
Clematis

Clematis macropetala Ledeb.

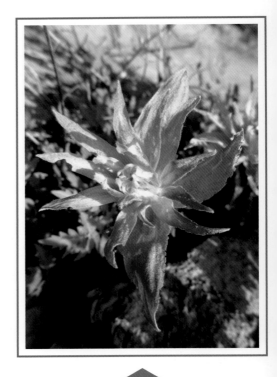

蒙文名称： 淘木 - 和乐特斯图 - 奥日牙木格

俗　　名： 大瓣铁线莲

药用部位： 全草入药

中医功效： 祛风除湿，活血止痛

蒙医功效： 破痞，助温，消肿，祛腐，止泻，排脓，燥"希
　　　　　日乌素"

生　　境： 野生，中生植物。生于荒山坡、草坡岩石缝中及
　　　　　林下海拔 2200m 的沟边灌丛及林下

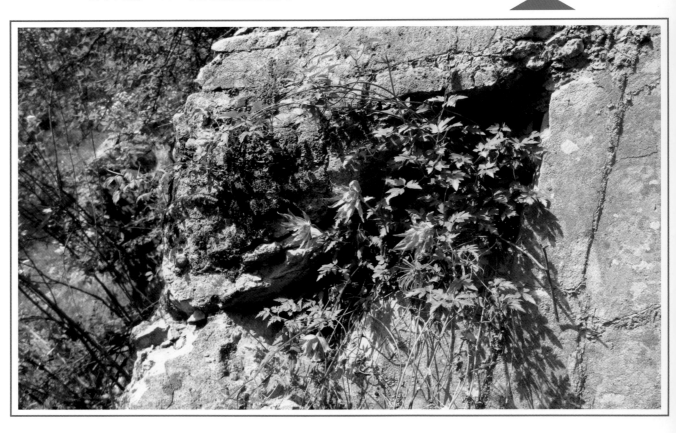

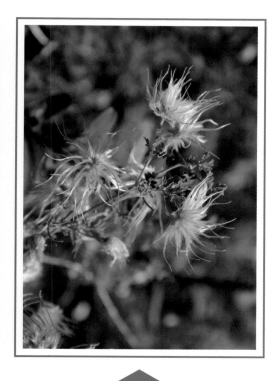

毛茛科 | Ranunculaceae

芹叶铁线莲

铁线莲属
Clematis

Clematis aethusifolia Turcz.

蒙文名称：　那林 - 那布其特 - 奥日牙木格

俗　　名：　细叶铁线莲、断肠草、透骨草

药用部位：　全草入中药；枝叶入蒙药

中医功效：　同长瓣铁线莲

蒙医功效：　同长瓣铁线莲

生　　境：　旱中生植物，生于石质山坡及沙地柳丛中或河谷草
甸。分布于我国华北、西北

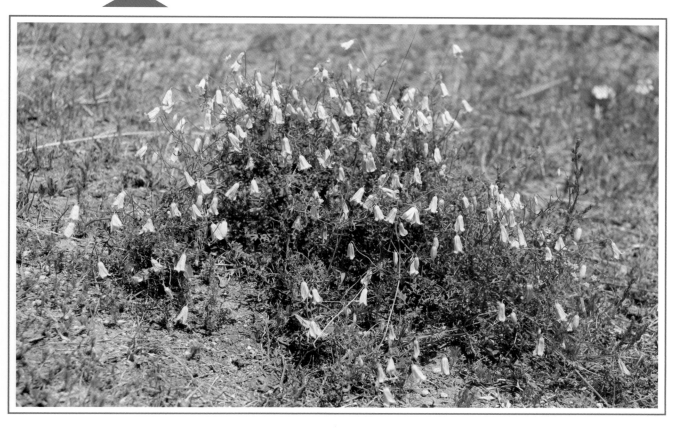

毛茛科 | Ranunculaceae

黄花铁线莲

铁线莲属
Clematis

Clematis intricata Bunge

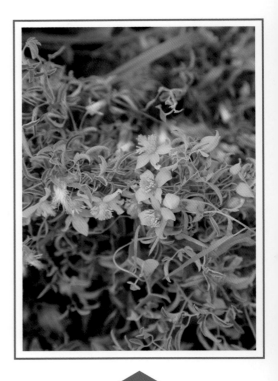

蒙文名称： 希日 - 奥日牙木格

俗　　名： 透骨草、狗豆蔓、萝萝蔓

药用部位： 全草入药

中医功效： 同长瓣铁线莲

蒙医功效： 同长瓣铁线莲

生　　境： 野生，旱中生植物。生于山地、丘陵、低湿地、沙地及田边、路旁房舍附近

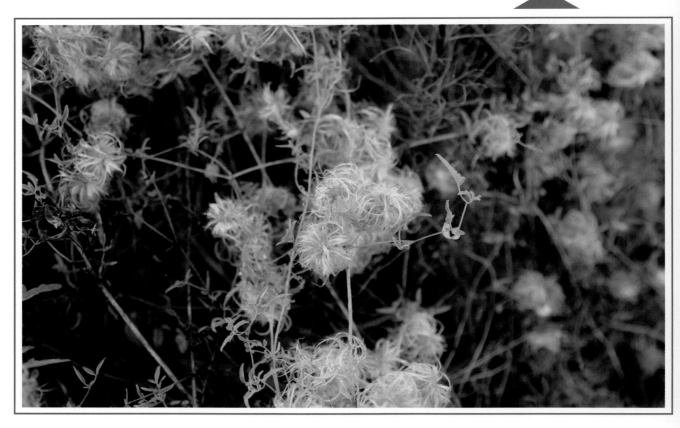

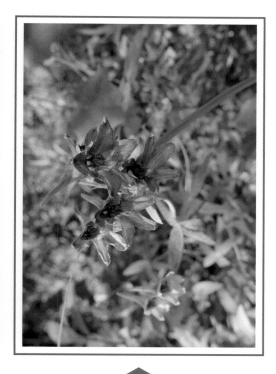

毛茛科 | Ranunculaceae

细须翠雀花

Delphinium siwanense Franch. var. *leptopogon* (Hand.-Mazz.) W. T. Wang

翠雀花属
Delphinium

蒙文名称： 那林 - 伯日 - 其其格

药用部位： 全草入药

中医功效： 杀虫

蒙医功效： 止泻，清温热，祛邪

生　　境： 野生，中生植物。生于阔叶林下、林缘、山地灌丛
及草甸

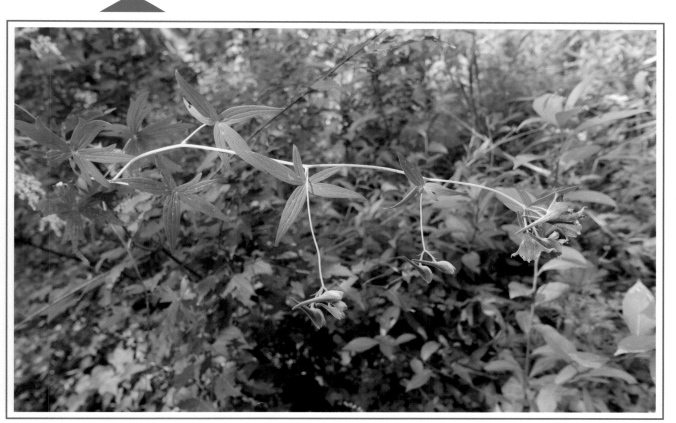

毛茛科 | Ranunculaceae

翠雀

Delphinium grandiflorum L.

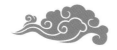

翠雀花属
Delphinium

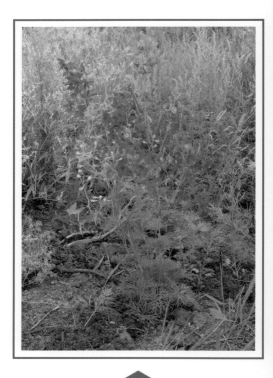

蒙文名称： 伯日 - 其其格

俗　　名： 大花飞燕草、鸽子花、百部草

药用部位： 全草或根入中药；全草入蒙药

中医功效： 泻火止痛，杀虫

蒙医功效： 清热，止泻，治伤，燥"希日乌素"

生　　境： 野生，旱中生植物，生于森林草原、山地草原及典型
草原带的草甸草原、砂质草原及灌丛中，也生于山地
草甸及河谷草甸中，是草甸草原的常见杂草类

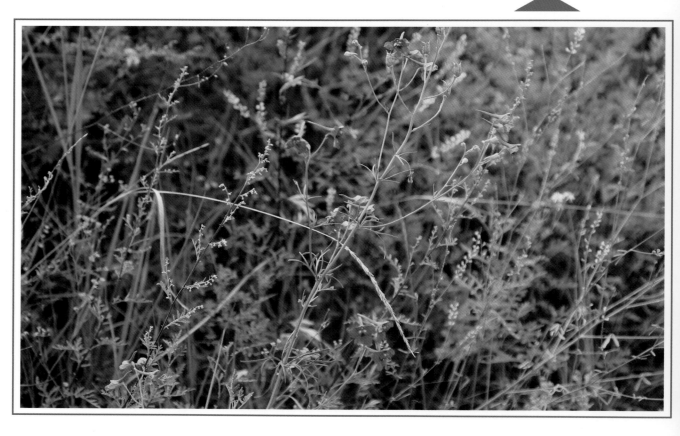

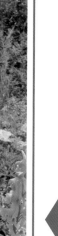

毛茛科 | Ranunculaceae

西伯利亚乌头

乌头属
Aconitum

Aconitum barbatum Pers. var. *hispidum* (DC.) Seringe

蒙文名称：　西伯日 - 好日苏

俗　　名：　牛扁、黄花乌头、黑大芃、

瓣子芃

药用部位：　根入药

中医功效：　祛风湿，镇痛，攻毒杀虫

蒙医功效：　杀"粘"，止痛，燥"协日乌素"

生　　境：　野生，中生植物。生于山地、

林下、林缘及中生灌丛

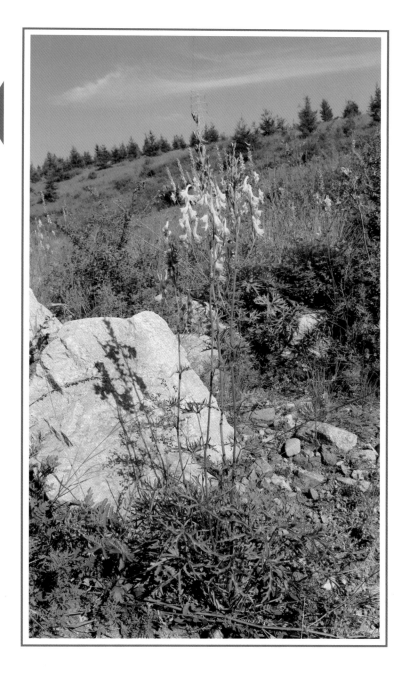

毛茛科 | Ranunculaceae

北乌头

乌头属
Aconitum

Aconitum kusnezoffii Reichb.

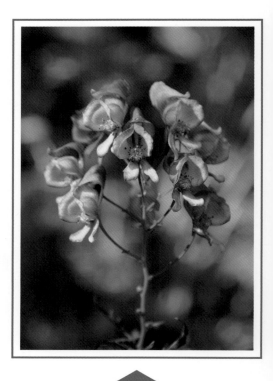

蒙文名称：	曼钦、哈日 - 好日苏
俗　　名：	草乌头、草乌、勒革拉花、五毒根
药用部位：	块根入中药；嫩茎、叶、花及块根入蒙药
中医功效：	祛风除湿，散寒止痛，开痰，消肿
蒙医功效：	杀"粘"，止痛，燥"希日乌素"
生　　境：	野生，中生植物。生于阔叶林下、林缘草甸及沟谷草甸

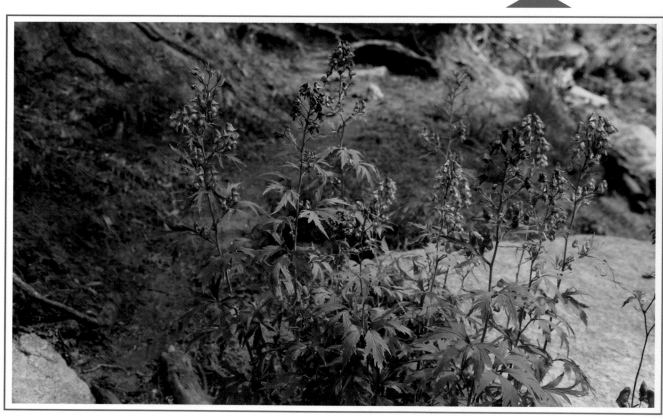

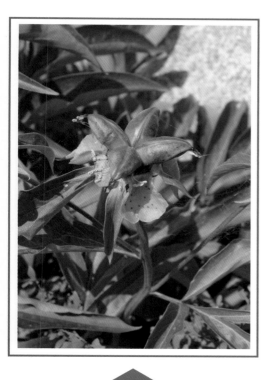

芍药

Paeonia lactiflora Pall.

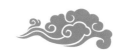

芍药属
Paeonia

蒙文名称：	查那 - 其其格
俗　　名：	将离
药用部位：	根（白芍、赤芍）入药
中医功效：	养血敛阴，柔肝止痛，平抑肝阳
蒙医功效：	清热凉血，止痛
生　　境：	旱中生植物。赤芍作为内蒙古地区道地药材，在内蒙古东部地区大量栽培；作为园林绿化花卉，本地区有少量栽培

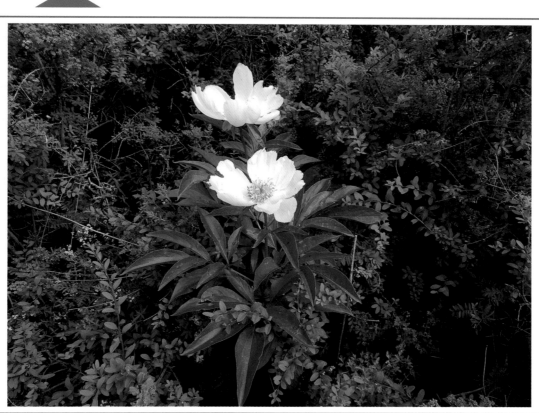

小檗科 ｜ Berberidaceae

鄂尔多斯小檗

小檗属
Berberis

Berberis caroli Schneid.

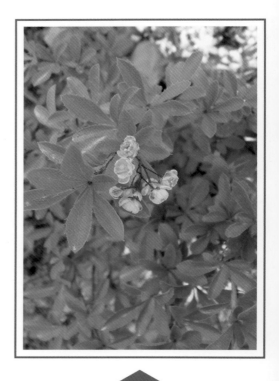

蒙文名称：　鄂尔多斯音 - 希日 - 毛都

药用部位：　根及茎枝入药

中医功效：　清热燥湿，泻火解毒

蒙医功效：　除"希日乌素"，明目，止血，止泻，清热，解毒

生　　境：　野生，旱中生植物。散生于草原带的山地

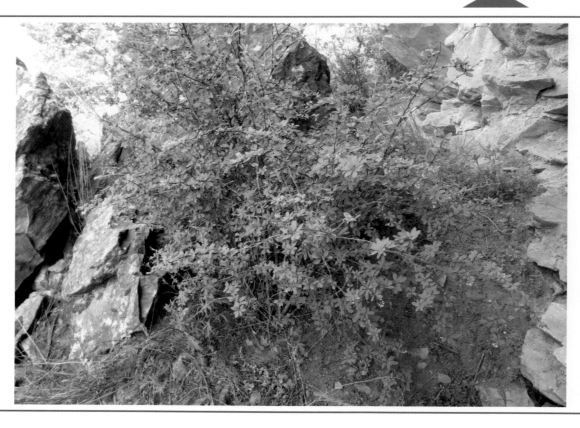

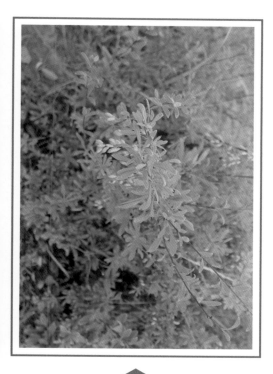

小檗科 | Berberidaceae

细叶小檗

小檗属
Berberis

Berberis poiretii Schneid.

蒙文名称： 希日 - 毛都、古音 - 苏

俗　　名： 三颗针、针雀

药用部位： 根及茎枝入药

中医功效： 同鄂尔多斯小檗

蒙医功效： 同鄂尔多斯小檗

生　　境： 旱中生落叶灌木。用于园林绿化，本地区少量栽培

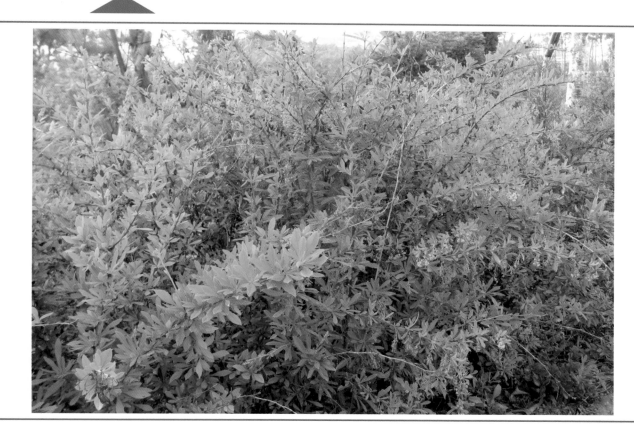

小檗科 | Berberidaceae

日本小檗

Berberis thunbergii DC.

小檗属
Berberis

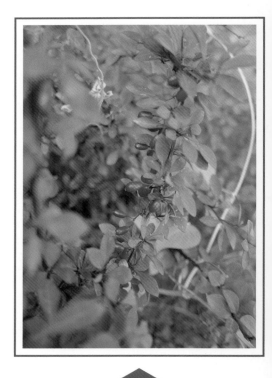

俗　　名：红叶小檗

药用部位：枝、叶入药

中医功效：民间枝、叶煎水服，可治结膜炎

生　　境：对各种土壤都能适应，在肥沃深厚、排水良好的土
　　　　　壤中生长更佳。用于园林绿化，本地区少量栽培

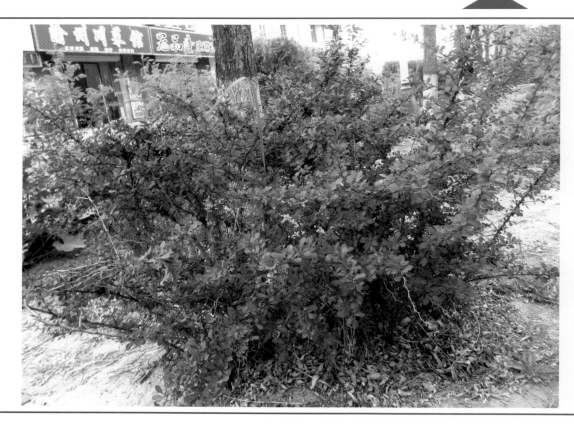

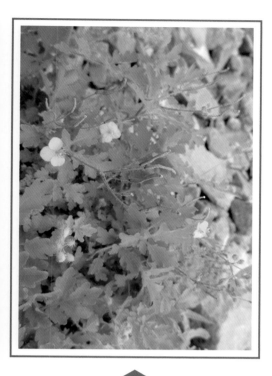

白屈菜

Chelidonium majus L.

白屈菜属
Chelidonium

蒙文名称：	希古得日格纳、希日 - 好日
俗　　名：	山黄连
药用部位：	全草入药
中医功效：	有毒，清热解毒，止痛，止咳
蒙医功效：	清热解毒，燥脓，治伤
生　　境：	野生，中生植物。生于海拔 500～2200m 的山坡、山谷林缘草地或路旁、石缝

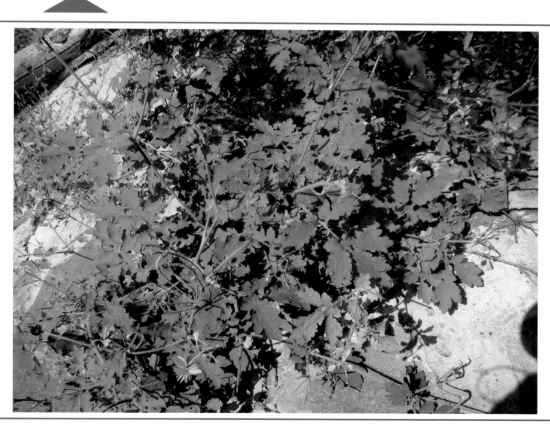

罂粟科 | Papaveraceae

野罂粟

罂粟属
Papaver

Papaver nudicaule L.

蒙文名称： 哲日利格 - 阿木 - 其其格

俗　　名： 野大烟、山大烟

药用部位： 果实及全草入药

中医功效： 镇咳，敛肺止咳，止泻固涩

蒙医功效： 镇痛，凉血

生　　境： 野生，旱中生植物。生于山地林缘、草甸、草原、
固定沙丘

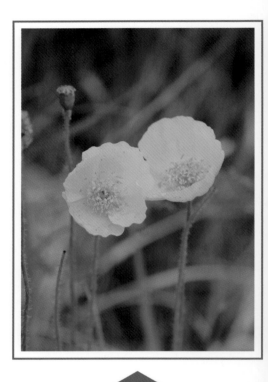

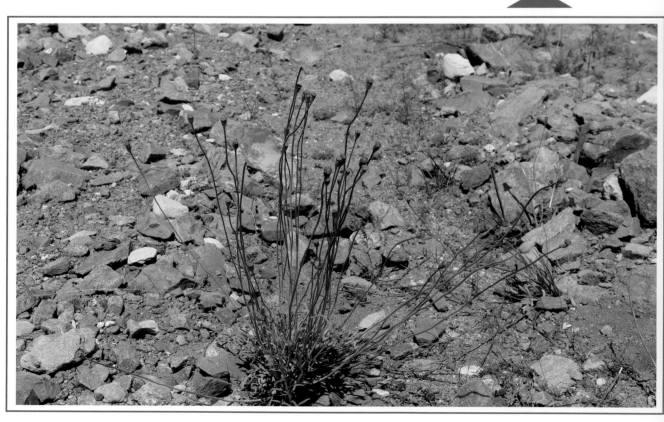

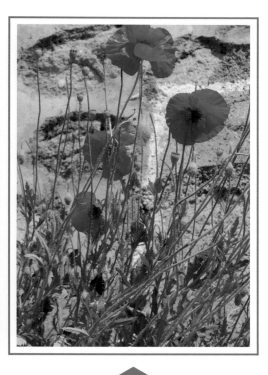

罂粟科 | Papaveraceae

虞美人

Papaver rhoeas L.

罂粟属
Papaver

俗　　　名：	丽春花、赛牡丹、锦被花
药用部位：	花或全株入中药；花入蒙药
中医功效：	镇咳，止泻，止痛
蒙医功效：	清热，止痛
生　　　境：	喜排水良好、肥沃的砂壤土。用于园林绿化，本地区有少量栽培

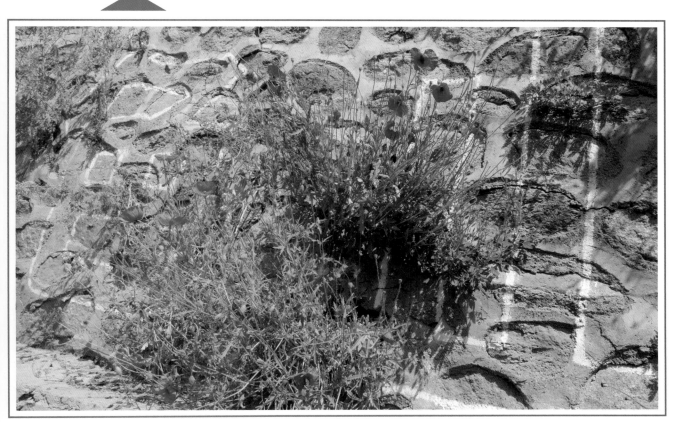

罂粟科 | Papaveraceae

角茴香

Hypecoum erectum L.

角茴香属
Hypecoum

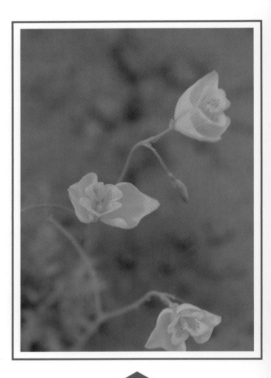

蒙文名称： 嘎伦 - 塔巴格

俗　　名： 咽喉草、黄花草、雪里青、细叶角茴香

药用部位： 全草入药

中医功效： 清热解毒，镇咳

蒙医功效： 杀"粘"，清热，解毒

生　　境： 野生，中生植物。生于海拔 400 ～ 1200（～ 4500）m
的山坡草地或河边沙地

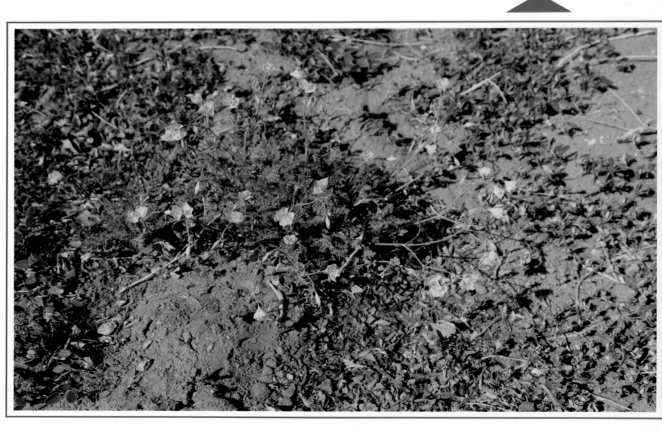

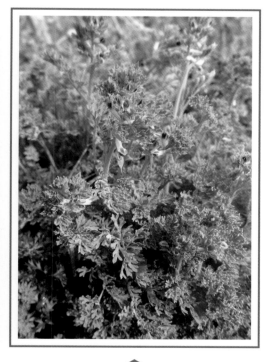

罂粟科 | Papaveraceae

紫堇

Corydalis edulis Maxim

紫堇属
Corydalis

蒙文名称：好如海 - 其其格、萨巴乐干纳、哈达存 - 额布斯

俗　　　名：布氏紫堇、地丁草、紫花地丁

药用部位：全草入药

中医功效：清热解毒，活血消肿

蒙医功效：清热，平息"协日"，愈伤，消肿

生　　　境：野生，中生植物。生于农田、渠道边、沟谷草甸、疏林下

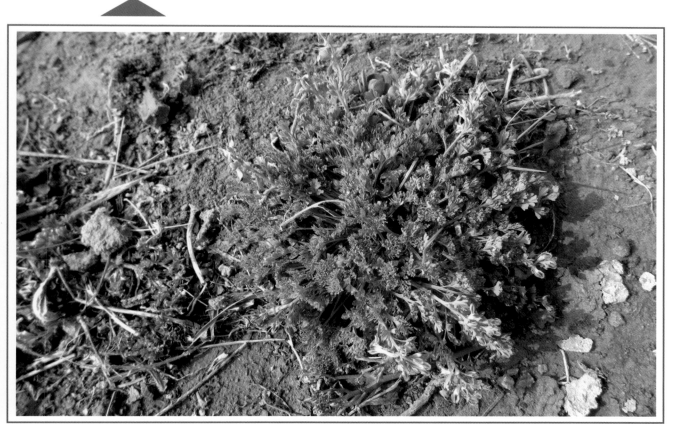

灰绿黄堇

Corydalis adunca Maxim.

紫堇属
Corydalis

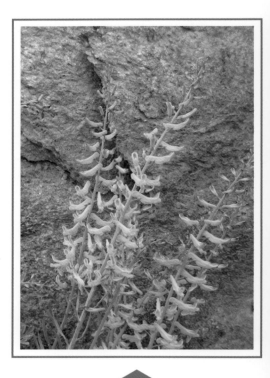

蒙文名称：	柴布日 - 萨巴乐干纳
俗　　名：	黄草花、旱生黄堇
药用部位：	全草入药
中医功效：	清肺止咳，清肝利胆，止痛
蒙医功效：	清热解毒，舒肝利胆，止痛止泻
生　　境：	野生，旱生植物。生于海拔 1000 ～ 3900m 的干旱
	山地、河滩地或石缝中

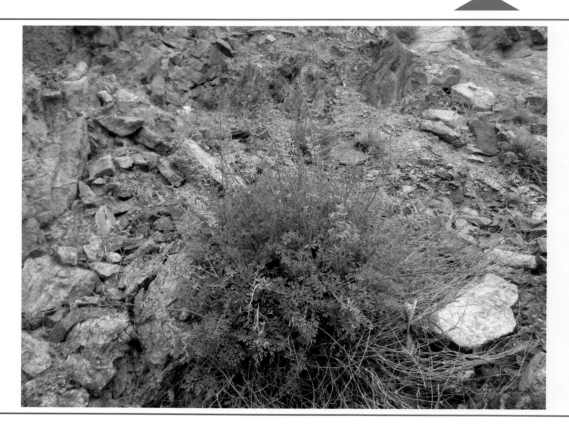

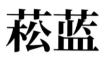

十字花科 | Cruciferae

菘蓝

Isatis indigotica Fortune

菘蓝属
Isatis

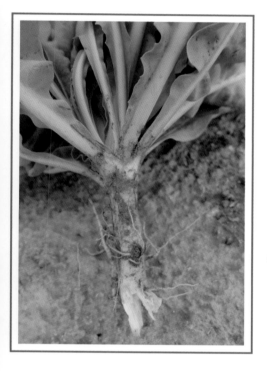

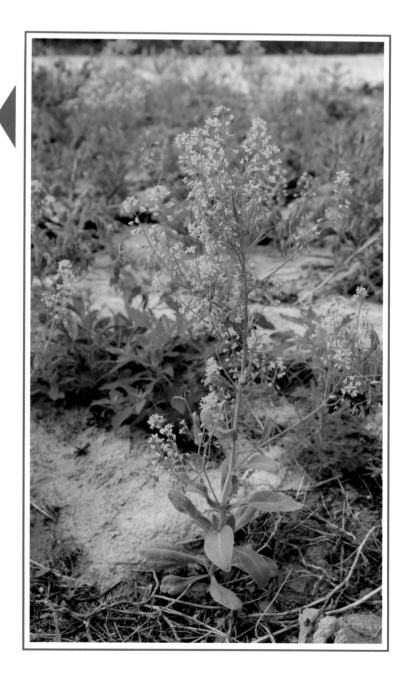

蒙文名称：呼和 - 呼呼日格纳

俗　　名：茶蓝、靛青

药用部位：根（板蓝根）、叶（大青叶）
　　　　　入中药；叶入蒙药

中医功效：板蓝根：清热解毒，凉血利咽。
　　　　　大青叶：清热解毒，凉血消斑

蒙医功效：清热解毒，杀"粘"

生　　境：适应性较强，能耐寒，喜温暖
　　　　　怕水涝。本地区有少量栽培

十字花科 | Cruciferae

沙芥

Pugionium cornutum (L.) Gaertn.

沙芥属
Pugionium

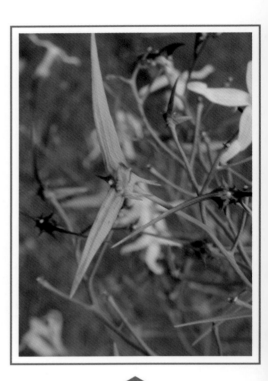

蒙文名称： 额乐孙萝帮

俗　　名： 沙白菜、山羊沙芥

药用部位： 根或全草入中药；根入蒙药

中医功效： 全草：行气，止痛，消食，解毒。根：止咳，清肺热

蒙医功效： 消食，解毒

生　　境： 野生，沙生植物。生于草原区的半固定或流动沙地

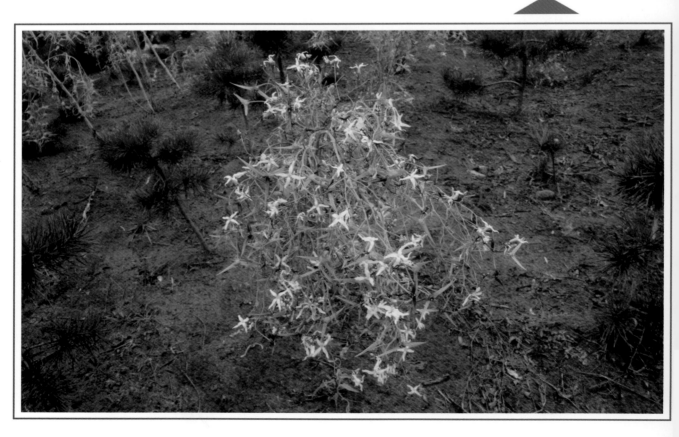

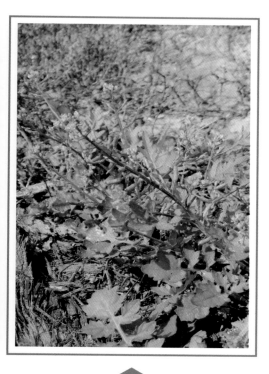

风花菜

Rorippa Globosa (Turcz) Hayek

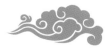

蒡菜属
Rorippa

蒙文名称： 那木根 - 萨日布

俗　　名： 蒡菜、沼生蒡菜

药用部位： 全草入药

中医功效： 清热解毒，利尿消肿

生　　境： 野生，湿中生植物。生于水边、沟谷、沼泽化草甸
　　　　　 或草甸

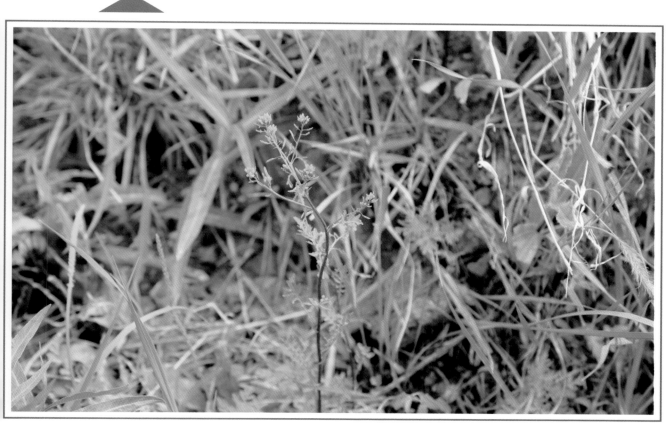

十字花科 | Cruciferae

菥蓂

Thlaspi arvense L.

菥蓂属
Thlaspi

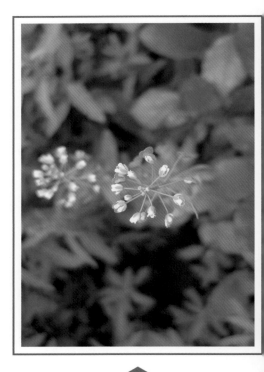

蒙文名称： 淘力都 - 额布斯

俗　　名： 野榆钱、巴日嘎、遏蓝菜

药用部位： 全草（菥蓂）及种子（菥蓂子）入中药；种子入蒙药

中医功效： 菥蓂：和中开胃，利水消肿，清热解毒。菥蓂子：利肝明目，强筋骨，祛风湿

蒙医功效： 清肺，利尿，强壮，开胃

生　　境： 野生，中生植物。生于山地草甸、沟边、村庄附近

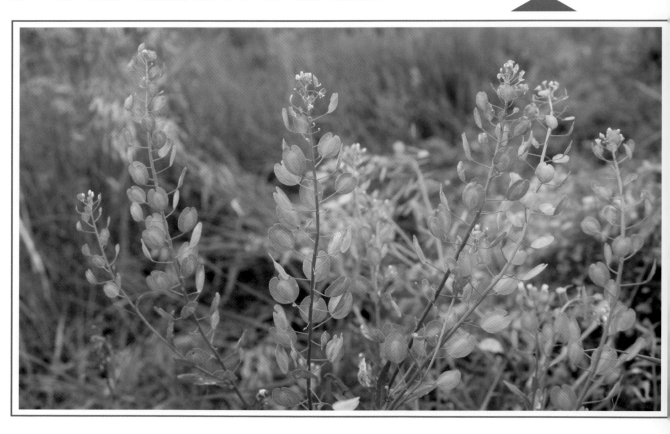

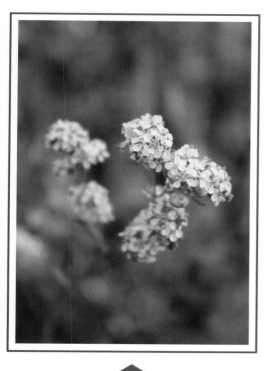

十字花科 | **Cruciferae**

宽叶独行菜

Lepidium latifolium L.

独行菜属
Lepidium

蒙文名称：	乌日根 - 昌古
俗　　名：	羊辣辣、止痢草
药用部位：	全草或种子入药
中医功效：	全草：清热燥湿。种子：止咳平喘，利尿消肿
蒙医功效：	清血，燥"协日乌素"
生　　境：	野生，中生杂草。生于村舍旁、田边、路旁、渠道边及盐化草甸

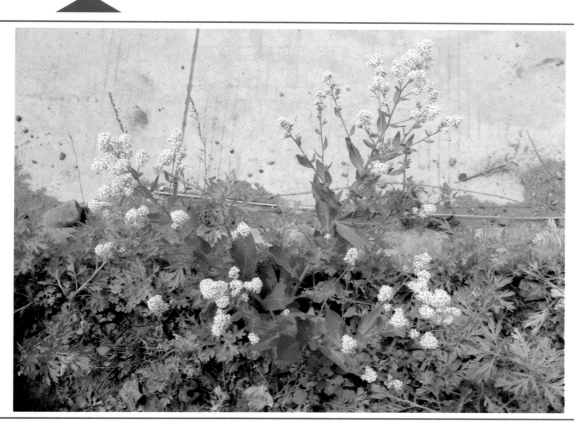

十字花科 | Cruciferae

独行菜

Lepidium apetalum Willd.

独行菜属
Lepidium

蒙文名称： 昌古

俗　　名： 腺茎独行菜、辣辣根、辣麻麻、北葶苈子

药用部位： 种子入药

中医功效： 泻肺平喘，祛痰止咳，行水消肿

蒙医功效： 止咳，祛痰，平喘，清热，解毒

生　　境： 野生，旱中生杂草。多生于村边、路边、田间撂荒
　　　　　地，也生于山地、沟谷

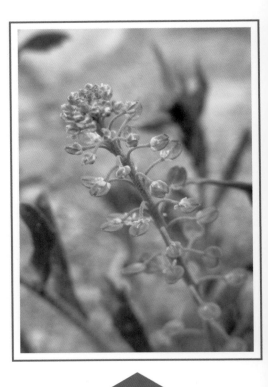

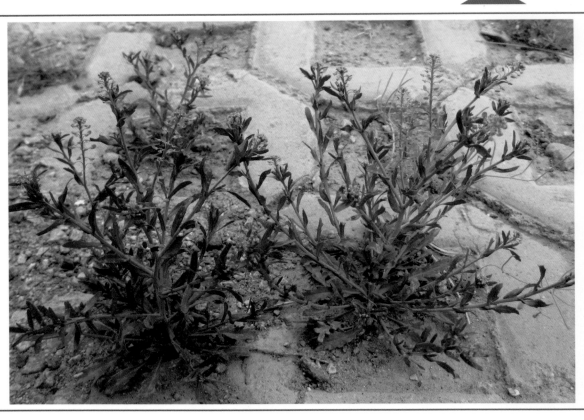

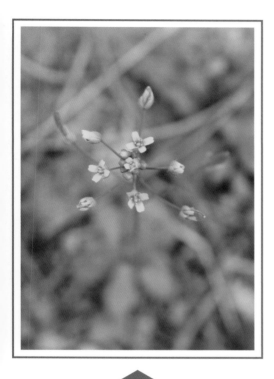

葶苈

Draba nemorosa L.

葶苈属
Draba

蒙文名称：哈木比乐

俗　　名：猫耳菜

药用部位：种子入药

中医功效：祛咳止痰，平喘，利尿消肿

蒙医功效：杀"粘"，消肿

生　　境：野生，中生植物。生于山坡草甸、林缘、沟谷溪边

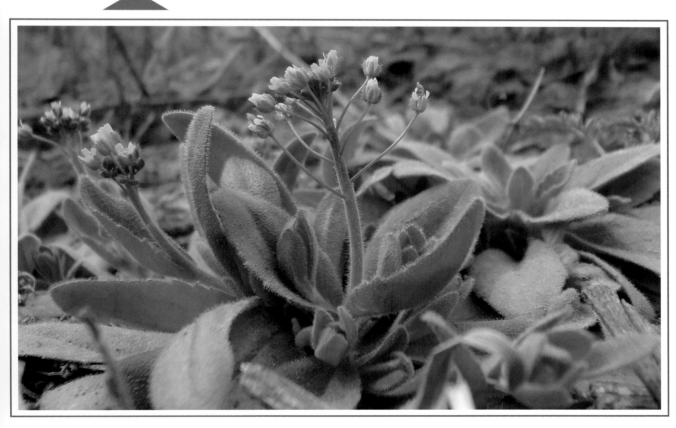

十字花科 | Cruciferae

荠

Capsella bursa-pastoris (L.) Medic.

荠属
Capsella

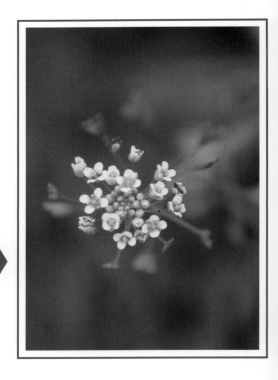

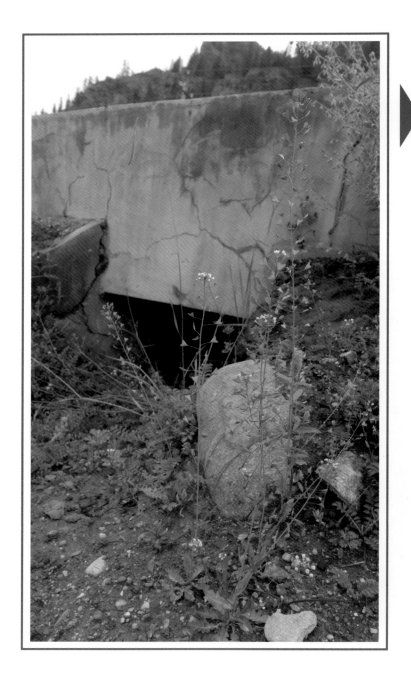

蒙文名称： 阿布嘎

俗　　名： 荠菜

药用部位： 全草及根入中药；果实入蒙药

中医功效： 凉血止血，清热利尿，明目，消积

蒙医功效： 止呕，降压，利尿

生　　境： 野生，中生杂草。生于田边、村舍附近或路旁

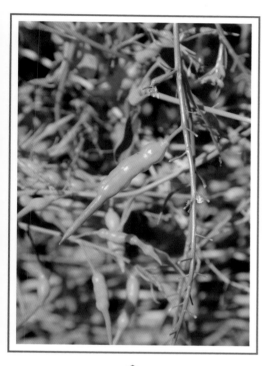

萝卜

Raphanus sativus L.

萝卜属
Raphanus

蒙文名称：萝帮

俗　　名：莱菔

药用部位：种子（莱菔子）、根及叶入中药；种子、根入蒙药

中医功效：莱菔子：消食化积，降气化痰。根：消积滞，化热痰，下气宽中。叶：消食，理气

蒙医功效：祛"巴达干"，镇"赫依"，温胃，平喘

生　　境：常用蔬菜，适宜生长在土层深厚、土质疏松、保肥性能良好的砂壤土。本地区广泛栽培

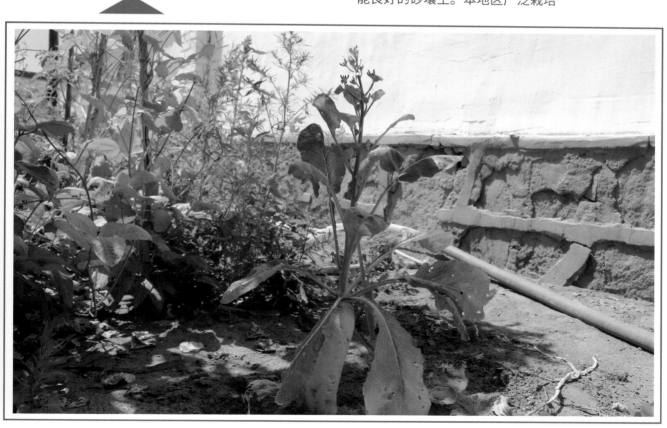

十字花科 | Cruciferae

芝麻菜

芝麻菜属
Eruca

Eruca sativa Mill.

蒙文名称： 麻叶 - 诺高

俗　　名： 香油罐、臭菜、臭芥

药用部位： 种子入药

中医功效： 泻肺定喘，破坚利水

生　　境： 常见蔬菜，对环境要求不严格，具有很强的抗旱和
耐瘠薄能力。本地区广泛栽培

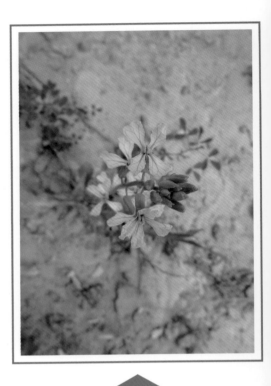

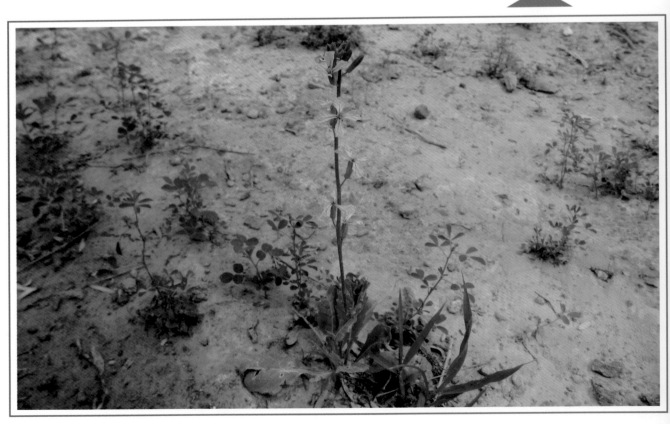

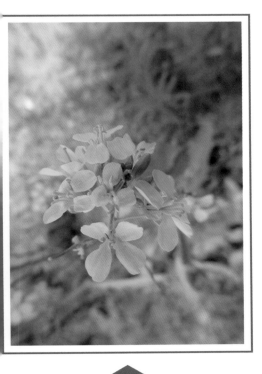

十字花科 | Cruciferae

油芥菜

Brassica juncea (L.) Czern. et Coss. var. *gracilis* Tsen et Lee

芸苔属
Brassica

蒙文名称： 钙母

俗　　名： 芥、黄芥子、芥菜、芥子、高油菜

药用部位： 种子（芥子）及根、茎、叶入中药；种子入蒙药

中医功效： 芥子：利气豁痰，温中散寒，通经络，消肿痛。根：止血，化痰止咳。茎、叶：宣肺化痰，温中健脾，利水通淋

蒙医功效： 利尿，强壮，止呕，解毒，祛"希日乌素"

生　　境： 常用蔬菜，对土壤要求不严格。本地区广泛栽培

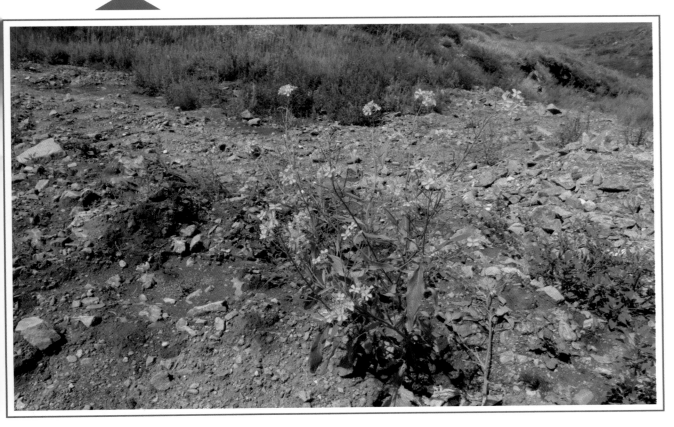

十字花科 | Cruciferae

擘蓝

Brassica caulorapa Pasq.

芸苔属
Brassica

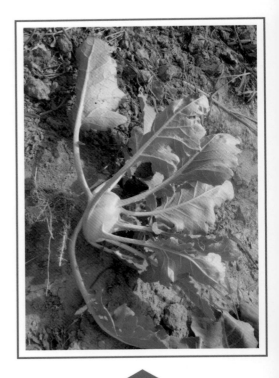

药 用 部 位： 球茎、叶及种子入药

中 医 功 效： 利水消肿

生　　　境： 常见蔬菜，宜于腐殖质丰富的黏壤土或砂壤土中
种植。本地区少量栽培

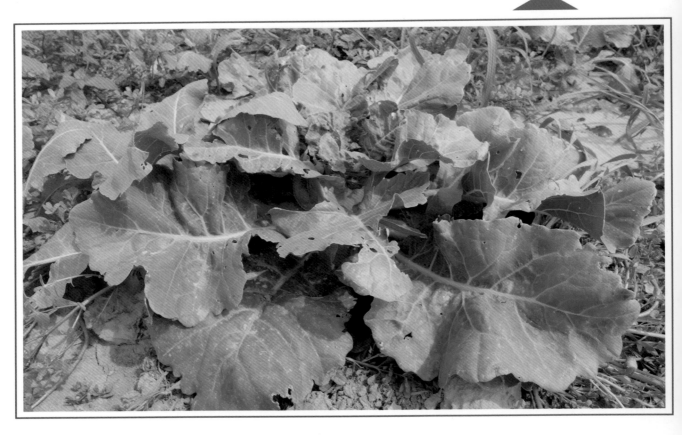

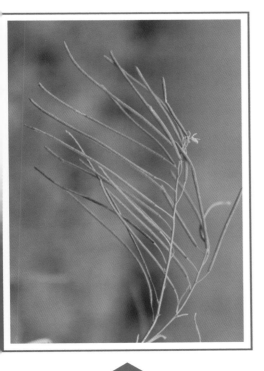

垂果大蒜芥

大蒜芥属
Sisymbrium

Sisymbrium heteromallum C. A. Mey.

蒙文名称： 文吉格日 - 哈木白

俗　　　名： 弯果蒜芥

药用部位： 全草或种子入药

中医功效： 全草：解毒消肿。种子：清血热，止咳化痰，强心，解毒

生　　　境： 野生，中生植物。生于森林草原及草原带的山地林缘，草甸及沟谷溪边

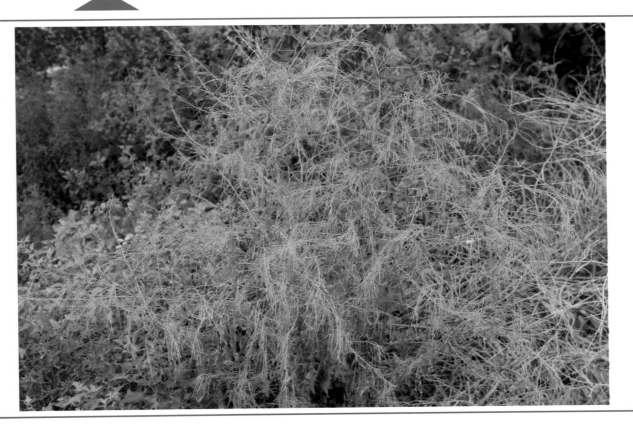

十字花科 | Cruciferae

播娘蒿

播娘蒿属
Descurainia

Descurainia sophia (L.) Webb ex Prantl

蒙文名称： 希热乐金 - 哈木白

俗　　名： 野芥菜

药用部位： 种子入药

中医功效： 行气，利尿消肿，止咳平喘，祛痰

蒙医功效： 清热，解毒，止咳，化痰，平喘

生　　境： 野生，中生杂草。生于山地草甸、沟谷、村旁、田边

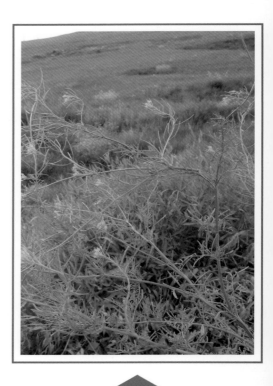

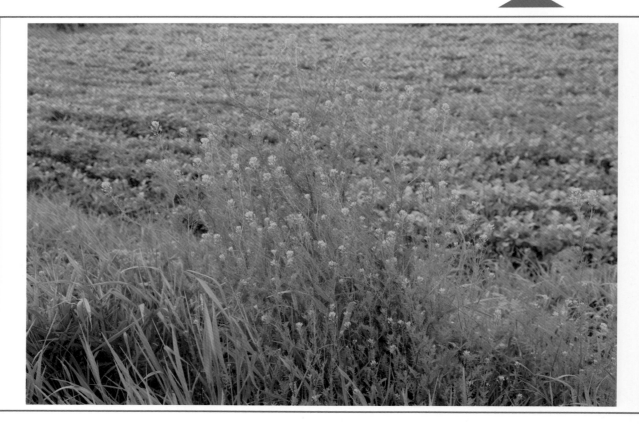

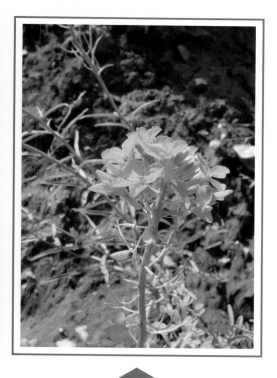

糖芥

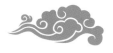

糖芥属
Erysimum

Erysimum bungei (Kitag.) Kitag.

蒙文名称：	乌兰 - 高恩淘格
药用部位：	全草入中药；种子入蒙药
中医功效：	强心利尿，健脾和胃，消食
蒙医功效：	清热，解毒，止咳，祛痰，平喘
生　　境：	野生，旱中生植物。生于山坡林缘、草甸、沟谷

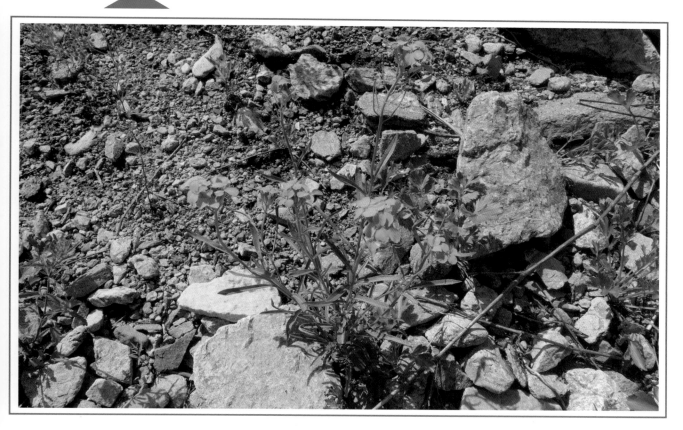

十字花科 | Cruciferae

垂果南芥

Arabis pendula L.

南芥属
Arabis

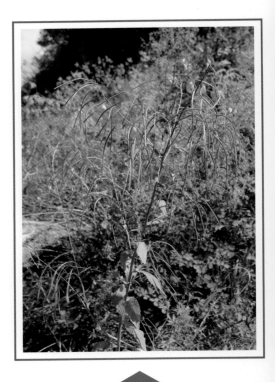

蒙文名称： 文吉格日 - 少布都海

俗　　名： 野白菜、垂果南芥菜

药用部位： 果实或种子入中药；种子入蒙药

中医功效： 果实：清热解毒，消肿。种子：退热

蒙医功效： 清热，解毒，祛痰，止咳，平喘

生　　境： 野生，中生植物。生于山坡、路旁、河边草丛中及
　　　　　高山灌木林下和荒漠地区

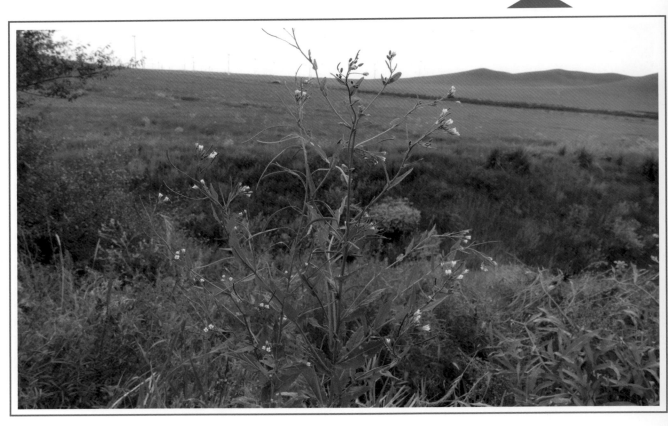

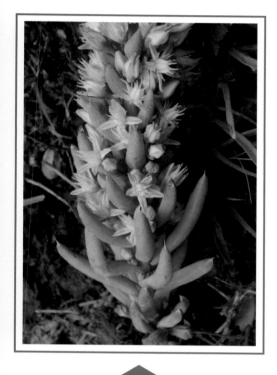

景天科 | Crassulaceae

瓦松

Orostachys fimbriatus (Turcz.) Berger

瓦松属
Orostachys

蒙文名称： 斯琴 - 额布斯、爱日格 - 额布斯

俗　　名： 酸溜溜、酸窝窝、石莲花、流苏瓦松

药用部位： 全草入药

中医功效： 止血，活血，清热解毒，敛疮

蒙医功效： 解毒，止血，止泻

生　　境： 野生，肉质砾石生旱生植物。生于石质山坡、石质
　　　　　　丘陵及砂质地

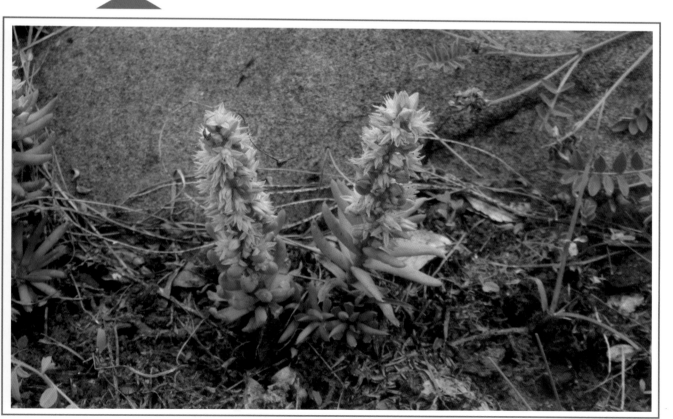

景天科 | Crassulaceae

八宝

Hylotelephium erythrostictum (Miq.) H. Ohba

八宝属
Hylotelephium

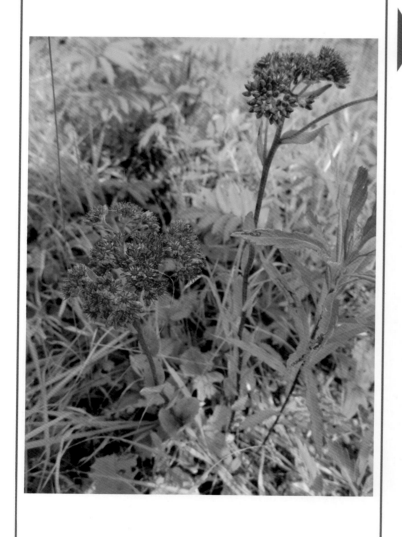

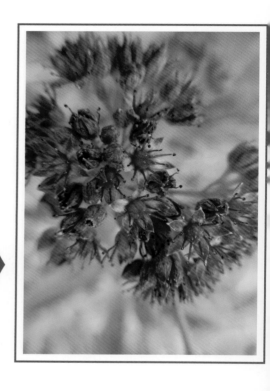

蒙文名称： 查干 - 矛钙 - 伊得

俗　　名： 景天、活血三七、对叶景天

药用部位： 全草入药

中医功效： 清热解毒，止血

生　　境： 旱中生植物，适于生长在湿润、
肥沃、通透性良好的砂壤土中。
用于园林绿化，本地区少量
栽培

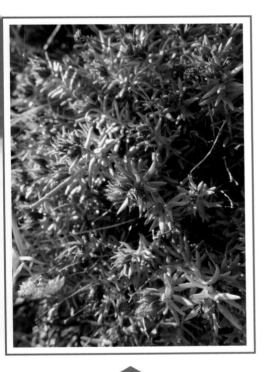

景天科 | Crassulaceae

小丛红景天

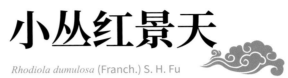

红景天属
Rhodiola

Rhodiola dumulosa (Franch.) S. H. Fu

蒙文名称：	宝他 - 刚那古日 - 额布苏
俗　　名：	香景天、凤凰草、凤尾七
药用部位：	根或全草入中药；根入蒙药
中医功效：	根：补肾，养心安神，活血调经，明目。全草：补血调经，养阴
蒙医功效：	清热，敛肺，生津
生　　境：	野生，旱中生肉质草本。生长于山地阳坡及山脊的岩石裂缝

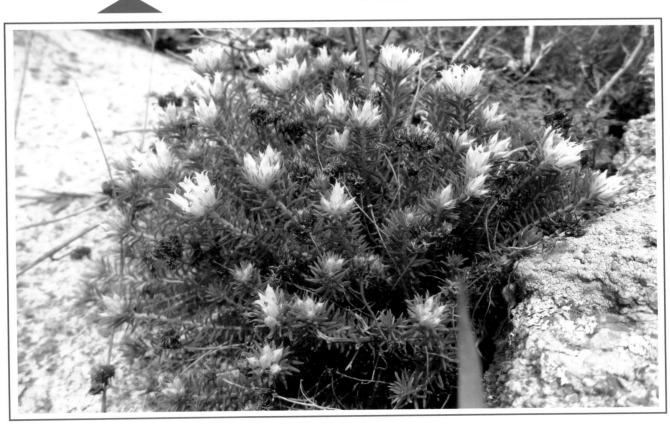

景天科 | Crassulaceae

费菜

Sedum aizoon L.

景天属
Sedum

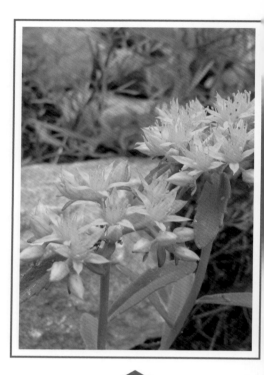

蒙文名称： 矛钙 - 伊得

俗　　名： 土三七、景天三七、九莲花、血山草、见血散

药用部位： 全草或根入药

中医功效： 散瘀止血，消肿止痛，补血安神

蒙医功效： 散瘀止血，消肿止痛

生　　境： 旱中生植物，对土壤要求不严，适应性强。用于园
　　　　　　林绿化，本地区少量栽培

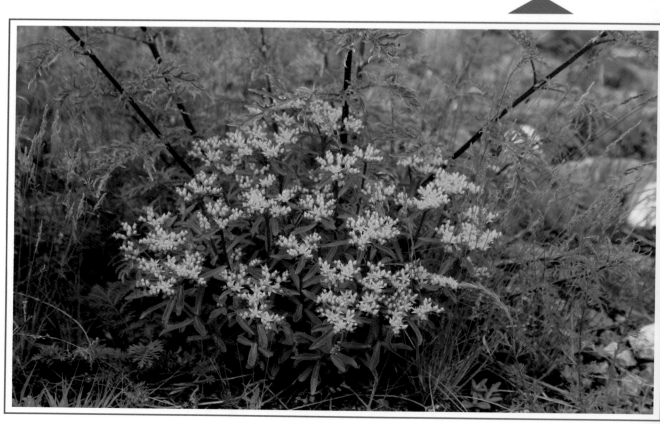

蔷薇科 | Rosaceae

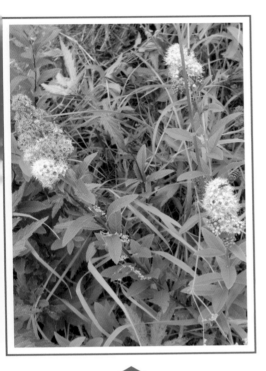

绣线菊

Spiraea salicifolia L.

绣线菊属
Spiraea

蒙文名称： 塔比勒干纳

俗　　名： 柳叶绣线菊、空心柳

药用部位： 全草或根入药

中医功效： 活血通经，化痰止咳，利尿

生　　境： 湿中生灌木，对土壤要求不严，喜肥沃土壤。用于
　　　　　园林绿化，本地区少量栽培

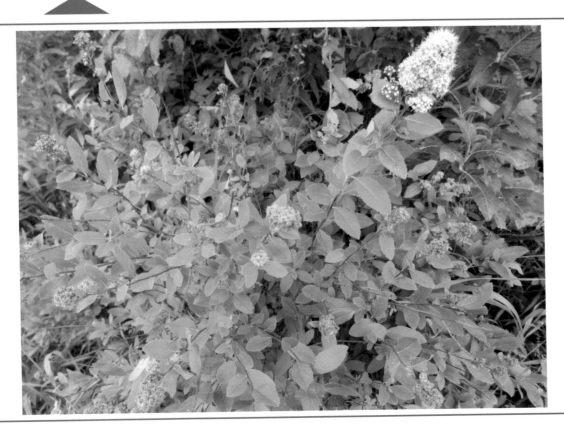

蔷薇科 | Rosaceae

三裂绣线菊

绣线菊属
Spiraea

Spiraea trilobata L.

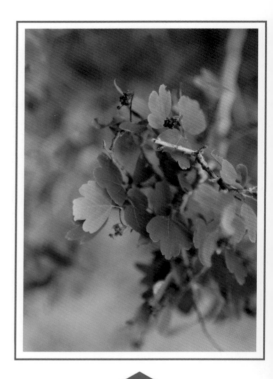

蒙文名称：	哈日 - 塔比勒干纳、哈日干 - 柴
俗　　名：	石棒子、硼子、三桠绣球、团叶绣球
药用部位：	叶、果实入中药；花和叶入蒙药
中医功效：	活血祛瘀，消肿止痛
蒙医功效：	燥"协日乌素"，愈合伤口，止痒，止痛
生　　境：	野生，中生灌木。多生于石质山坡

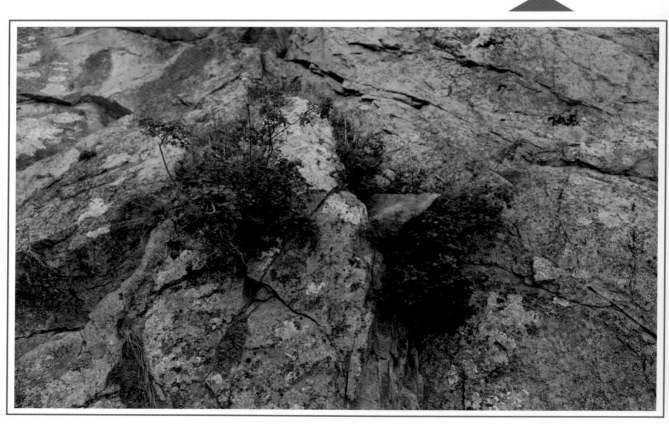

薔薇科 | Rosaceae

土庄绣线菊

Spiraea pubescens Turcz.

绣线菊属
Spiraea

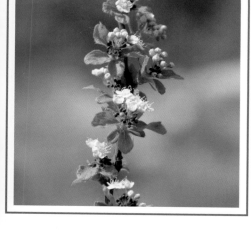

蒙文名称： 乌斯图 - 塔比勒干纳、哈丹 - 柴

俗　名： 土庄花、蚂蚱腿、柔毛绣线菊

药用部位： 茎髓入药

中医功效： 利尿，消肿

生　境： 野生，中生灌木。多生于山地林
　　　　　缘及灌丛，也见于草原带的沙
　　　　　地，一般零星生长

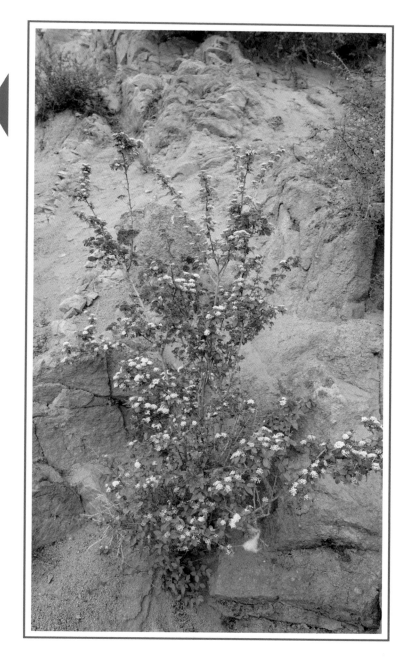

薔薇科 | Rosaceae

蒙古绣线菊

绣线菊属
Spiraea

Spiraea mongolica Maxim.

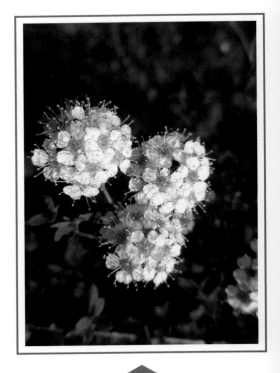

蒙文名称：　蒙古勒 - 塔比勒干纳

俗　　名：　玛格沙得

药用部位：　花入蒙药

蒙医功效：　治伤，燥"希日乌素"

生　　境：　野生，旱中生灌木。生于石质山坡或山沟

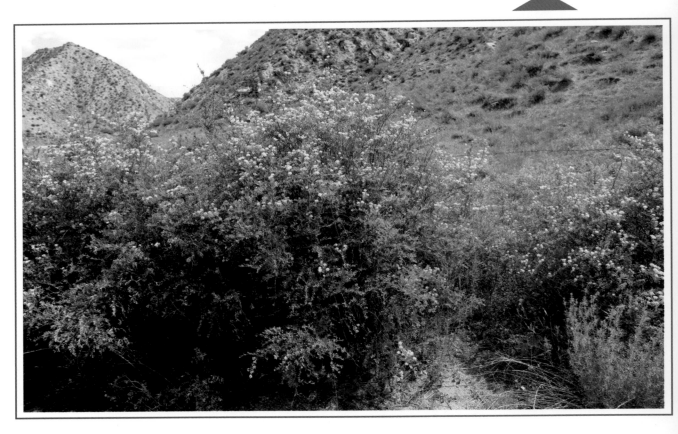

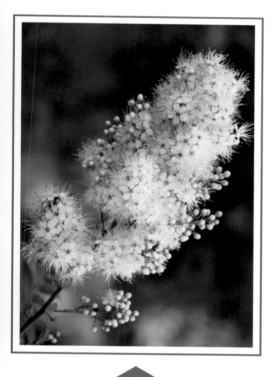

华北珍珠梅

珍珠梅属
Sorbaria

Sorbaria kirilowii (Regel) Maxim.

蒙文名称：	奥木日图音 - 苏布得力格 - 其其格
俗　　名：	珍珠梅
药用部位：	茎皮、枝条和果穗入药
中医功效：	活血祛瘀，消肿止痛
蒙医功效：	止咳，清热，调元
生　　境：	中生植物，对土壤要求不严，栽培比较容易成活。
	用于园林绿化，本地区有少量栽培

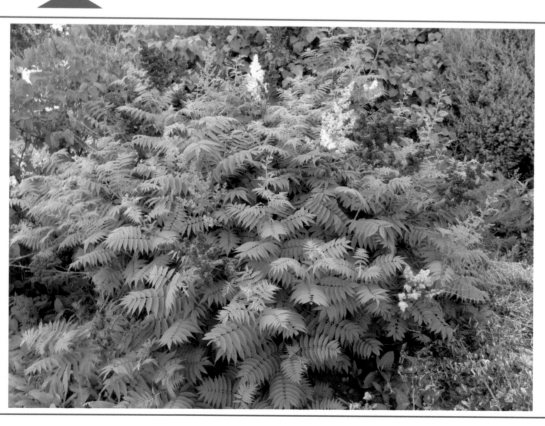

薔薇科 | Rosaceae

灰栒子

枸子属
Cotoneaster

Cotoneaster acutifolius Turcz.

蒙文名称： 牙日钙

俗　　名： 尖叶栒子

药用部位： 枝、叶及果实入中药；果实入蒙药

中医功效： 凉血，止血

蒙医功效： 止血，收敛扩散毒，燥"希日乌素"

生　　境： 野生，旱中生灌木。散生于山地石质坡地及沟谷，
　　　　　也可生于固定沙地

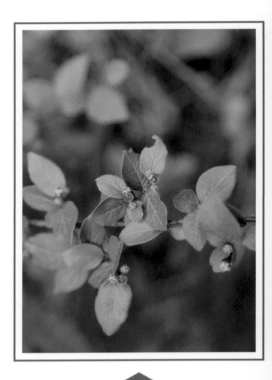

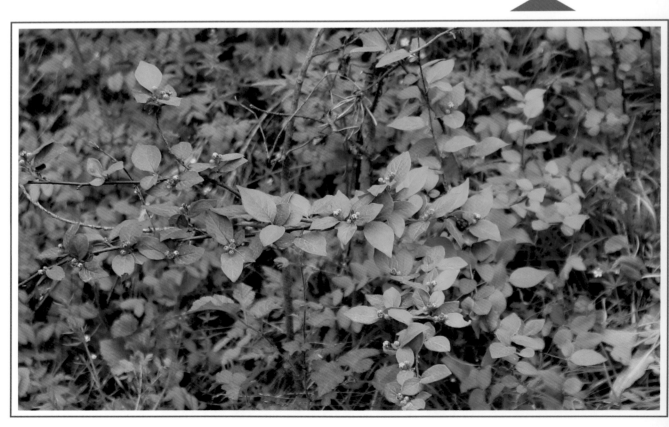

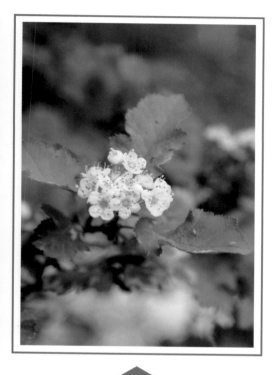

蔷薇科 | Rosaceae

辽宁山楂

Crataegus sanguinea Pall.

山楂属
Crataegus

蒙文名称： 花 - 道老衲

俗　　名： 红果山楂、面果果、白楂子

药用部位： 果实入药

中医功效： 消食健胃，散瘀止痛

蒙医功效： 凉血，清"巴达干"，平息"协日"，滋补强身

生　　境： 野生，中生落叶阔叶小乔木。多生于山地阴坡、半
阴坡或河谷

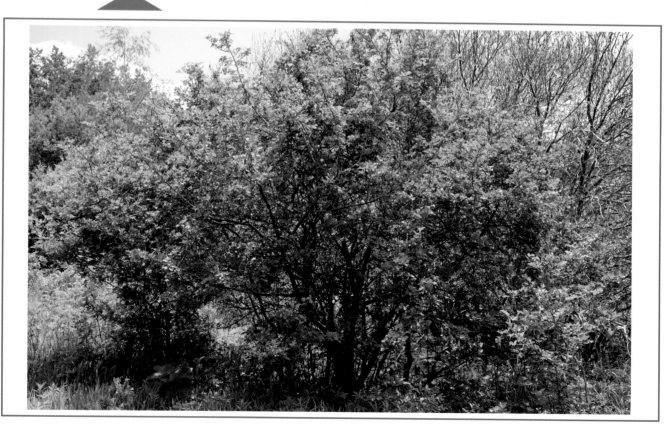

蔷薇科 | Rosaceae

花楸树

Sorbus pohuashanensis (Hance) Hedl.

花楸属
Sorbus

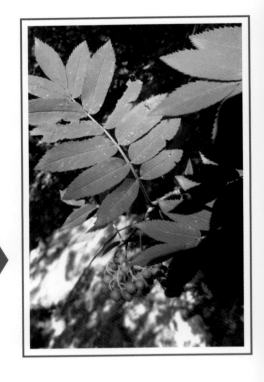

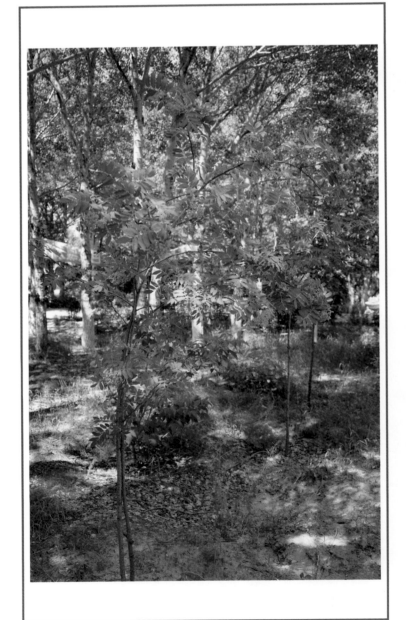

蒙文名称： 好日图 - 宝日 - 特斯

俗　　名： 百华花楸、红果臭山槐、绒花树、
马加木、山槐子

药用部位： 果实、茎及茎皮入中药；成熟
果实入蒙药

中医功效： 果实：清热止咳，补脾生津，
利尿。茎、茎皮：镇咳祛痰，
健脾利水

蒙医功效： 开胃，杀虫，止痒

生　　境： 野生，中生落叶阔叶乔木。生
于山地阴坡、溪涧或疏林中

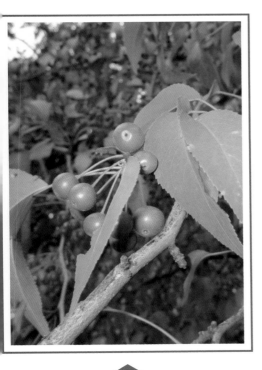

蔷薇科 | Rosaceae

杜梨

Pyrus betulaefolia Bunge

梨属
Pyrus

蒙文名称： 哈达、哲日力格 - 阿力梨

俗　　名： 棠梨、土梨

药用部位： 果实、枝叶入中药；果实入蒙药

中医功效： 果实：敛肺，消食，涩肠止泻。枝叶：化湿，和中止呕

蒙医功效： 祛"巴达干"热，止泻

生　　境： 抗干旱，耐寒凉，通常作各种栽培梨的砧木。用于园林
　　　　　绿化，本地区有少量栽培

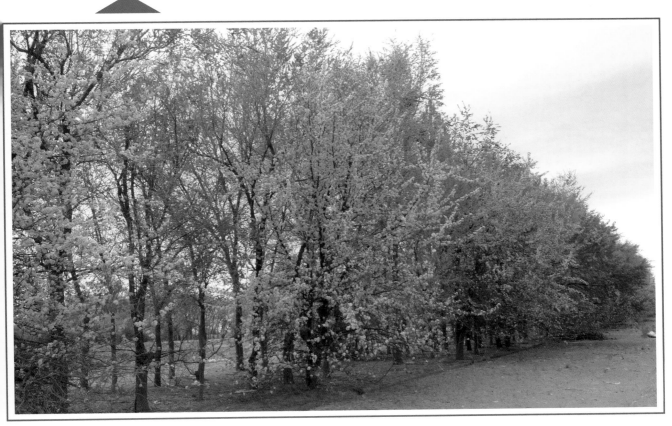

蔷薇科 | Rosaceae

山荆子

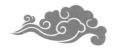

苹果属
Malus

Malus baccata (L.) Borkh.

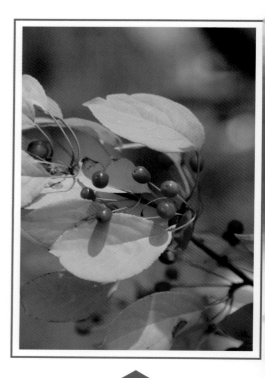

蒙文名称： 乌日勒

俗　　名： 山定子、林荆子

药用部位： 果实入药

中医功效： 涩肠止泻，消炎解毒

蒙医功效： 涩肠止泻，杀"粘"解毒

生　　境： 中生落叶阔叶小乔木或乔木，喜肥沃、潮湿的土
　　　　　壤。用于园林绿化，本地区少量栽培

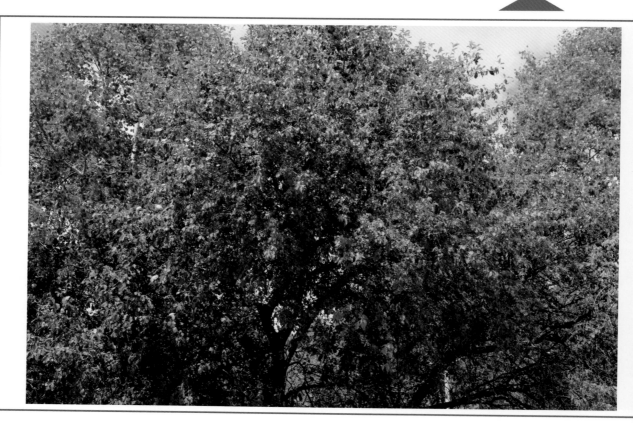

蔷薇科 | Rosaceae

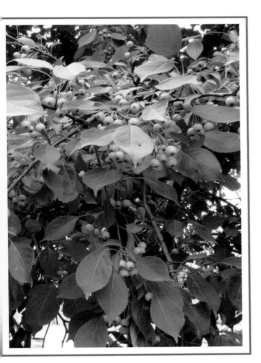

西府海棠

Malus micomalus Makino

苹果属
Malus

蒙文名称： 西府 - 海棠

俗　　名： 海红、小果海棠

药用部位： 果实入药

中医功效： 止痢

生　　境： 中生落叶阔叶小乔木或乔木，喜肥沃、潮湿的土壤。

用于园林绿化，本地区少量栽培

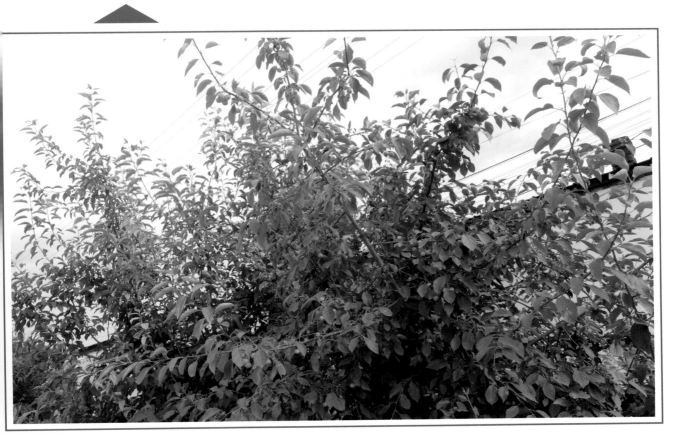

蔷薇科 | Rosaceae

楸子

Malus prunifolia (Willd.) Borkh.

苹果属
Malus

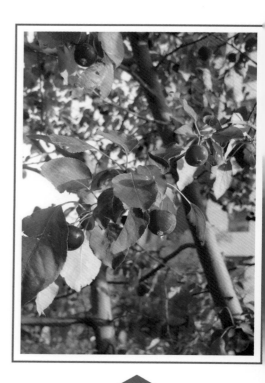

蒙文名称： 海棠 - 吉秘斯

俗　　名： 海棠、海棠果、海红

药用部位： 果实入药

中医功效： 止痢，主治泻痢

蒙医功效： 祛"巴达干"热，止泻

生　　境： 适应性强，抗寒抗旱也能耐湿，是苹果的优良砧木。
用于园林绿化树种，本地区少量栽培

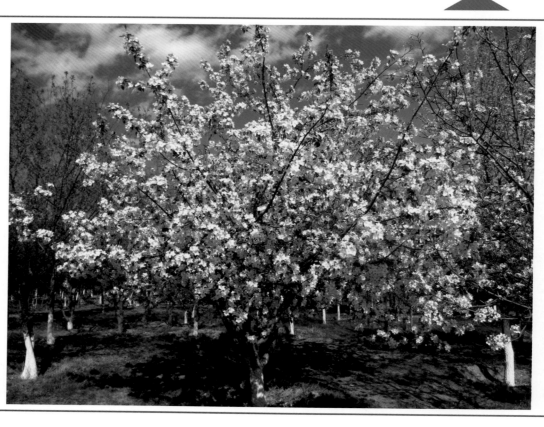

蔷薇科 | Rosaceae

苹果

Malus pumila Mill.

苹果属
Malus

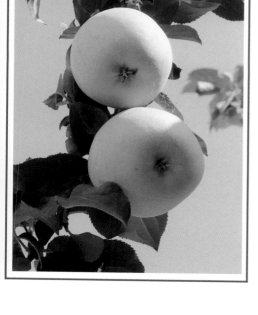

蒙文名称： 苹果 - 阿拉木日都

俗　　名： 西洋苹果

药用部位： 果实入药

中医功效： 生津，润胃，解暑除烦，健
　　　　　脾开胃，醒酒

蒙医功效： 消积，生津，止痛，止泻

生　　境： 常见水果，适于土层深厚、
　　　　　富含有机质、心土为通气排
　　　　　水良好的砂质土壤。本地区
　　　　　广泛栽培

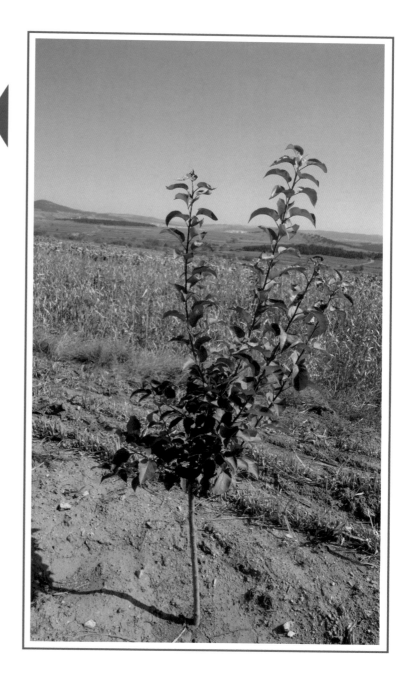

蔷薇科 | Rosaceae

玫瑰

蔷薇属
Rosa

Rosa rugosa Thunb.

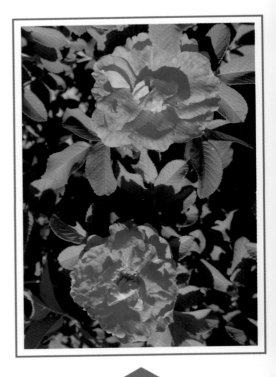

蒙文名称： 萨日钙 - 其其格

俗　　名： 笔头花、湖花

药用部位： 花入药

中医功效： 理气，活血

蒙医功效： 清"协日"，镇"赫依"

生　　境： 园林绿化植物，适于疏松肥沃的壤土或轻壤土。本
　　　　　地区广泛栽培

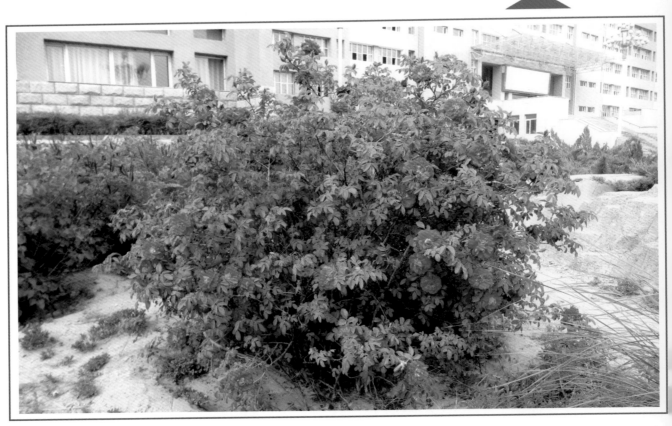

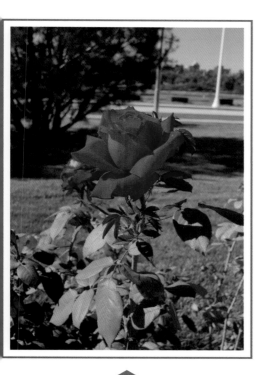

月季花

蔷薇属
Rosa

Rosa chinensis Jacq.

蒙文名称：	萨日乃 - 其其格
俗　　名：	月月红、四季花、斗雪红
药用部位：	花、叶及根入药
中医功效：	活血调经，散毒消肿
蒙医功效：	清热，解毒，凉血
生　　境：	是常见的盆栽观赏灌木，品种很多。用于园林绿化，本地区广泛栽培

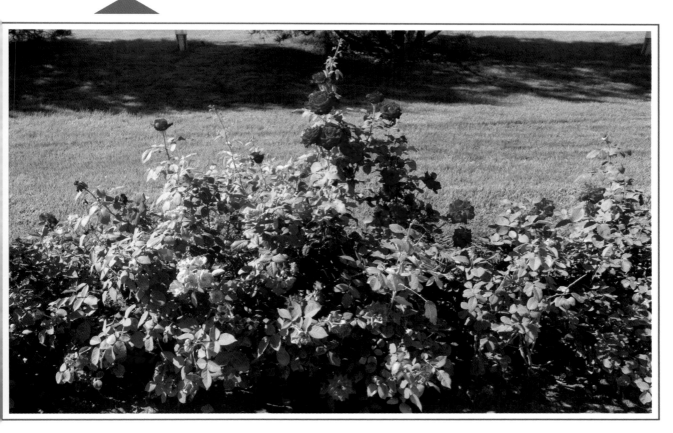

蔷薇科 | Rosaceae

山刺玫

蔷薇属
Rosa

Rosa davurica Pall.

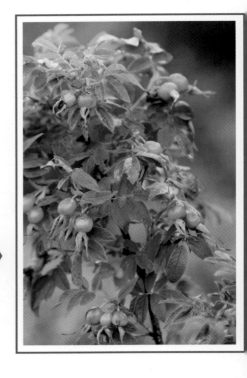

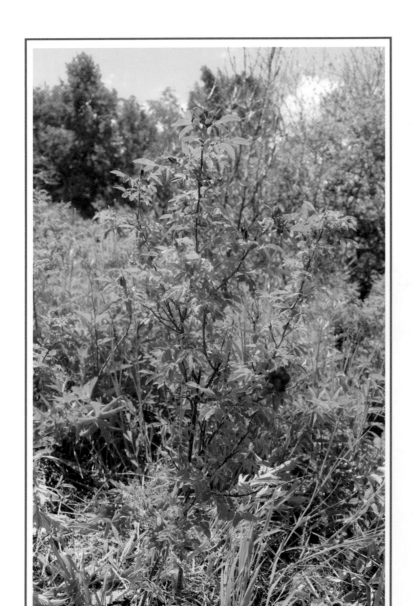

蒙文名称：扎木日

俗　　名：野玫瑰、刺玫蔷薇、刺玫果

药用部位：花（刺玫花）、果（刺玫果）
　　　　　及根入中药；果实入蒙药

中医功效：刺玫花：止血，理气，解郁，
　　　　　调经。刺玫果：健脾理气，
　　　　　消食。根：止咳祛痰，止痢，
　　　　　止血

蒙医功效：解毒，祛"希日乌素"，清热

生　　境：野生，中生灌木。生于林下、
　　　　　林缘及石质山坡

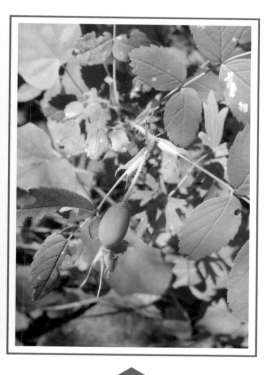

大叶蔷薇

蔷薇属
Rosa

Rosa macrophylla Lindl.

蒙文名称： 陶日格 - 扎木日

药用部位： 果实及花入中药；果实入蒙药

中医功效： 果实：固精涩肠，缩尿，止泻，养血，活血。花：
健脾理气，活血，调经，消肿

蒙医功效： 清热，解毒，燥 "希日乌素"

生　　境： 野生，中生耐寒灌木。散生于林下、林缘和山地灌丛

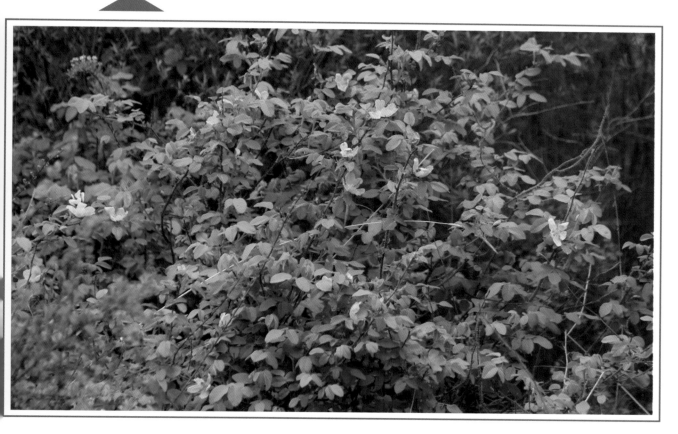

蔷薇科 | Rosaceae

单瓣黄刺玫

蔷薇属
Rosa

Rosa xanthina Lindl. f. *normalis* Rehd.

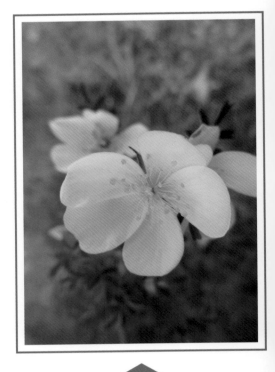

蒙文名称：	希日 - 扎木尔
俗　　名：	马茹茹、马茹子、野生黄刺玫
药用部位：	花入中药；果实、中间皮入蒙药
中医功效：	理气解郁，和血散瘀
蒙医功效：	果实：解毒。中间皮：燥"协日乌素"，消肿
生　　境：	中生灌木。用于园林绿化，本地区少量栽培

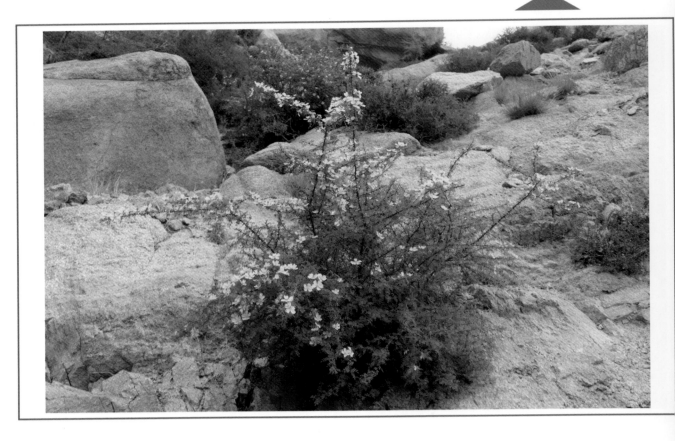

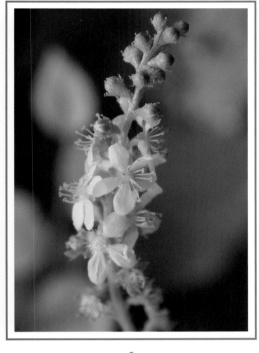

仙鹤草

Agrimonia pilosa Ldb.

龙芽草属
Agrimonia

蒙文名称：	淘古乐 - 额布苏
俗　　名：	龙芽草、黄龙尾、瓜香草、地仙草
药用部位：	地上部分（仙鹤草）或根及冬芽入中药；根部入蒙药
中医功效：	仙鹤草：收敛止血，截疟，止痢，杀虫，解毒。根：止痢，调经，杀虫。冬芽：杀虫
蒙医功效：	止血，收敛伤口，补益，愈合烧伤，驱虫
生　　境：	野生，中生植物。散生于林缘草甸、低湿地草甸、河边、路旁

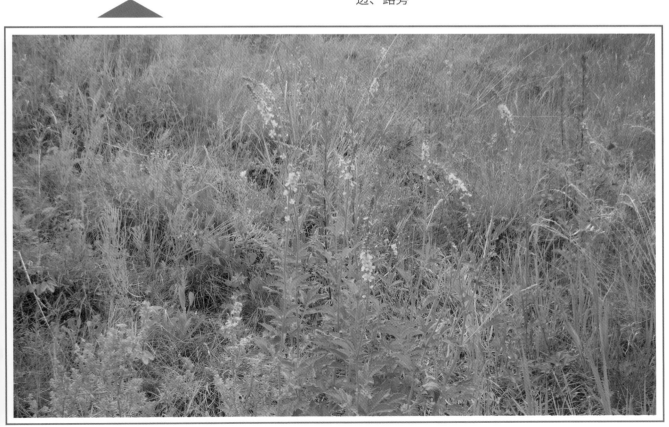

蔷薇科 | Rosaceae

地榆

Sanguisorba officinalis L.

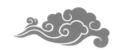

地榆属
Sanguisorba

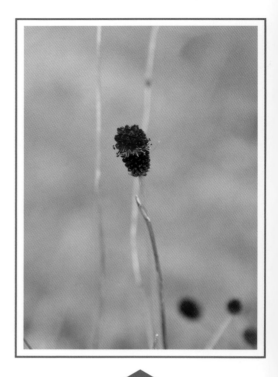

蒙文名称： 苏都 - 额布斯

俗　　名： 蒙古枣、黄瓜香、赤地榆、马软枣

药用部位： 根入药

中医功效： 凉血止血，收敛止泻，清热解毒

蒙医功效： 清血热，止血，止泻

生　　境： 野生，中生植物。在落叶阔叶林中可生于林下，在草原区则见于河滩草甸及草甸草原中，在森林草原地带分布最多

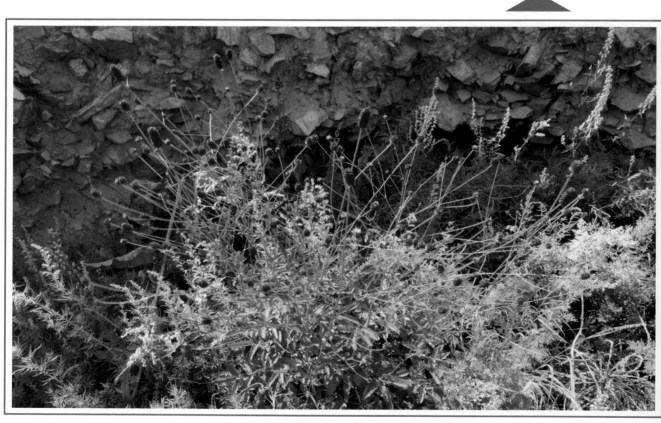

蔷薇科 | Rosaceae

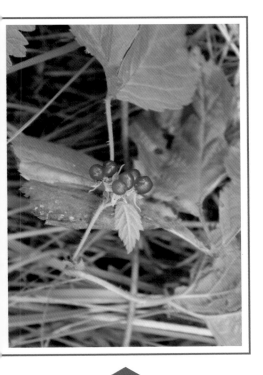

石生悬钩子

Rubus saxatilis L.

悬钩子属
Rubus

蒙文名称： 哈达音 - 布格日勒哲根

俗　　名： 地豆豆、莓子

药用部位： 全草或果实入中药；茎入蒙药

中医功效： 全草：补肝健胃，祛风止痛。果实：补肾固精

蒙医功效： 止咳，清热，调元

生　　境： 野生，中生植物。生于山地林下、林缘灌丛、林缘
　　　　　　草甸、森林上的石质山坡

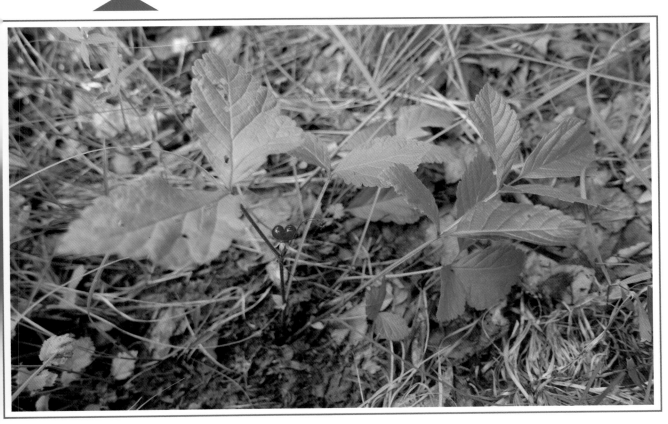

蔷薇科 | Rosaceae

库页悬钩子

悬钩子属
Rubus

Rubus sachalinensis Levl

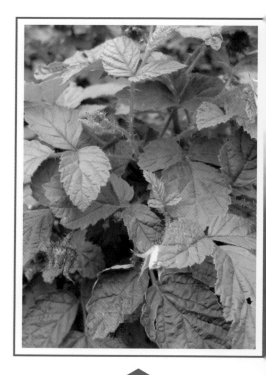

蒙文名称： 矛日音 - 布格日勒哲根

俗　　名： 沙窝窝

药用部位： 茎枝入药

中医功效： 祛风湿

蒙医功效： 止咳，解表，调元

生　　境： 野生，中生灌木。生于山地林下、林缘灌丛、林间
草甸和山沟

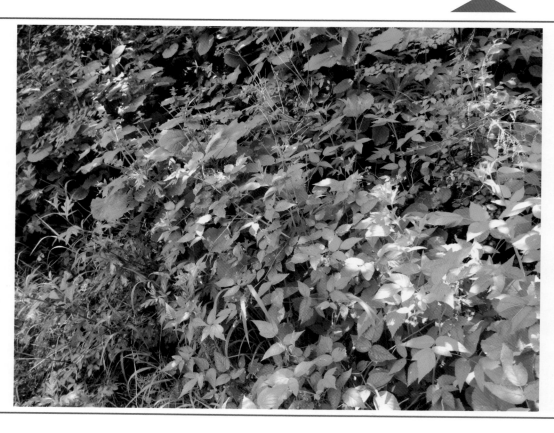

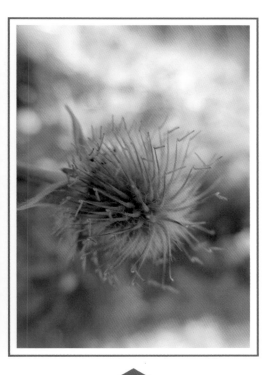

蔷薇科 | Rosaceae

路边青

Geum aleppicum Jacq.

水杨梅属
Geum

蒙文名称：	高哈图如
俗　　名：	水杨梅、乌金丹
药用部位：	全草入药
中医功效：	清热解毒，利尿，祛风除湿，消肿止痛
蒙医功效：	止痛，利尿，消肿，止血，止泻
生　　境：	野生，中生植物。散生于林缘草甸、河滩沼泽草甸、河边

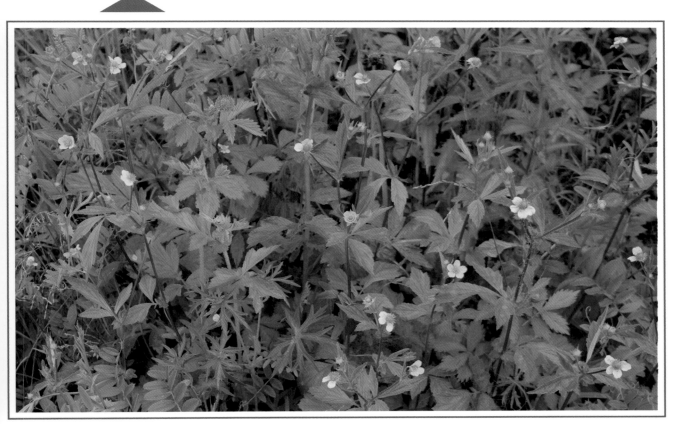

蔷薇科 | Rosaceae

金露梅

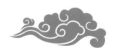

委陵菜属
Potentilla

Potentilla fruticosa L.

蒙文名称： 乌日阿拉格

俗　　名： 金腊梅、金老梅、棍儿茶、老鸹爪

药用部位： 花、叶入中药；茎枝入蒙药

中医功效： 花：健脾化湿。叶：清暑，益脑清心，健胃消食，调经

蒙医功效： 消食，止咳，消肿。灰：燥"希日乌素"

生　　境： 野生，中生灌木。散生于落叶松林及云杉林下的灌木
层中

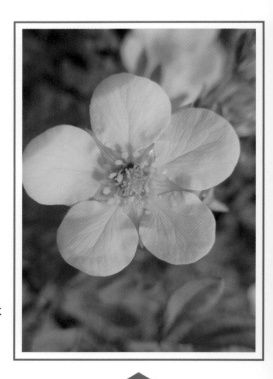

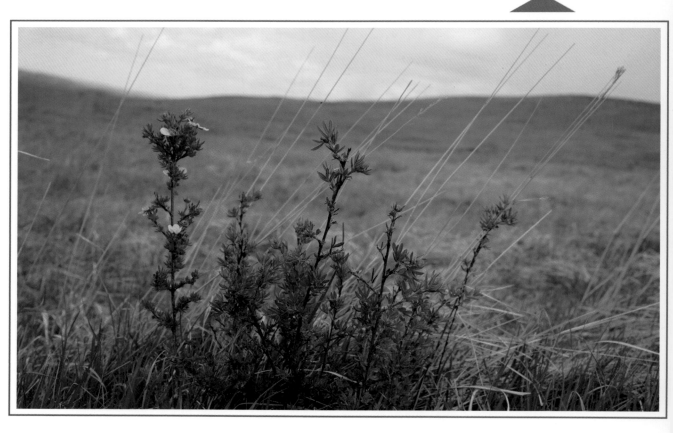

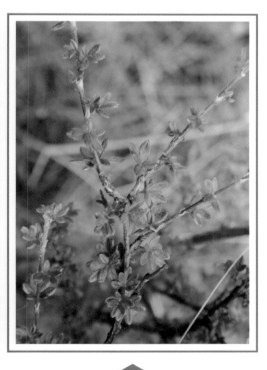

蔷薇科 | Rosaceae

小叶金露梅

委陵菜属
Potentilla

Potentilla parvifolia Fisch. ap. Lehm

蒙文名称： 吉吉格 - 乌日阿拉格

俗　　名： 小叶金老梅

药用部位： 花、叶入中药；茎枝入蒙药

中医功效： 同金露梅

蒙医功效： 同金露梅

生　　境： 野生，旱中生小灌木。生于草原带的山地与丘陵砾
　　　　　　石质坡地

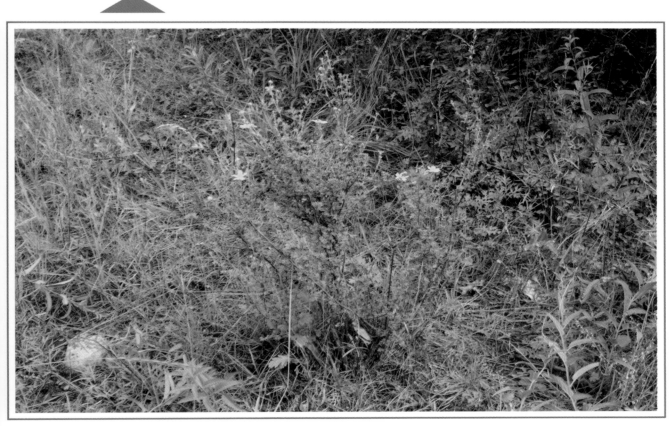

蔷薇科 | Rosaceae

银露梅

Potentilla glabra Lodd.

委陵菜属
Potentilla

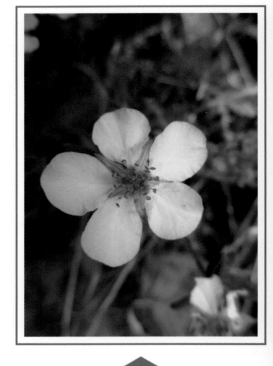

俗　　名：　银老梅

药用部位：　花、叶入药

中医功效：　同金露梅

蒙医功效：　同金露梅

生　　境：　野生，中生灌木。生于山地或高山灌丛

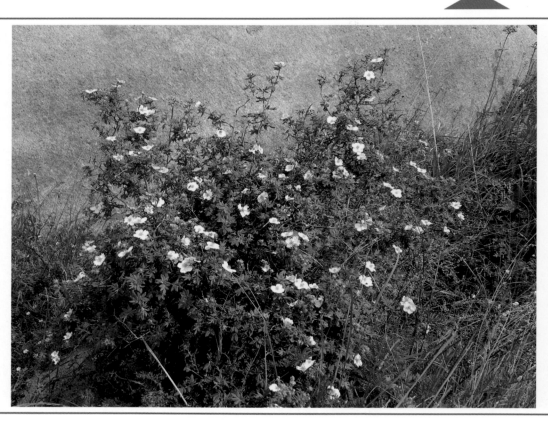

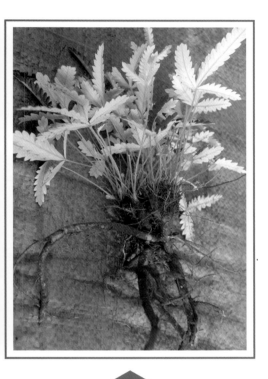

三出委陵菜

Potentilla betonicifolia Poir.

委陵菜属
Potentilla

蒙文名称： 沙嘎吉钙音 - 萨日布

俗　　名： 白叶委陵菜、草杜仲、三出叶委陵菜

药用部位： 全草入药

中医功效： 利水消肿

生　　境： 野生，旱生植物。生于向阳石质山坡、石质丘顶及
粗骨性土壤上

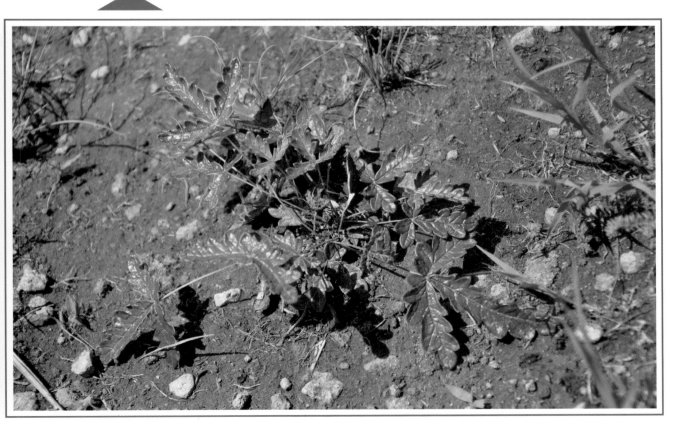

蔷薇科 | Rosaceae

蕨麻

Potentilla anserina L.

 委陵菜属
Potentilla

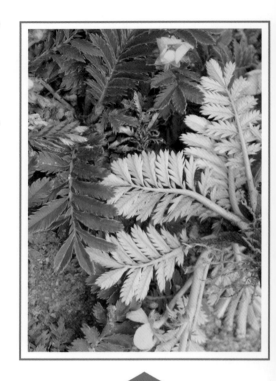

蒙文名称： 陶来音 - 汤乃

俗　　名： 鹅绒委陵菜、河篦梳、蕨麻委陵菜、曲尖委陵菜

药用部位： 块根或全草入中药；块根入蒙药

中医功效： 凉血止血，解毒止痢，祛风除湿，健脾益气

蒙医功效： 清热，止血，止泻，燥"希日乌素"

生　　境： 野生，中生耐盐植物。生于苔草草甸、矮杂类草草
　　　　　甸、盐化草甸、沼泽化草甸等群落中，在灌溉农田
　　　　　上也可以成为农田杂草

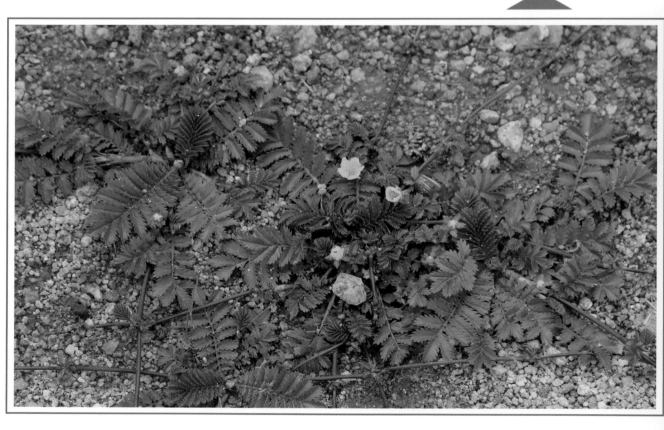

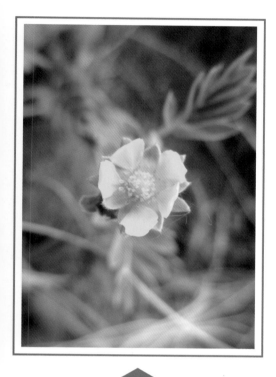

蔷薇科 | Rosaceae

二裂委陵菜

Potentilla bifurca L.

委陵菜属
Potentilla

蒙文名称： 阿叉 - 陶来音 - 汤乃

俗　　名： 叉叶委陵菜

药用部位： 全草入药

中医功效： 凉血，止血，止痢

蒙医功效： 凉血，止血，止腹痛

生　　境： 野生，广幅耐旱植物。生于地边、道旁、沙滩、山
　　　　　坡草地、黄土坡上、半干旱荒漠草原及疏林下

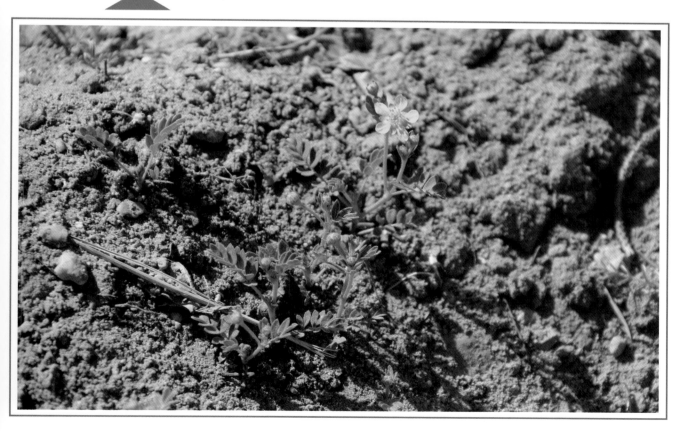

蔷薇科 | Rosaceae

朝天委陵菜

委陵菜属
Potentilla

Potentilla supina L.

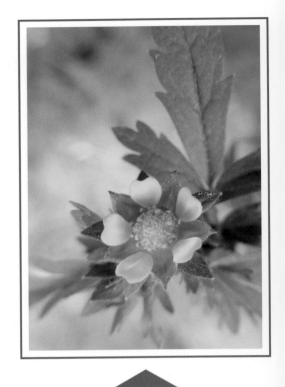

蒙文名称： 诺古音 - 陶来音 - 汤乃

俗　　名： 铺地委陵菜、伏萎陵菜、背铺委陵菜、鸡毛菜

药用部位： 全草入药

中医功效： 清热，止血

蒙医功效： 清热，解毒，止血

生　　境： 野生，旱中生植物。生于草原区及荒漠区的低湿
地上

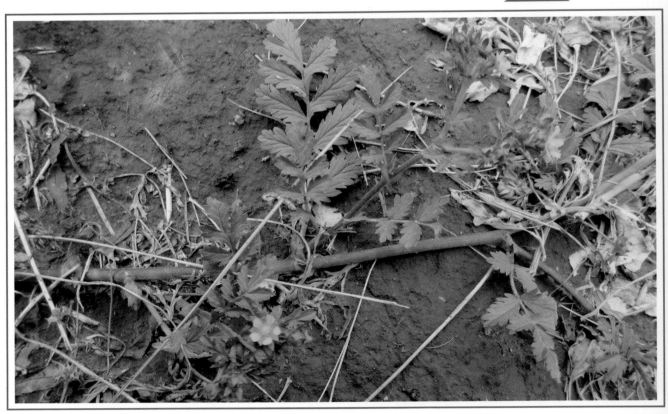

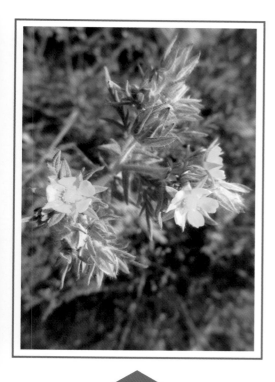

大萼委陵菜

Potentilla conferta Bge.

委陵菜属
Potentilla

蒙文名称： 都如特 - 陶来音 - 汤乃

俗　　名： 白毛委陵菜、大头委陵菜

药用部位： 根入中药；全草入蒙药

中医功效： 清热，凉血，止血

蒙医功效： 清热，解毒，止血

生　　境： 野生，旱生植物。生于典型草原及草甸草原

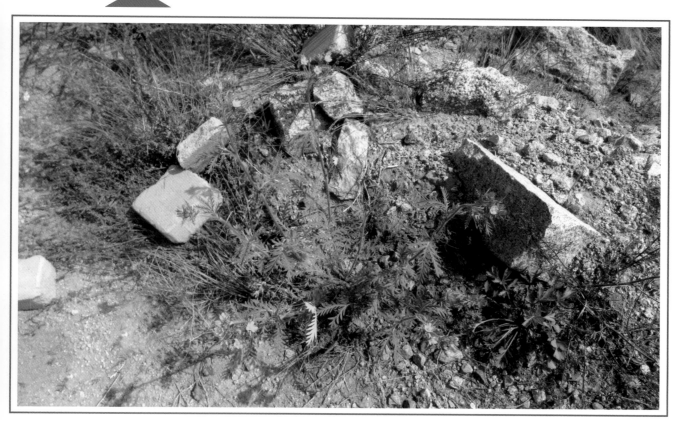

薔薇科 | Rosaceae

多茎委陵菜

委陵菜属
Potentilla

Potentilla multicaulis Bge.

蒙文名称： 宝都力格 - 陶来音 - 汤乃

俗　　名： 猫爪子

药用部位： 全草入药

中医功效： 止血，杀虫，祛湿热

蒙医功效： 清热，解毒，止血

生　　境： 野生，中旱生植物。生于农田边、向阳砾石山坡、
　　　　　　滩地

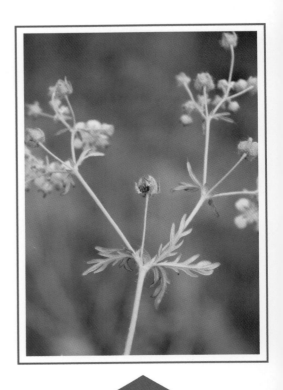

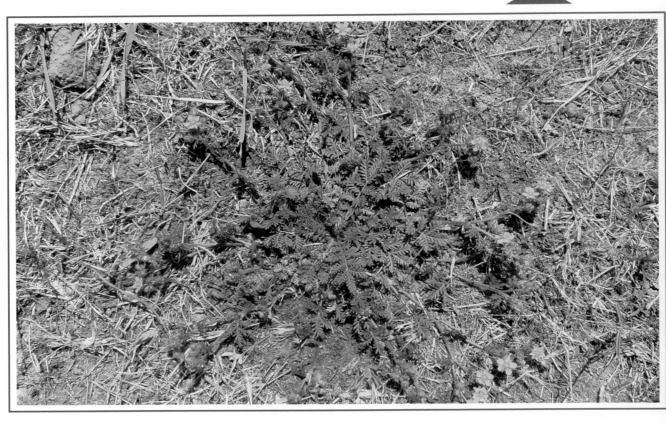

蔷薇科 | Rosaceae

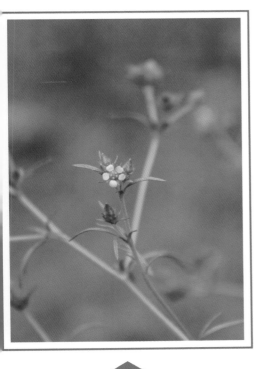

地蔷薇

Chamaerhodos erecta (L.) Bge.

地蔷薇属
Chamaerhodos

蒙 文 名 称：	图门 - 塔那
俗　　　名：	追风蒿、直立地蔷薇
药 用 部 位：	全草入药
中 医 功 效：	祛风除湿
蒙 医 功 效：	同中医功效
生　　　境：	野生，中旱生植物。生于草原带的砾石质丘陵及山坡，也可生在砂砾质草原

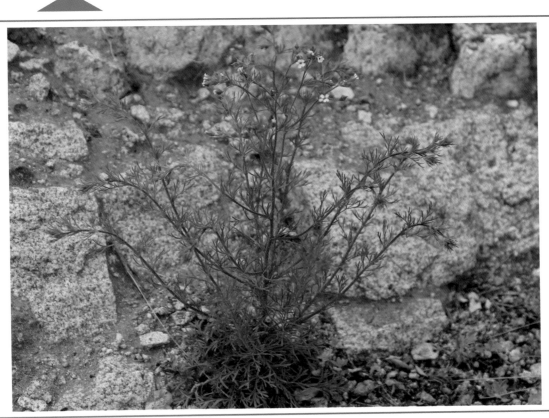

蔷薇科 | Rosaceae

阿尔泰地蔷薇

地蔷薇属
Chamaerhodos

Chamaerhodos altaica (Laxm.) Bge.

蒙文名称： 阿拉泰音 - 图门 - 塔那

俗　　名： 直立地蔷薇

药用部位： 全草入药

中医功效： 祛风湿

生　　境： 野生，旱生植物。生于山地、丘陵的砾石质地与丘顶

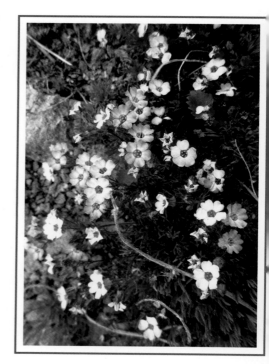

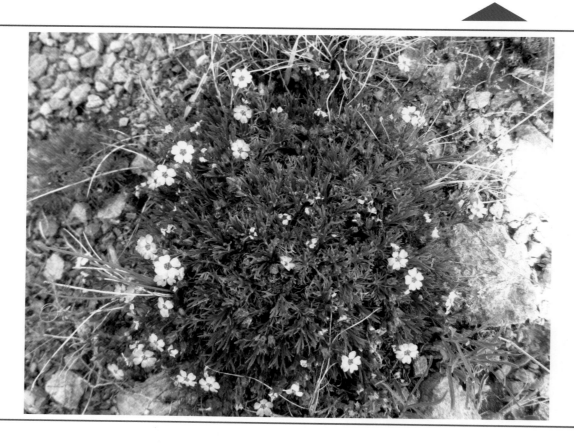

山桃

Amygdalus davidiana (Carriere) de Vos ex Henry

桃属
Amygdalus

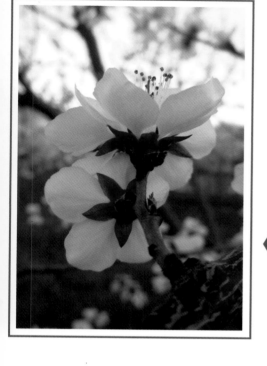

蒙文名称：哲日勒格 - 陶古日

俗　　名：野桃、山毛桃、普通桃

药用部位：种仁入药

中医功效：破血行瘀，润燥滑肠

蒙医功效：通便，养发

生　　境：耐寒、耐旱、对土壤要求不
　　　　　严。用于园林绿化，本地区
　　　　　大量栽培

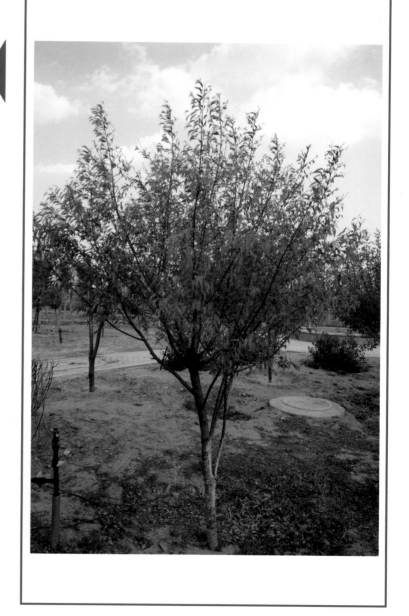

蔷薇科 ｜ Rosaceae

榆叶梅

桃属
Amygdalus

Amygdalus triloba (Lindl.) Ricker

蒙文名称：　额勒伯特 - 其其格

药用部位：　种子及枝条入药

中医功效：　种子：润燥，滑肠，下气，利水。枝条：祛黄疸，利尿

生　　境：　对土壤要求不严，以中性至微碱性的肥沃土壤为佳。

　　　　　　用于园林绿化，本地区少量栽培

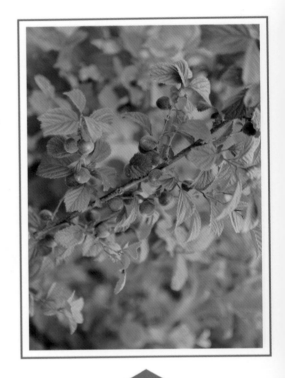

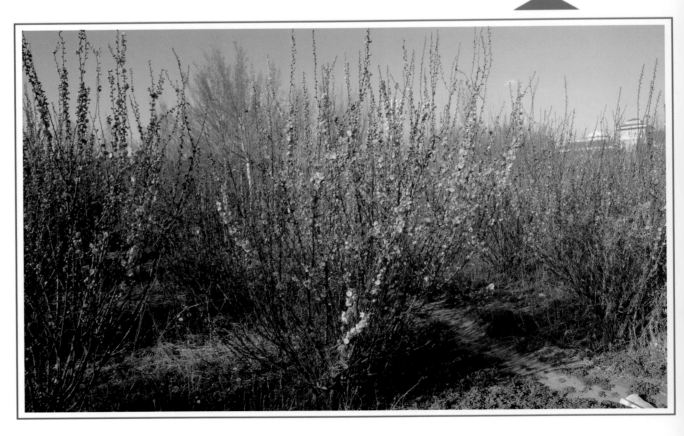

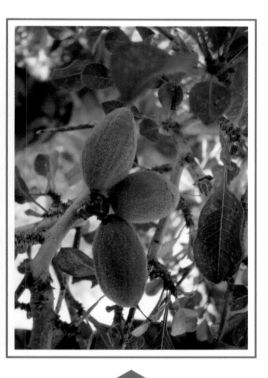

薔薇科 | Rosaceae

蒙古扁桃

Amygdalus mongolica (Maxim.) Ricker

桃属
Amygdalus

蒙文名称：	乌兰 - 布衣勒斯
俗　　名：	山樱桃、土豆子
药用部位：	种仁入药
中医功效：	同欧李
蒙医功效：	通便、养发
生　　境：	野生，旱生灌木。生于荒漠区和荒漠草原区的低山丘陵坡麓、石质坡地及干河床

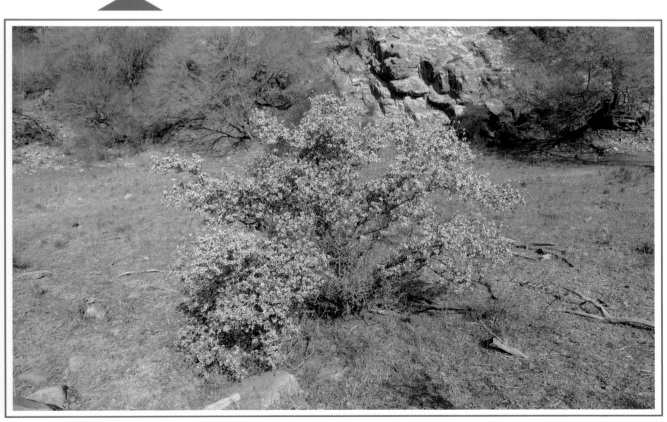

薔薇科 | Rosaceae

柄扁桃

桃属
Amygdalalus

Amygdalalus pedunculata Pall.

蒙文名称： 布衣勒斯

俗　　名： 山樱桃、山豆子

药用部位： 种仁入药

中医功效： 润燥滑肠，下气利水

蒙医功效： 泻下，利尿

生　　境： 野生，中旱生灌木。生于干旱草原或荒漠草原地带

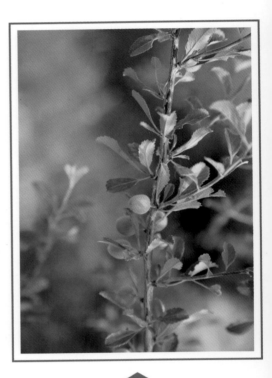

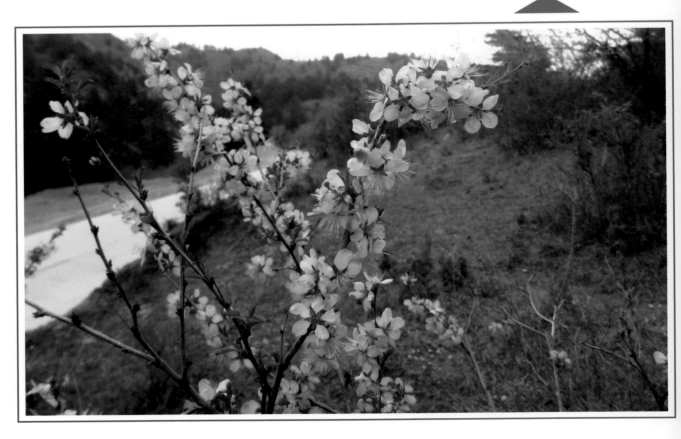

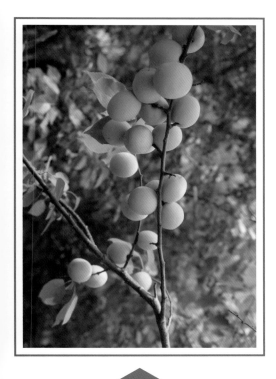

薔薇科 | Rosaceae

杏

Armeniaca vulgaris Lam.

杏属
Armeniaca

蒙文名称： 归勒斯

俗　　名： 普通杏

药用部位： 种子入药

中医功效： 降气，止咳，平喘，润肠通便

蒙医功效： 止咳，祛痰，平喘，燥"希日乌素"，生发

生　　境： 常见水果，耐瘠薄的土壤。本地区广泛栽培

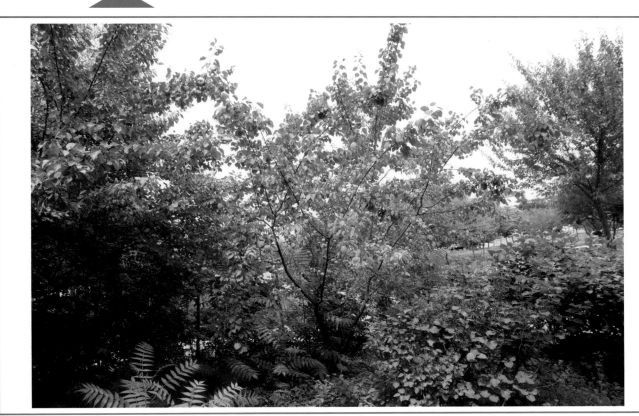

薔薇科 | Rosaceae

山杏

Armeniaca sibirica (L.) Lam

杏属
Armeniaca

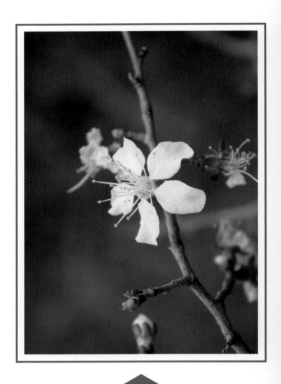

蒙文名称：	合格仁 - 归勒斯
俗　名：	苦杏仁、杏子、野杏
药用部位：	种子入药
中医功效：	同杏
蒙医功效：	同杏
生　境：	中生乔木，适于肥沃、疏松的砂壤土或壤土。用于园林绿化，本地区少量栽培

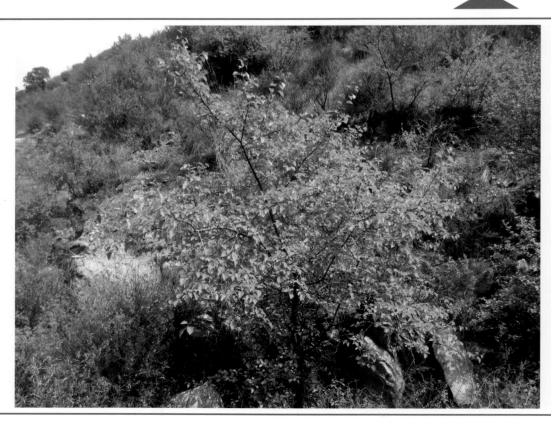

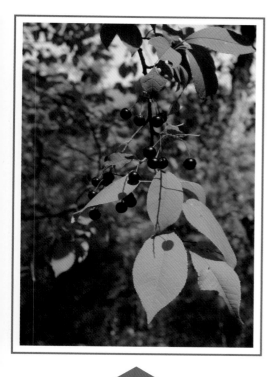

稠李

稠李属
Padus

Padus racemosa (lam.) Gilib

蒙文名称：	矛衣勒
俗　　名：	臭李子、稠梨子
药用部位：	果实入药
中医功效：	健脾，止泻
蒙医功效：	止泻
生　　境：	中生小乔木，抗寒力较强，不耐干旱瘠薄，在湿润肥沃的砂壤土上生长良好。用于园林绿化，本地区少量栽培

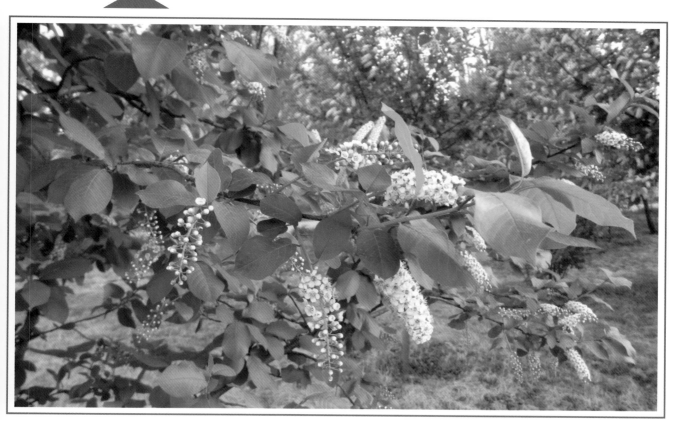

蔷薇科 | Rosaceae

李

Prunus salicina Lindl.

李属
Prunus

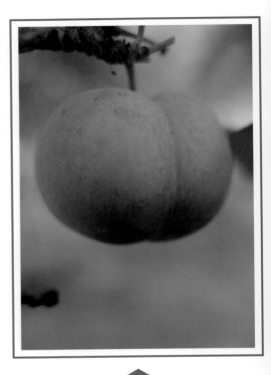

蒙文名称： 兰 - 归勒斯

俗　　名： 李子、小李仁

药用部位： 种子及根入药

中医功效： 种子：活血祛瘀，滑肠，利水。根：清热解毒，利湿，止痛

生　　境： 常见水果，只要土层较深，有一定的肥力，不论何种土质都可以栽种。本地区少量栽培

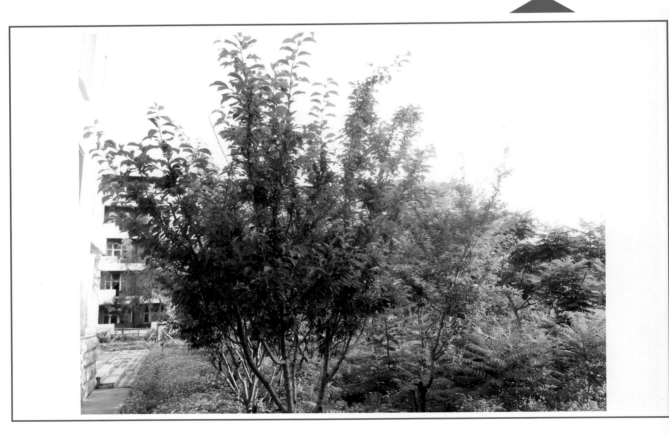

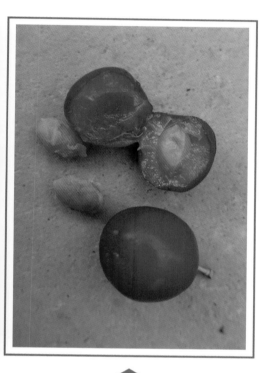

欧李

Cerasus humilis (Bge.) Sok.

樱属
Cerasus

蒙文名称： 乌拉嘎纳

俗　　名： 乌拉奈、酸丁

药用部位： 种仁入药

中医功效： 润燥滑肠，下气，利水

蒙医功效： 润燥滑肠，利尿

生　　境： 中生小灌木或灌木，对土壤要求不严，各种土质都
符合其生长要求。用于园林绿化，本地区少量栽培

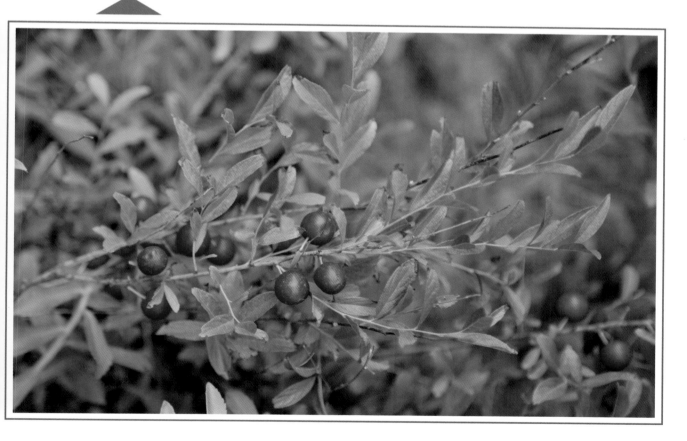

蔷薇科 | Rosaceae

毛樱桃

櫻属
Cerasus

Cerasus tomentosa (Thunb.) Wall.

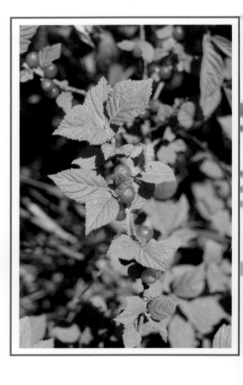

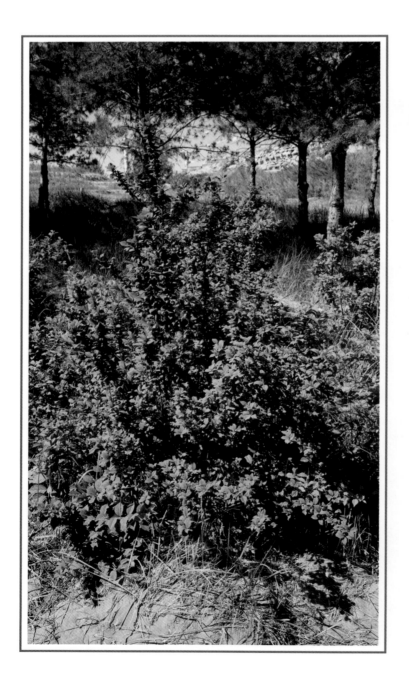

蒙文名称： 哲日勒格 - 应陶日

俗　　名： 山樱桃、山豆子

药用部位： 种仁入药

中医功效： 润燥滑肠，下气利水

生　　境： 中生灌木，适宜在土层深厚、
土质疏松、透气性好、保水
力较强的砂壤土或砾质壤土
上栽培。用于园林绿化，本
地区少量栽培

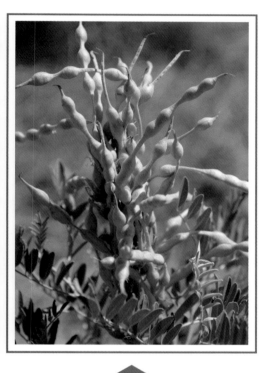

豆科 | Leguminosae

苦豆子

Sophora alopecuroides L.

槐属
Sophora

蒙文名称：	胡兰 - 宝雅
俗　　名：	苦甘草、苦豆根、苦豆草
药用部位：	根、全草、种子入药
中医功效：	根：清热解毒。全草、种子：清热燥湿，止痛，杀虫
蒙医功效：	化热，透疹，调元，燥"希日乌素"
生　　境：	野生，旱生植物。生于盐湖、低地的覆沙地，河滩覆沙地以及平坦沙地，固定、半固定沙地

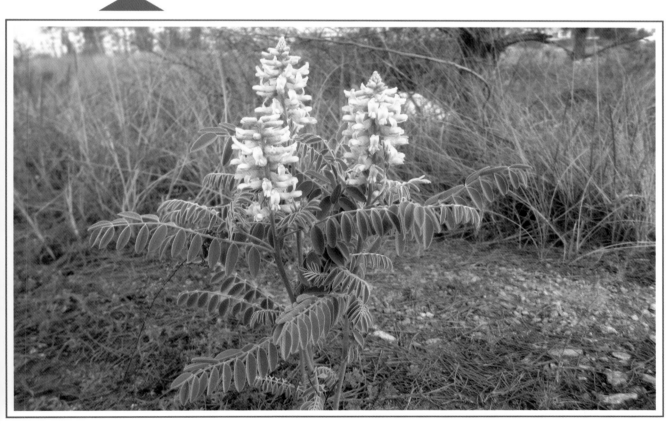

豆科 | Leguminosae

槐

Sophora japonica L.

槐属
Sophora

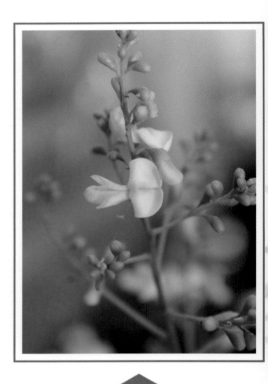

蒙文名称： 洪呼日朝格图 - 木德

俗　　名： 槐角子、槐树、国槐

药用部位： 花（槐花或槐米）、果实（槐角）及根（槐根）、枝（槐枝）、叶入药

中医功效： 槐花：清肝明目，凉血止血。槐枝：清热，止血。槐根：消肿止痛，杀虫。槐角：清热，凉血，止血

蒙医功效： 泻热，清肝，凉血，止血

生　　境： 适宜在土质肥沃，土层深厚的壤土或砂壤土栽种。用于园林绿化，本地区广泛栽培

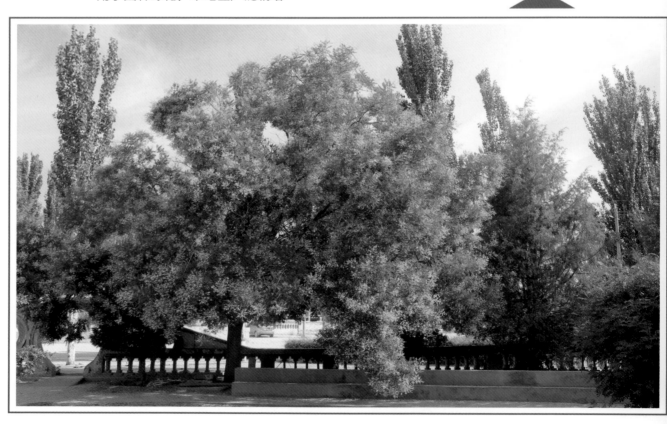

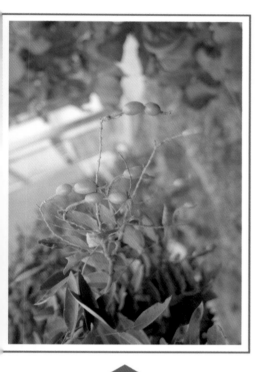

龙爪槐

槐属
Sophora

Sophora japonica L. var. *japonica* f. *pendula* Hort.

俗　　名：垂槐、盘槐

药用部位：花、荚果、叶和根皮入药

中医功效：花和荚果：清凉收敛，止血降压。叶和根皮：清热
　　　　　解毒

生　　境：落叶乔木，适于土层深厚，湿润肥沃、排水良好的
　　　　　砂壤土。用于园林绿化，本地区少量栽培

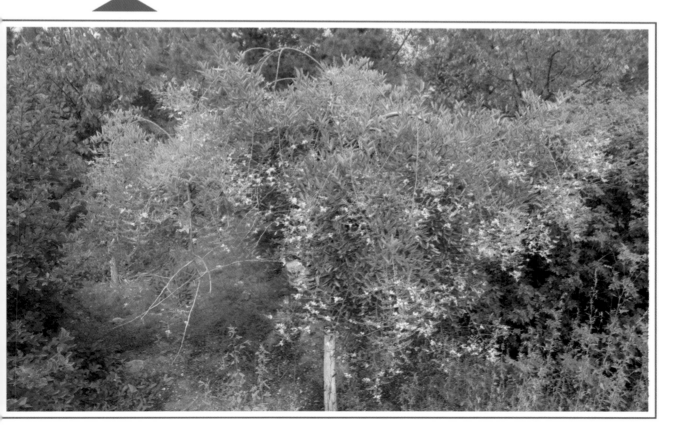

豆 科 | Leguminosae

披针叶野决明

Thermopsis lanceolata R.Br.

野决明属
Thermopsis

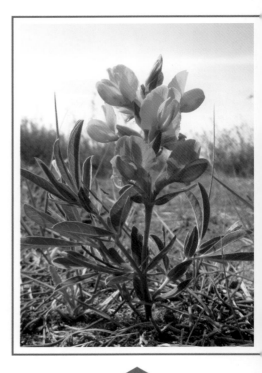

蒙文名称： 他日巴干 - 希日

俗　　名： 苦豆子、牧马豆、土马豆、野决明

药用部位： 全草入药

中医功效： 祛痰，止咳

蒙医功效： 同中医功效

生　　境： 野生，中旱生植物。生于草原沙丘、河岸和砾滩

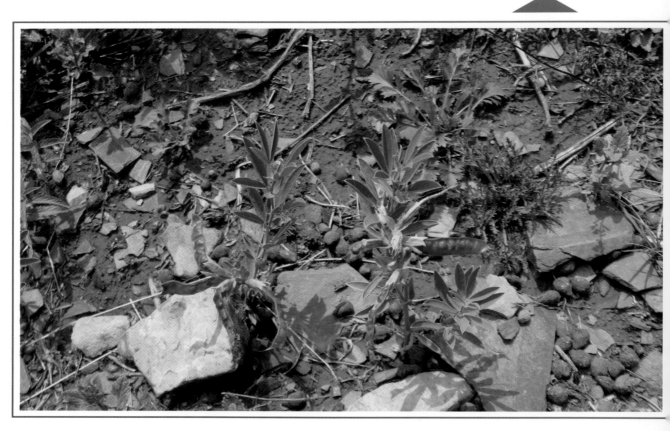

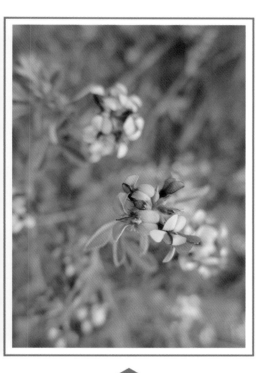

豆科 | Leguminosae

花苜蓿

Medicago ruthenica (L.) Trautv.

苜蓿属
Medicago

俗　　名：蔕蓄豆、野苜蓿

药用部位：种子入中药；全草入蒙药

中医功效：可治关节炎，痛风，肝炎，胆囊炎，肾结石，糖尿病，心脑血管病

蒙医功效：愈合伤口，接骨，清热

生　　境：野生，生于草原、沙地、河岸及砂砾质土壤的山坡旷野

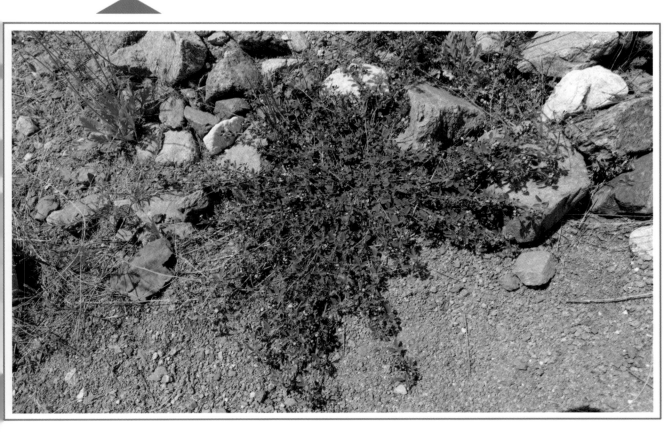

豆科 | Leguminosae

紫苜蓿

Medicago sativa L.

苜蓿属
Medicago

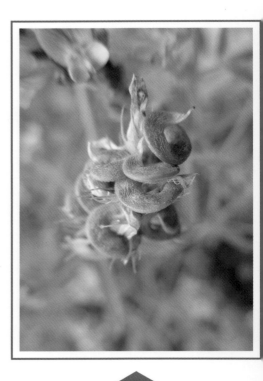

蒙文名称： 宝日 - 查日嘎苏

俗　　名： 苜蓿、紫花苜蓿、光风草

药用部位： 全草入药

中医功效： 清热，利尿，排石

生　　境： 适宜在土层深厚、疏松且富含钙的壤土中生长。用
于园林绿化，亦可作为牧草，本地区少量栽培

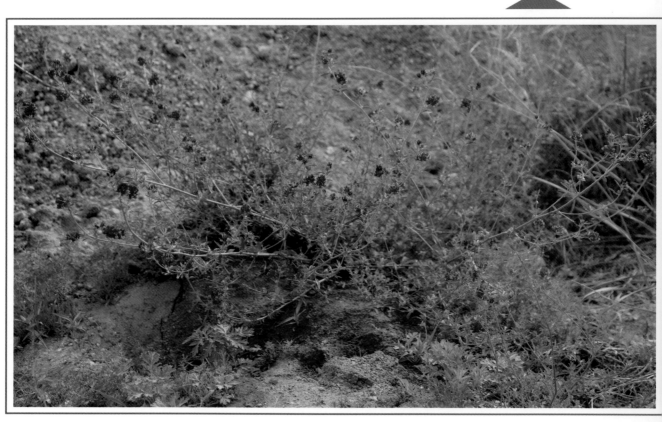

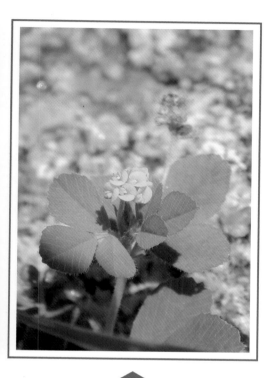

豆科 | Leguminosae

天蓝苜蓿

Medicago lupulina L.

苜蓿属
Medicago

蒙文名称： 呼和 - 查日嘎苏

俗　　名： 黑荚苜蓿、杂花苜蓿

药用部位： 全草入药

中医功效： 清热利湿，凉血止血，舒筋活络，止咳

蒙医功效： 清肺，解毒，止血，愈伤，益肾

生　　境： 野生，中生植物。多生于微碱性草甸、砂质草原、
　　　　　　田边、路旁等处

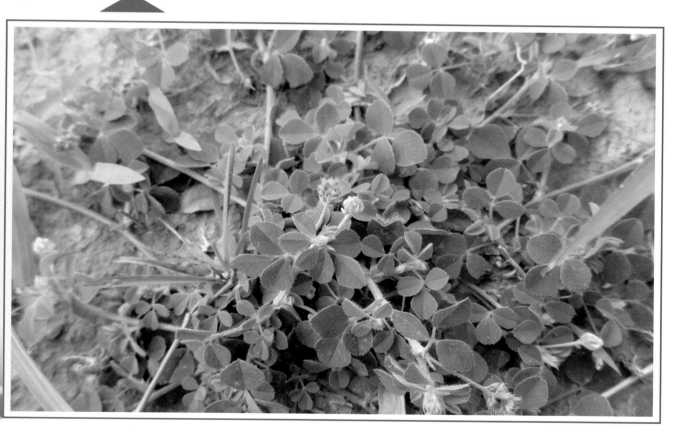

豆科 | Leguminosae

草木犀

草木犀属
Melilotus

Melilotus officinalis (L.) Pall.

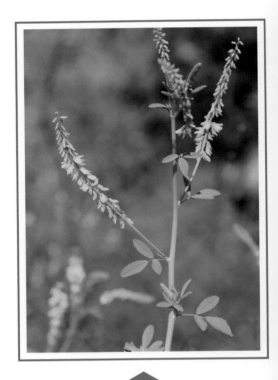

蒙文名称： 呼庆黑

俗　　名： 黄花草木樨、臭苜蓿、马层子

药用部位： 全草入药

中医功效： 健胃和中，去暑化湿，截疟

蒙医功效： 清热，解毒，杀"粘"

生　　境： 旱中生植物，适于在湿润肥沃的砂壤地上生长。用于园林绿化，本地区少量栽培

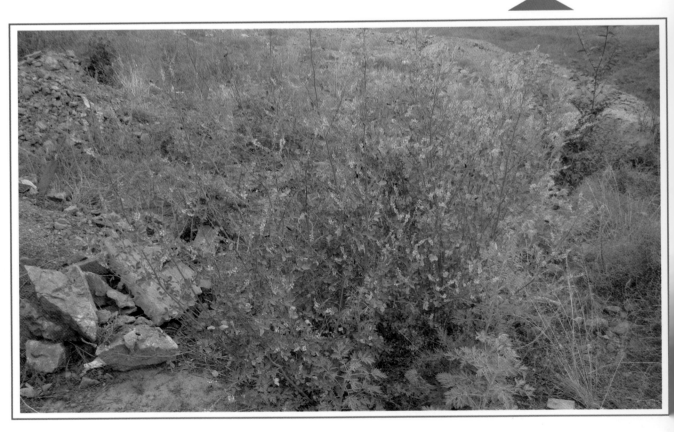

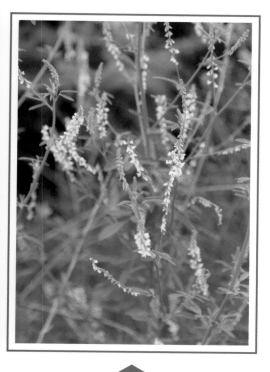

豆科 | Leguminosae

白花草木犀

Melilotus albus medic. ex Desr.

草木犀属

Melilotus

蒙文名称： 查干 - 呼庆黑

俗　　名： 白香草木樨

药用部位： 全草入药

中医功效： 健胃和中，祛暑化湿，截疟

蒙医功效： 清热解毒，杀"粘"

生　　境： 中生植物，抗旱，耐寒，耐盐碱，耐贫瘠，对环境
的适应能力极强。用于园林绿化，本地区少量栽培

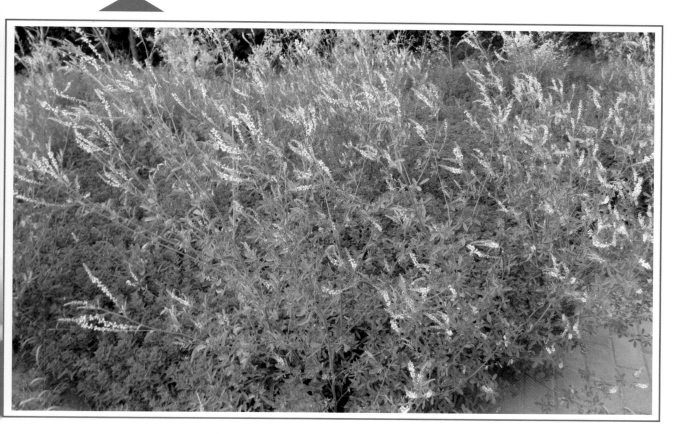

豆科 | Leguminosae

花木蓝
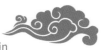

木蓝属
Indigofera

Indigofera kirilowii Maxim. ex palibin

蒙文名称：丹青 - 矛都

俗　　名：吉氏木蓝、朝鲜庭藤

药用部位：根可代山豆根入药

中医功效：清热解毒，消肿止痛，通便

生　　境：中生灌木，适应性强，耐贫瘠，耐干旱，对土壤要
求不严。用于园林绿化，本地区少量栽培

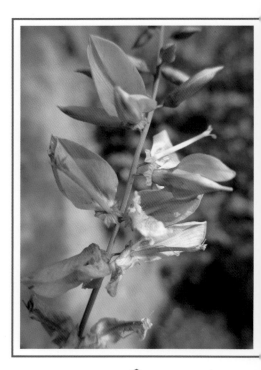

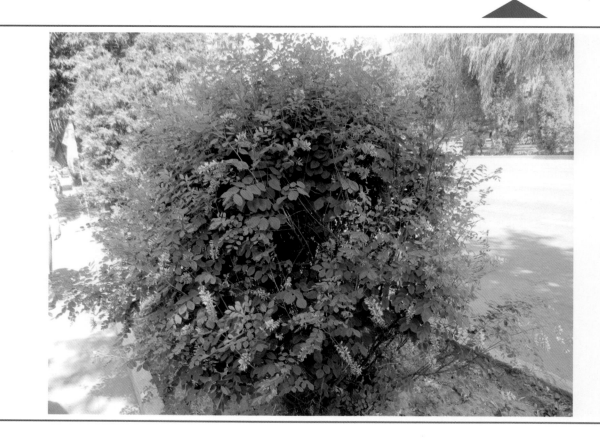

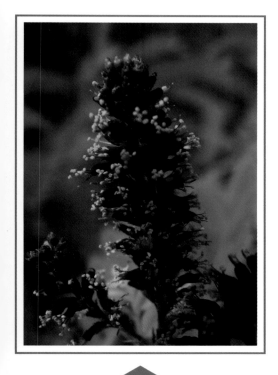

豆 科 ｜ Leguminosae

紫穗槐

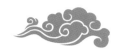

紫穗槐属
Amorpha

Amorpha fruticosa L.

蒙文名称：宝日 - 特如图 - 槐子

俗　　名：棉槐、椒条

药用部位：花入药

中医功效：清热，凉血，止血

生　　境：中生灌木，耐寒性极强，对土壤要求不严。用于园
　　　　　林绿化，本地区少量栽培

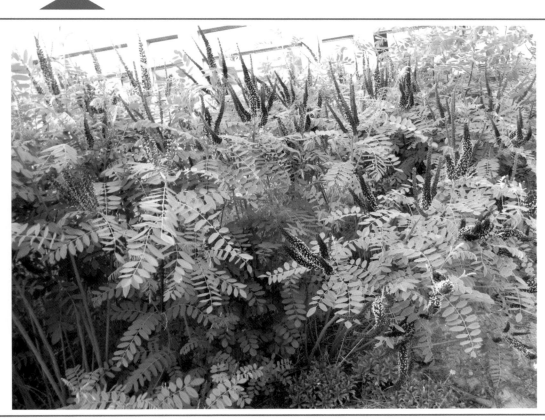

豆科 | Leguminosae

刺槐

Robinia pseudoacacia L.

刺槐属
Robinia

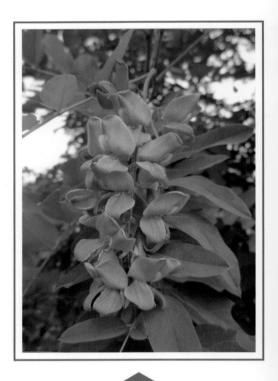

蒙文名称：乌日格苏图 - 槐子

俗　　名：洋槐

药用部位：花、嫩枝及叶入中药；花、果实入蒙药

中医功效：凉血止血

蒙医功效：清"协日"，镇"赫依"

生　　境：适于土层深厚、肥沃、疏松、湿润的壤土、砂壤土、
　　　　　砂土或黏壤土。用于园林绿化，本地区少量栽培

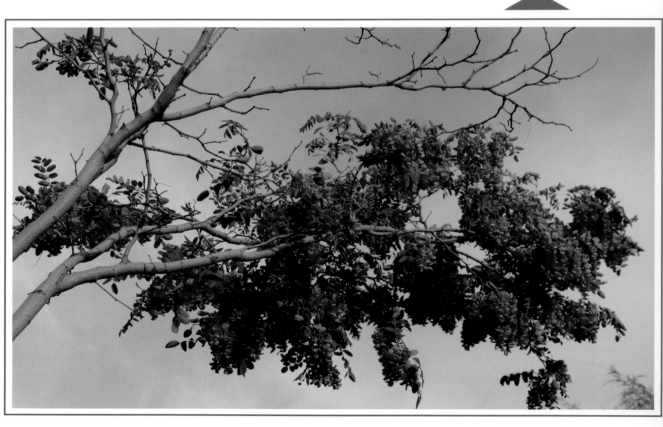

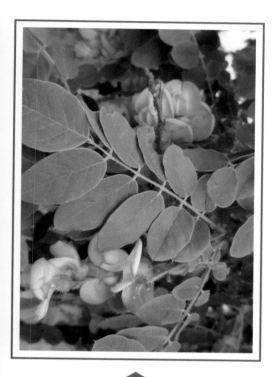

豆 科 | Leguminosae

毛洋槐

Robinia hispida L.

刺槐属
Robinia

药用部位： 花、嫩枝及叶入药

中医功效： 凉血，止血

生　　境： 适于土层深厚、肥沃、疏松、湿润的粉砂土、砂壤
土和壤土。用于园林绿化，本地区少量栽培

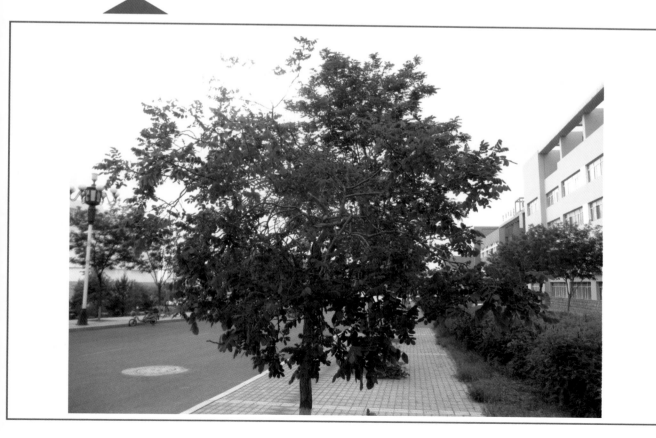

豆科 | Leguminosae

苦马豆

苦马豆属
Sphaerophysa

Sphaerophysa salsula (Pall.) DC.

蒙文名称： 洪呼图 - 额布斯

俗　　名： 羊卵蛋、羊尿泡

药用部位： 全草及果实入药

中医功效： 利尿，消肿，消暑，止血

蒙医功效： 同中医功效

生　　境： 野生，耐碱耐旱草本。生于草原带的盐碱性荒地、
河岸低湿地、砂质地

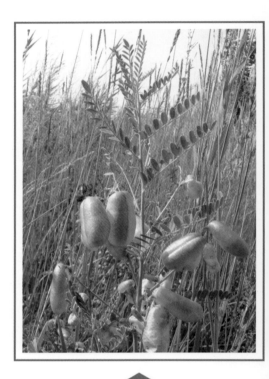

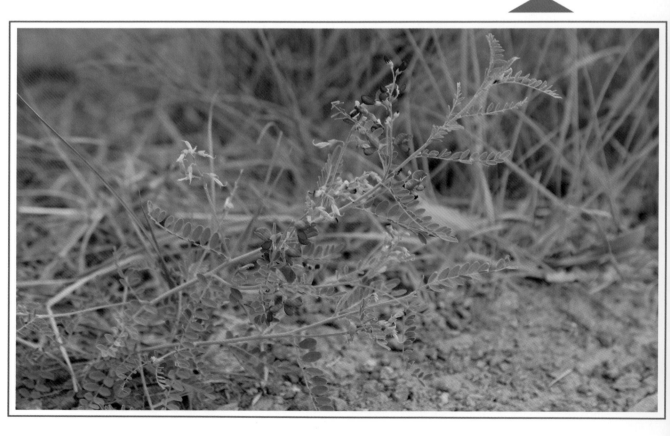

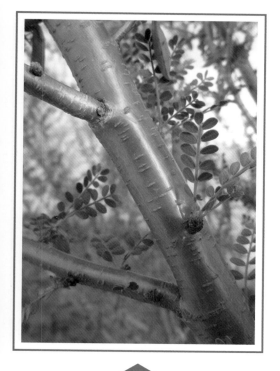

豆科 | Leguminosae

柠条锦鸡儿

Caragana korshinskii Kom.

锦鸡儿属
Caragana

蒙文名称： 查干 - 哈日嘎纳

俗　　名： 老虎刺、马集柴、柠条、白柠条、毛条

药用部位： 根、花、种子入中药；种子入蒙药

中医功效： 滋阴养血，通经，镇静，止痒

蒙医功效： 止血，止痛，开胃

生　　境： 野生，旱生灌木。散生于荒漠、荒漠草原地带的流
　　　　　 动沙丘及半固定沙地

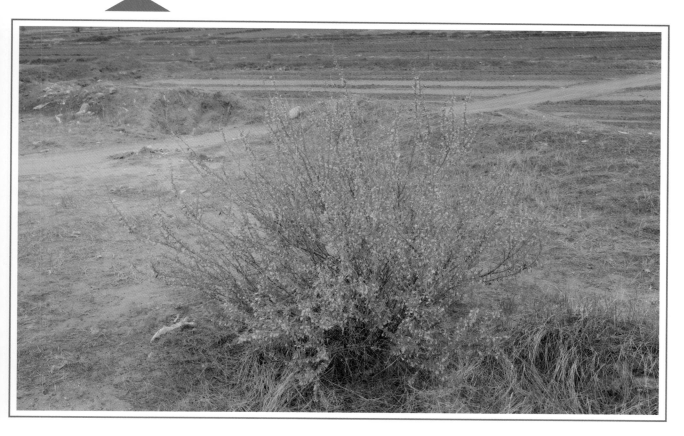

豆科 | Leguminosae

中间锦鸡儿

锦鸡儿属
Caragana

Caragana intermedia Kuang et H. C. Fu

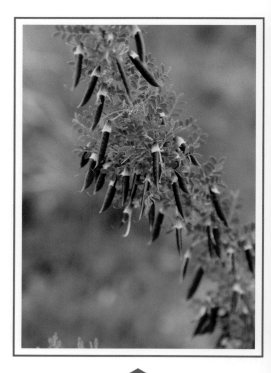

蒙文名称： 宝特 - 哈日嘎纳

俗　　名： 柠条

药用部位： 全草、根、花、种子入中药；种子入蒙药

中医功效： 全草：活血调经。花：降压。根：祛痰止咳。种子：祛风止痒，解毒

蒙医功效： 清热，消"奇哈"

生　　境： 野生，旱生灌木。散生于砂质荒漠草原群落中

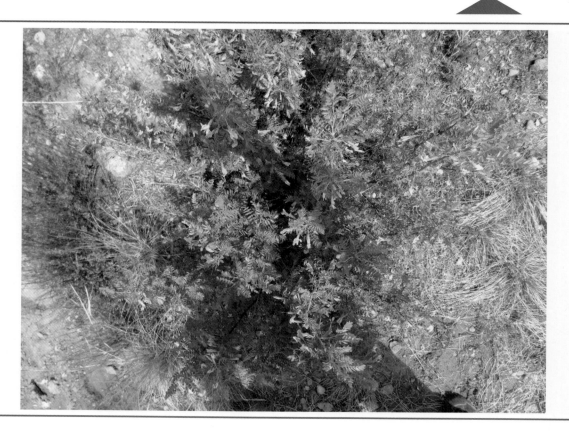

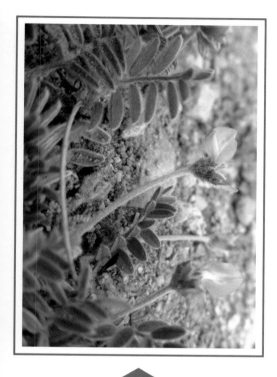

米口袋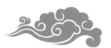

Gueldenstaedtia verna (Georgi) Boriss. subsp. *multiflora*
(Bunge) Tsui

米口袋属
Gueldenstaedtia

蒙文名称：	敖兰其 - 莎勒吉日
俗　　名：	小米口袋、地丁、米布袋、紫花地丁
药用部位：	全草入药
中医功效：	清热解毒，散瘀消肿
蒙医功效：	清热解毒，消肿，消痞
生　　境：	野生，旱生植物。生于山坡、田边、路旁

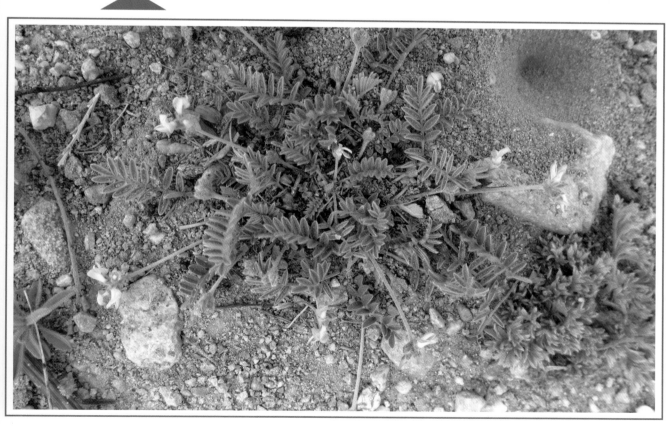

豆科 | Leguminosae

甘草

Glycyrrhiza uralensis Fisch

甘草属
Glycyrrhiza

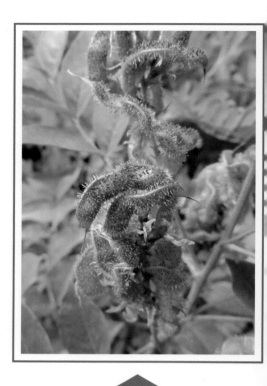

蒙文名称： 希和日 - 额布斯

俗　　名： 甜草苗、甜草

药用部位： 根及根茎入药

中医功效： 益气补脾，祛痰止咳，清热解毒，缓急止痛，调
　　　　　和诸药

蒙医功效： 润肺，止咳，定喘，燥"协日乌素"

生　　境： 中旱生植物，适宜在土层深厚、土质疏松、排水
　　　　　良好的砂质土壤中生长。为内蒙古的道地药材，
　　　　　本地区大规模栽培

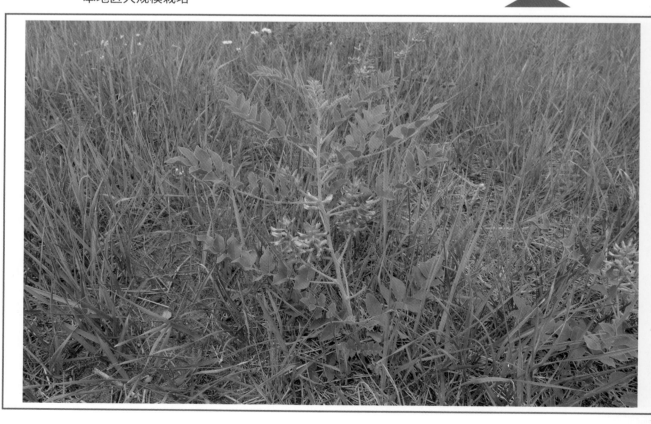

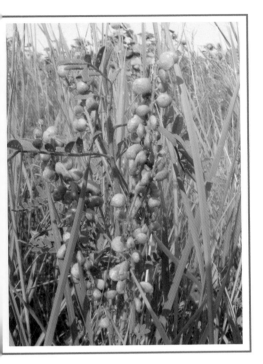

豆科 | Leguminosae

圆果甘草

Glycyrrhiza squamulosa Franch.

甘草属
Glycyrrhiza

蒙文名称： 海日苏立格 - 希和日 - 额布斯

俗　　名： 马兰秆

药用部位： 根茎入中药；根及根茎入蒙药

中医功效： 补脾益气，润肺止咳，解毒，调和诸药

蒙医功效： 止咳祛痰，润肺止吐，止渴，清热解毒

生　　境： 野生，中旱生草本。生于田野、路旁、撂荒地或河
　　　　　　岸阶地，轻度盐碱地也能生长

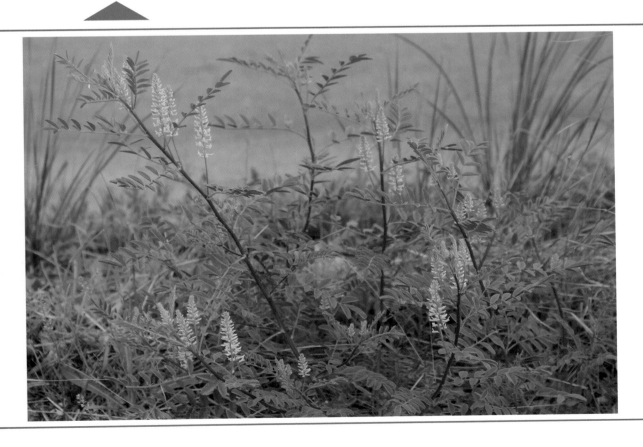

豆科 | Leguminosae

华黄芪

黄芪属
Astragalus

Astragalus chinensis L.

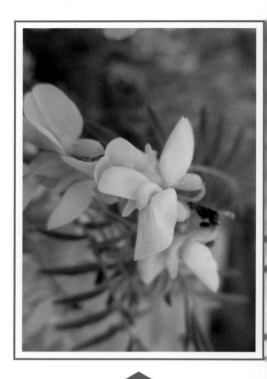

蒙文名称： 道木大图音 - 好恩其日

俗　　名： 华黄耆、地黄耆、忙牛花、地黄芪

药用部位： 种子入药

中医功效： 益肾固精，补肝明目

生　　境： 旱中生植物，适于肥沃、疏松、排水良好的砂质
土壤。用于园林绿化，本地区少量栽培

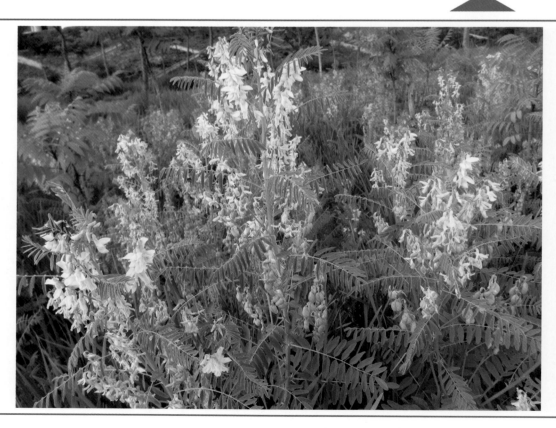

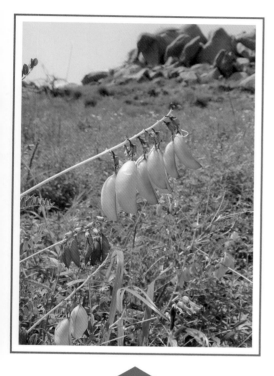

豆科 | Leguminosae

蒙古黄芪

黄芪属
Astragalus

Astragalus memdranaceus (Fisch) Bunge var. *mongholicus* (Bunge) D. K. Hsiao

蒙文名称：　蒙古勒 - 好恩其日

俗　　　名：　绵黄芪、黄芪、内蒙黄芪

药用部位：　根入药

中医功效：　补气固表，托疮生肌，利水消肿

蒙医功效：　清热，治伤，止血，生肌

生　　　境：　旱中生植物，适于肥沃、疏松、排水良好的砂质土
壤或冲积土。为内蒙古的道地药材，本地区大规模
栽培

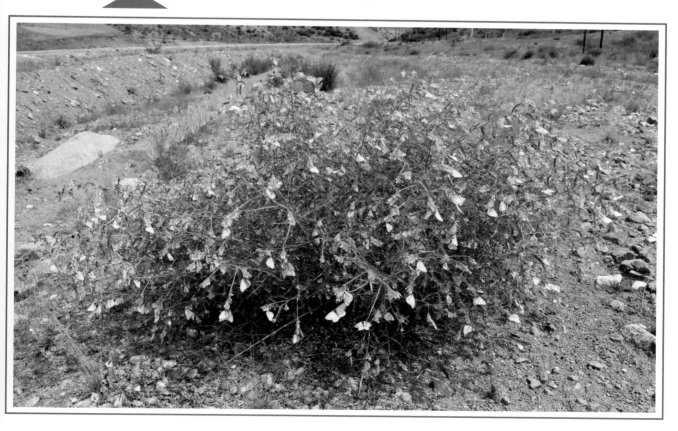

豆科 | Leguminosae

草木樨状黄芪

黄芪属
Astragalus

Astragalus melilotoides Pall.

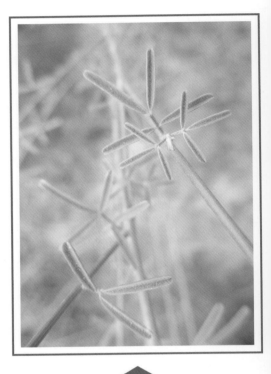

蒙文名称： 哲格仁 - 希勒北

俗　　名： 扫帚苗、层头、小马层子

药用部位： 全草入药

中医功效： 祛风除湿，止痛

生　　境： 野生，中旱生植物，多适应于砂质及轻壤质土壤

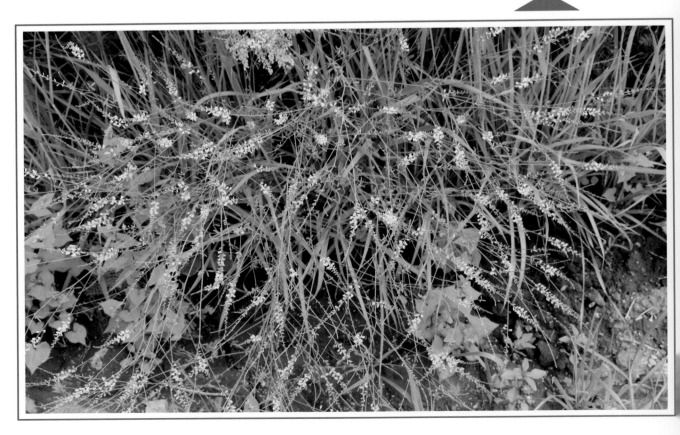

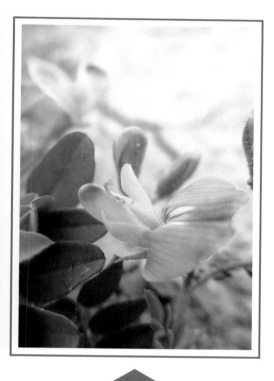

背扁黄芪

Astragalus complanatus Bunge.

黄芪属
Astragalus

蒙文名称：哈布他盖 - 好恩其日

俗　　名：夏黄芪、沙苑子、沙苑蒺藜、潼蒺藜、蔓黄芪

药用部位：种子入药

中医功效：补肝肾，固精，明目

生　　境：野生，旱中生植物。生于山野坡地

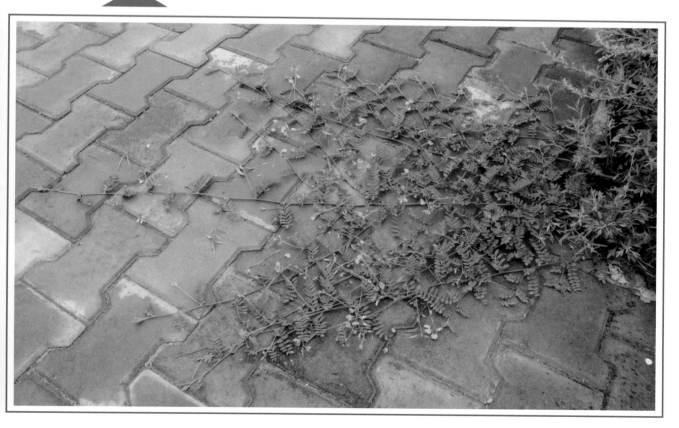

豆科 | Leguminosae

斜茎黄芪

Astragalus adsurgens Pall.

黄芪属
Astragalus

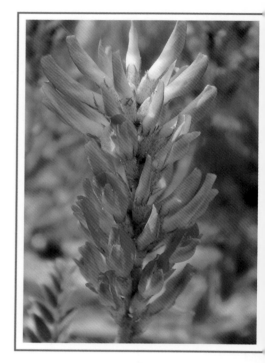

蒙文名称： 矛日音 - 好恩其日

俗　　名： 直立黄芪、沙打旺、马拌肠

药用部位： 种子（沙苑子）入药

中医功效： 补肾，固精，清肝，明目

蒙医功效： 同中医功效

生　　境： 野生，中旱生植物。生于向阳山坡灌丛及林缘地带

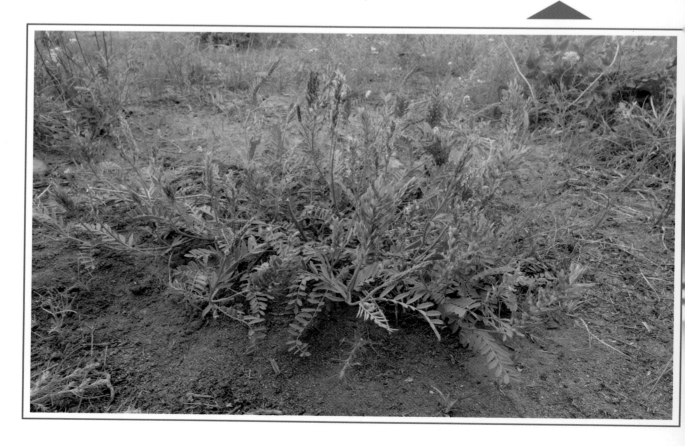

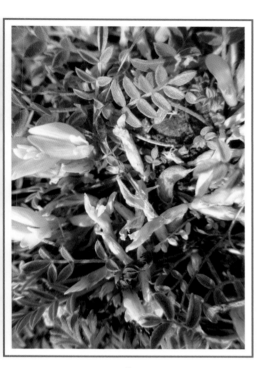

豆科 | Leguminosae

糙叶黄芪

Astragalus scaberrimus Bunge

黄芪属
Astragalus

蒙文名称：　希日古恩 - 好恩其日

俗　　　名：　春黄芪、粗糙紫云英、掐不齐

药用部位：　根入药

中医功效：　健脾利水

生　　　境：　野生，旱生植物。生于山坡、草地和砂质地

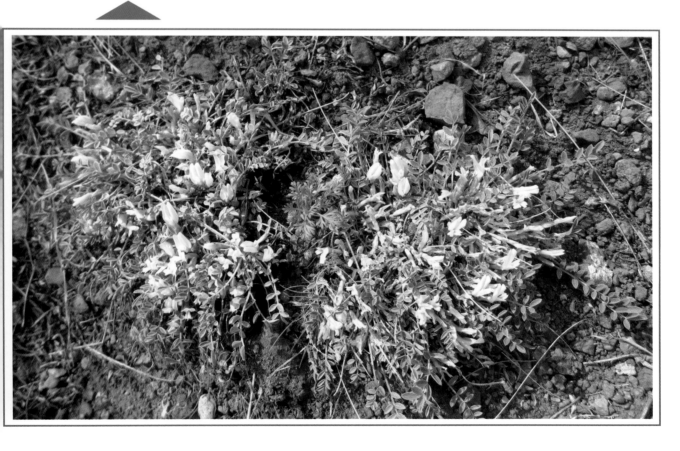

豆科 │ Leguminosae

猫头刺

Oxytropis aciphylla Ledeb.

棘豆属
Oxytropis

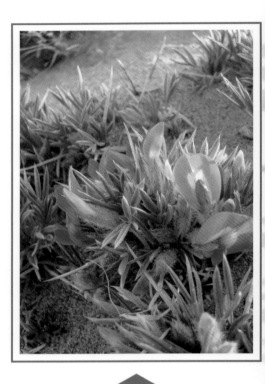

蒙文名称：　奥日图哲

俗　　名：　刺叶柄棘豆、鬼见愁、老虎爪子

药用部位：　全草入药

中医功效：　清热解毒，生肌愈疮，涩脉止血，通便

生　　境：　野生，旱生垫状半灌木。多生于砾石质平原、薄层
覆沙地以及丘陵坡地

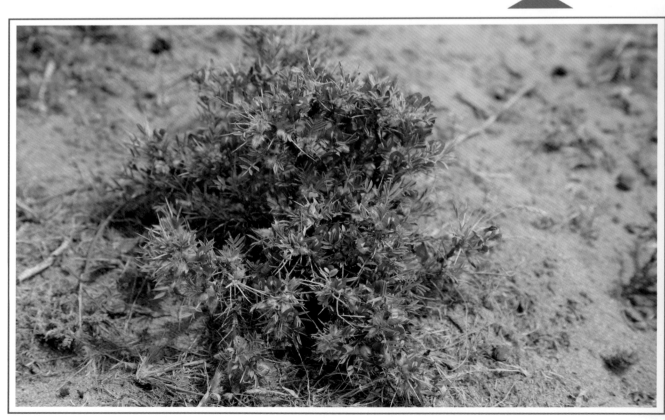

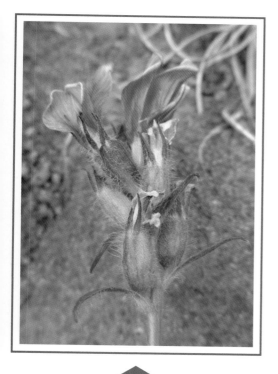

豆科 | Leguminosae

多叶棘豆

Oxytropis myriophylla (Pall.) DC.

棘豆属
Oxytropis

蒙文名称：　达兰 - 奥日图哲

俗　　　名：　狐尾藻棘豆、鸡翎草

药用部位：　地上部分入药

中医功效：　清热解毒，消肿，祛风湿，止血。

蒙医功效：　杀"粘"，清热，燥"希日乌素"，愈伤，生肌，止血，消肿，通便

生　　　境：　野生，中旱生植物。多出现于森林草原带的丘陵顶部和山地砾石性土壤上，也进入干草原地带和林区边缘，但多生长在砾石质或砂质土壤上

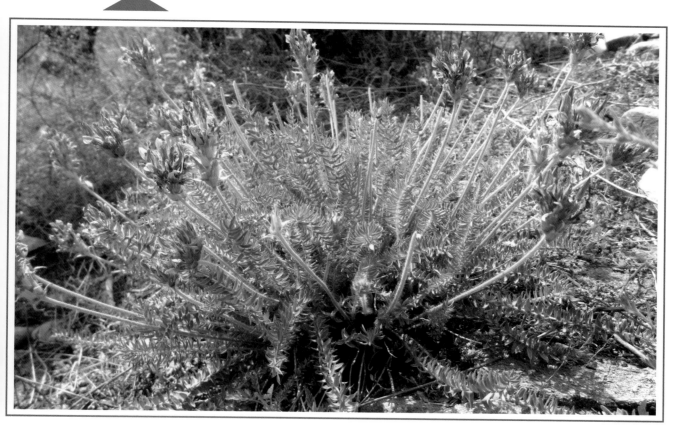

豆科 | Leguminosae

砂珍棘豆

Oxytropis racemosa Turcz

棘豆属
Oxytropis

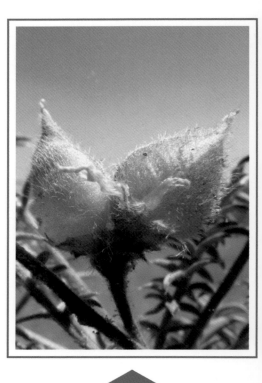

蒙文名称： 额勒苏音 - 奥日图哲、炮静 - 额布斯

俗　　名： 砂棘豆、泡泡草

药用部位： 地上部分入药

中医功效： 同多叶棘豆

蒙医功效： 同多叶棘豆

生　　境： 野生，旱生植物。生长于沙丘、河岸沙地及砂质
坡地

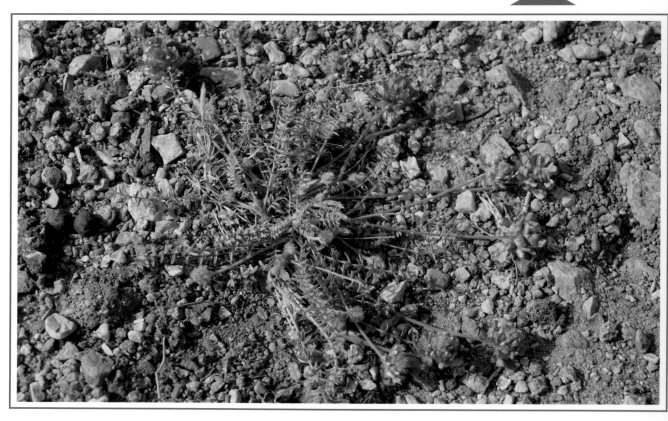

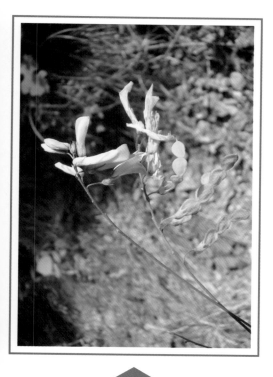

豆 科 | Leguminosae

宽叶岩黄芪

Hedysarum polybotrys Hand.-Mazz. var. *alaschanicum* (B. Fedtsch.) H. C. Fu et Z. Y. Chu

岩黄芪属
Hedysarum

蒙文名称：	萨日巴格日 - 他日波勒吉
俗　　　名：	红芪
药用部位：	根入中药；根或全草入蒙药
中医功效：	补虚，利尿，托疮
蒙医功效：	利水
生　　　境：	野生，旱生植物。生于山地石质山坡和灌丛、林缘等，散生于草原带的山地，也可沿山地进入荒漠地区

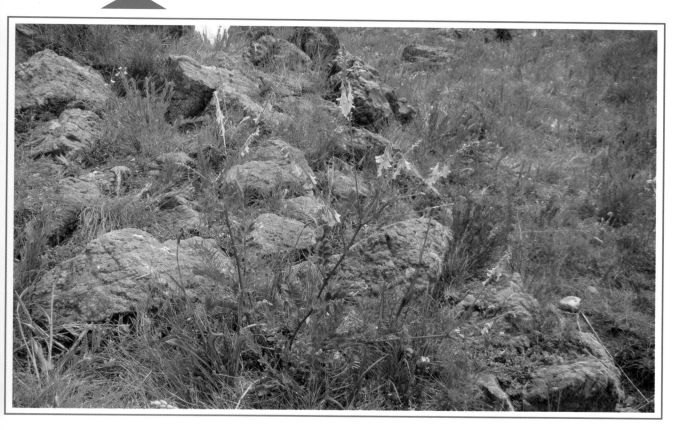

豆 科 | Leguminosae

短翼岩黄芪

Hedysarum brachypterum Bunge

岩黄芪属
Hedysarum

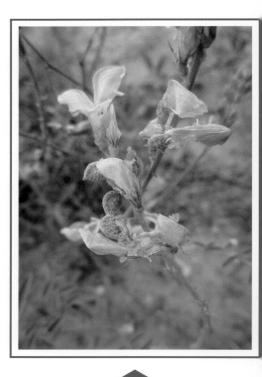

蒙文名称：楚勒音 - 他日波勒吉

药用部位：全草入中药；根及全草入蒙药

中医功效：用于腹痛

蒙医功效：利水

生　　境：野生，荒漠草原旱生植物。多出现在干草原和荒漠
草原地带的石质山坡、丘陵地和砾石平原

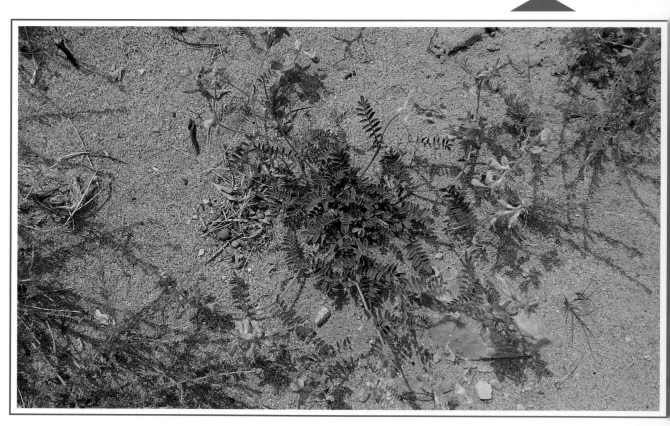

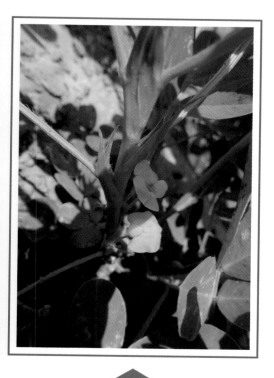

落花生

Arachis hypogaea L.

落花生属
Arachis

蒙文名称：落哈生

俗　　名：花生

药用部位：种子、种皮入药

中医功效：种子：清肺润燥，补脾和胃。种皮：止血，散瘀，消肿

生　　境：经济作物，适于疏松的沙土、砂砾土或砂壤土。本地
　　　　　区有小规模栽培

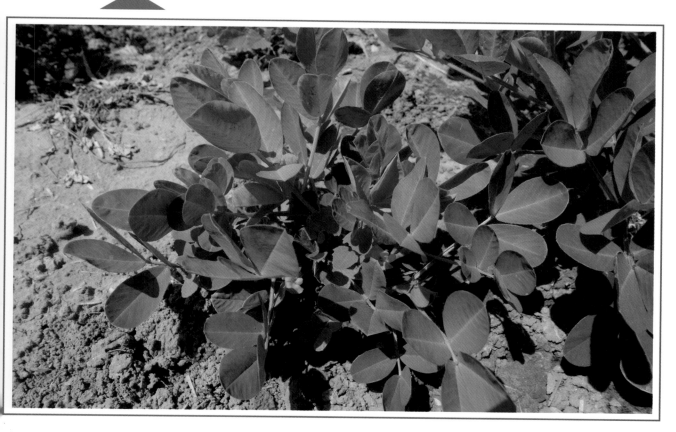

豆科 | Leguminosae

牛枝子

胡枝子属
Lespedeza

Lespedeza potaninii Vass.

蒙文名称： 乌日格斯图 - 呼日布格

俗　　名： 牛筋子

药用部位： 全草入药

中医功效： 解表散寒，止咳

蒙医功效： 滋肺，清热，利尿，止血

生　　境： 野生，荒漠草原旱生小半灌木，生于荒漠草原、草
原带的砂质地、砾石地、丘陵地、石质山坡及山麓

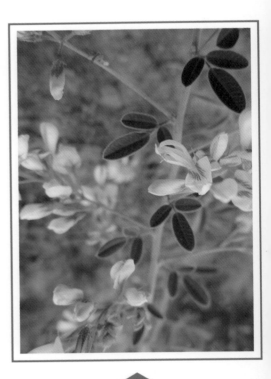

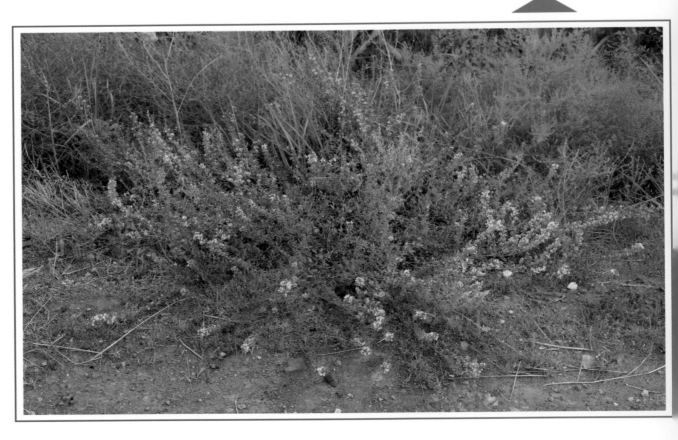

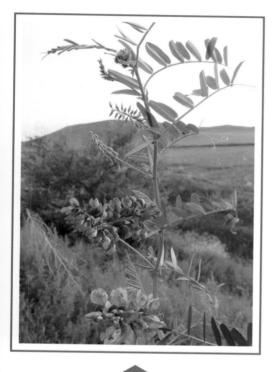

豆科 | Leguminosae

山野豌豆

Vicia amoena Fisch. ex DC

野豌豆属
Vicia

蒙文名称：	乌拉音 - 给希
俗　　名：	山黑豆、落豆秧、透骨草
药用部位：	全草入药
中医功效：	祛风湿，活血，舒筋，止痛
蒙医功效：	解毒，利尿
生　　境：	野生，旱中生植物。生于山地林缘、灌丛和草原草甸群落中

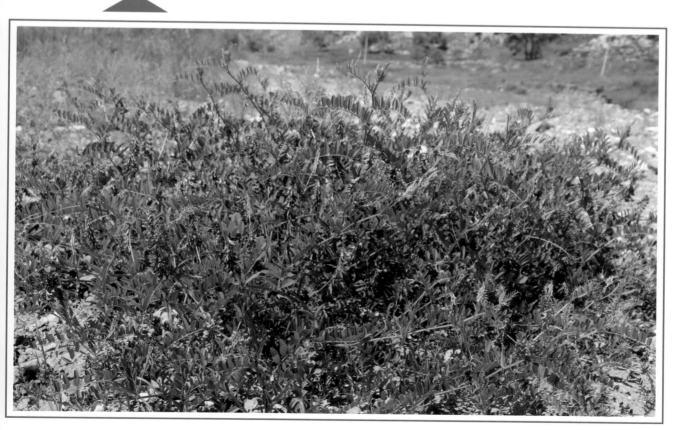

豆科 | Leguminosae

歪头菜

野豌豆属
Vicia

Vicia unijuga A. Br.

蒙文名称： 好日黑纳格 - 额布斯

俗　　名： 草豆、野豌豆、三铃子

药用部位： 全草入药

中医功效： 补虚，调肝，理气止痛，清热利尿

蒙医功效： 清热，利尿，健体强身

生　　境： 野生，中生植物。生于山地林下、林缘草甸、沟边及灌丛

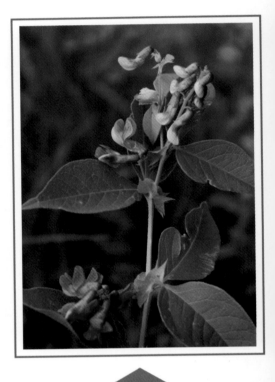

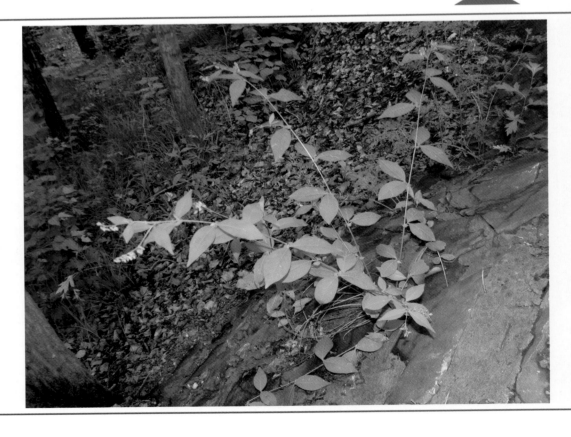

豆科 | Leguminosae

蚕豆

Vicia faba L.

野豌豆属
Vicia

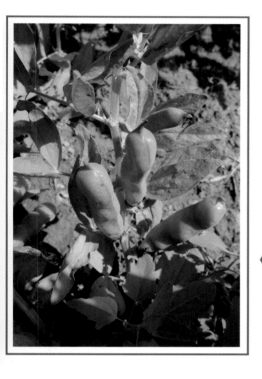

蒙文名称： 蚕豆 - 宝日其格

俗　　名： 大豆、胡豆

药用部位： 种子、花及全草入中药；种子入蒙药

中医功效： 种子：健脾，利湿。花：凉血，止血。全草：止血，止泻

蒙医功效： 镇"赫依"，祛"巴达干"，平喘

生　　境： 经济作物，适于土层深厚、肥沃的黏壤土或砂壤土。本地区小规模栽培

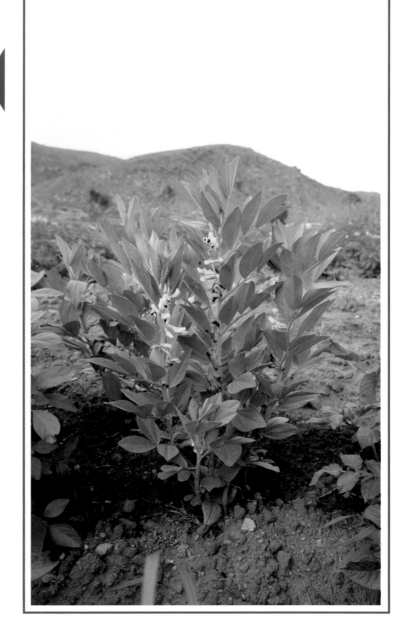

豆科 | Leguminosae

大豆

Glycine max (L.) Merr.

野豌豆属
Glycine

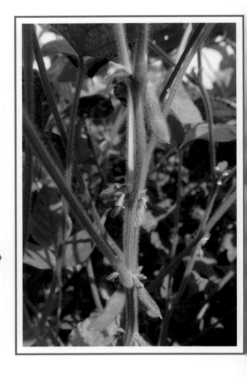

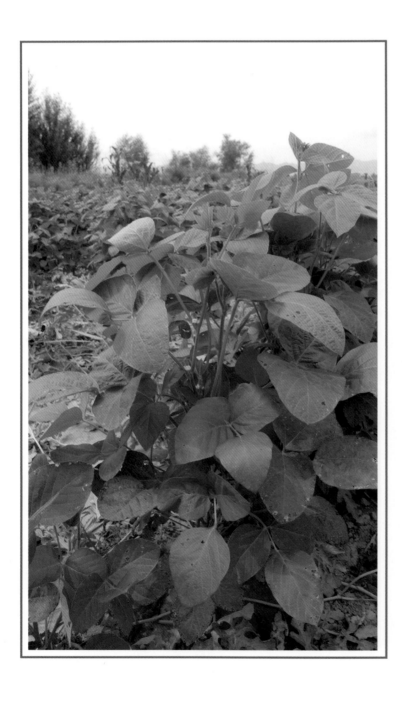

蒙文名称： 希日 - 宝日其格

俗　　名： 毛豆、黄豆、黑豆

药用部位： 种子（黑大豆）及种皮（豆衣）
入中药；种子入蒙药

中医功效： 黑大豆：益肾，利水，祛风，
解毒。豆衣：养阴清热，
利水解毒

蒙医功效： 镇"赫依"，补益，解毒

生　　境： 经济作物，适于砂质土生长。
本地区小规模栽培

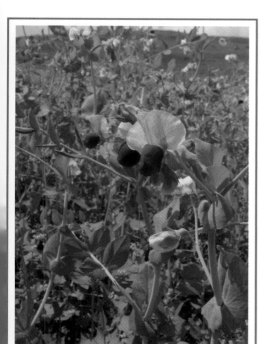

豌豆

Pisum sativum L.

豌豆属
Pisum

蒙文名称： 豌豆 - 宝日其格

俗　　名： 寒豆、雪豆

药用部位： 种子入中药；花入蒙药

中医功效： 和中下气，利小便，解毒疮

蒙医功效： 止血，止泻

生　　境： 经济作物，对土壤条件要求不严。本地区小规模栽培

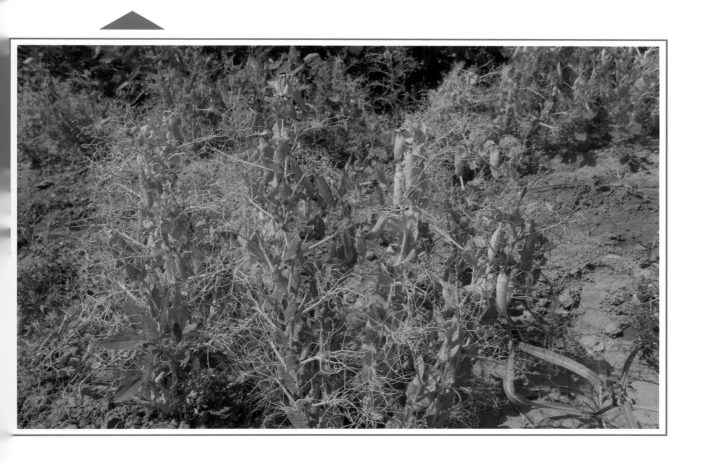

豆科 | Leguminosae

菜豆

Phaseolus vulgaris L.

菜豆属
Phaseolus

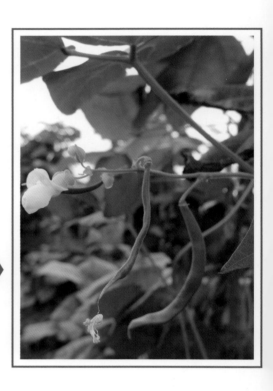

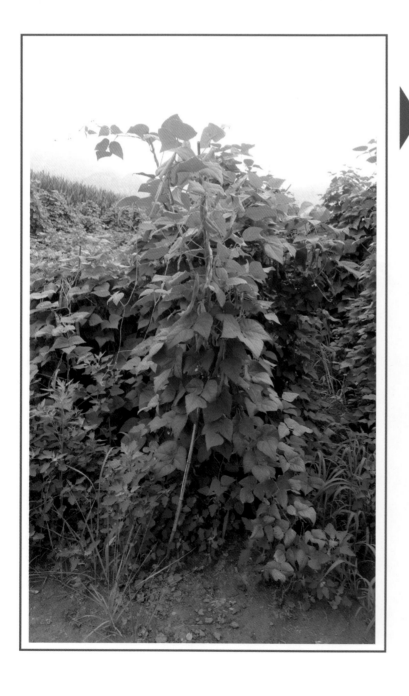

蒙文名称： 宝日其格

俗　　名： 芸豆、云藕豆、四季豆

药用部位： 种子入药

中医功效： 滋养，清热，利尿，消肿

蒙医功效： 镇"赫依"，补益

生　　境： 经济作物，适于通气和排水
良好的砂壤土或壤土。本地
区小规模栽培

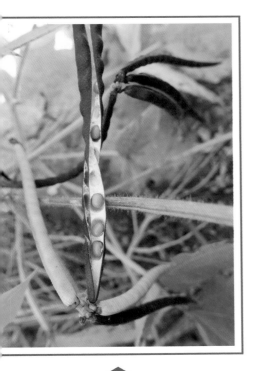

绿豆

Vigna radiata (L.) Wilczek

豇豆属
Vigna

蒙文名称：	诺古干 - 宝日其格
俗　　名：	青小豆
药用部位：	种子入药
中医功效：	清热解毒，利水消肿
蒙医功效：	解毒，愈伤，透疹
生　　境：	经济作物，抗旱、耐瘠薄，对土壤要求不严。本地区小规模栽培

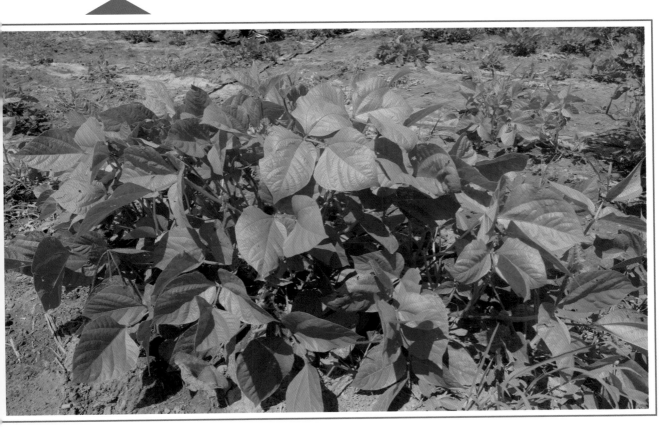

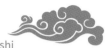

豆科 | Leguminosae

赤豆

Vigna angularis (Wild.) Ohwi et Ohashi

豇豆属
Vigna

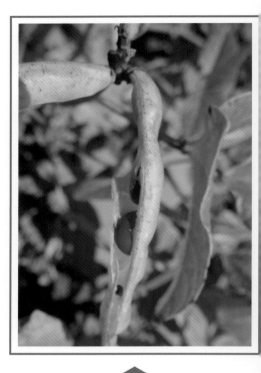

蒙文名称： 乌兰 - 宝日其格

俗　　名： 红小豆、饭赤豆、小豆

药用部位： 种子入药

中医功效： 行血补血，健脾去湿，利水消肿

生　　境： 经济作物，对土壤适应性较强，在微酸、微碱性土壤
中均能生长。本地区小规模栽培

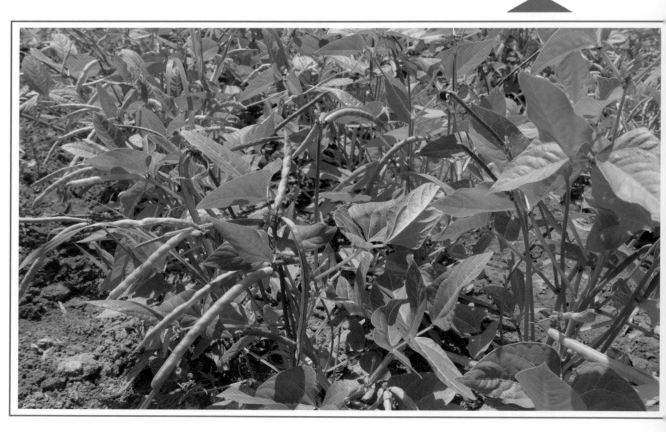

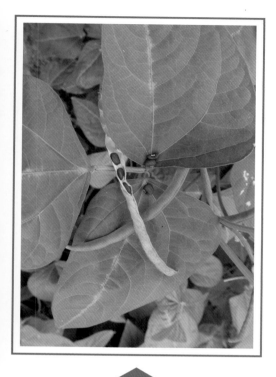

豆 科 | **Leguminosae**

豇豆

Vigna unguiculata (L.) Walp.

豇豆属
Vigna

蒙文名称：	乌日图 - 宝日其格
俗　　名：	长豆、浆豆
药用部位：	种子入药
中医功效：	健脾利湿，清热解毒，利小便
生　　境：	蔬菜，适于疏松的壤土或砂壤土。本地区少量栽培

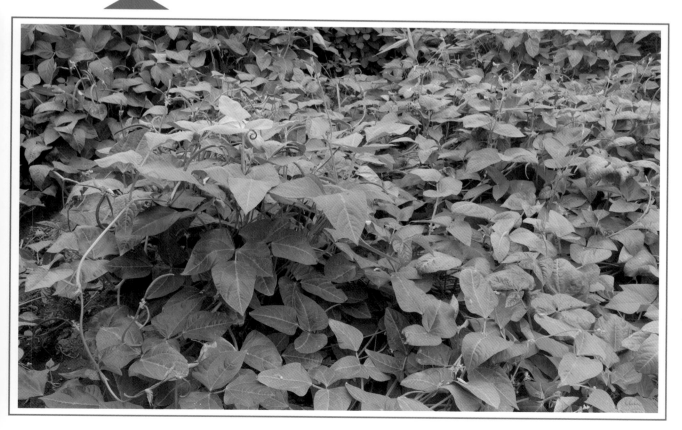

豆科 | Leguminosae

山皂荚

Gleditsia japonica Miq

皂荚属
Gleditsia

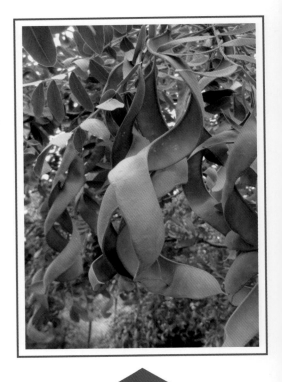

药用部位： 种子入药

中医功效： 祛痰开窍

生　　境： 对土壤适应性较强，在微酸性土壤及石灰性土壤中
　　　　　均能生长。用于园林绿化，本地区少量栽培

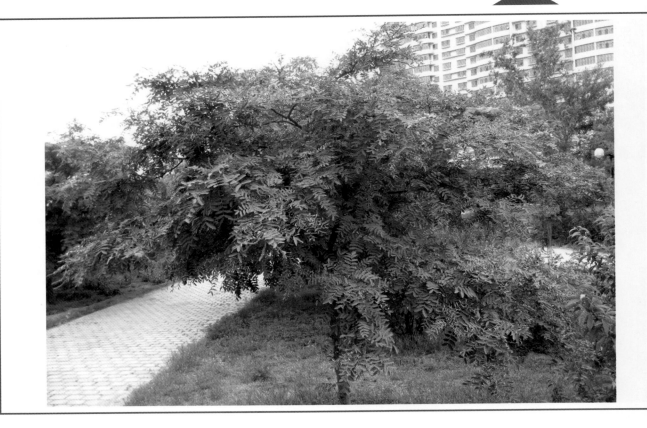

牻牛儿苗科 | **Geraniaceae**

牻牛儿苗

牻牛儿苗属
Erodium

Erodium stephanianum Willd.

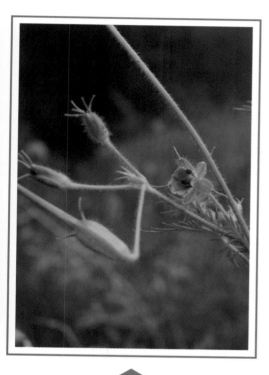

蒙文名称： 曼久亥

俗　　名： 狼怕怕、太阳花

药用部位： 全草入药

中医功效： 祛风湿，活血通络，清热解毒

蒙医功效： 燥"希日乌素"，调经，活血，明目，退翳

生　　境： 野生，旱中生植物。生于山坡、农田边、砂质河滩
和草原凹地

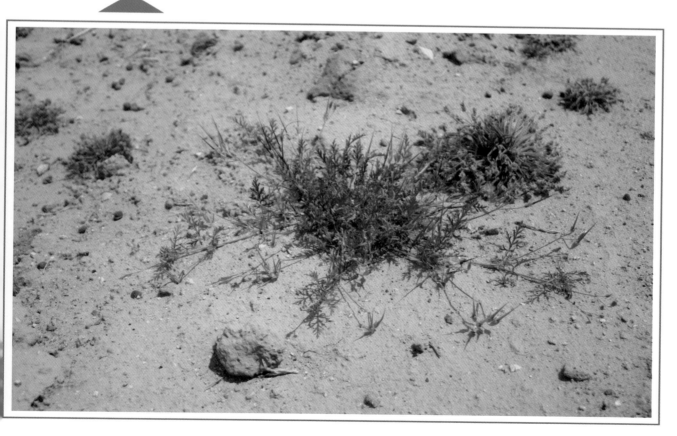

牻牛儿苗科 | Geraniaceae

毛蕊老鹳草

老鹳草属
Geranium

Geranium platyanthum Duthie

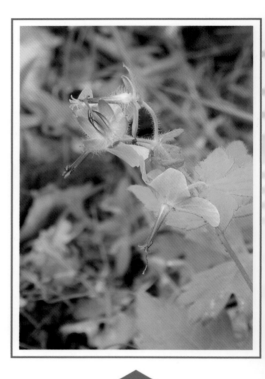

蒙文名称： 乌斯图 - 西木德格来

药用部位： 全草入药

中医功效： 疏风通络，强筋健骨

蒙医功效： 促血液循环，活血，调经，除眼翳

生　　境： 野生，中生植物。生于林下、林缘、灌丛、林间及
林缘草甸

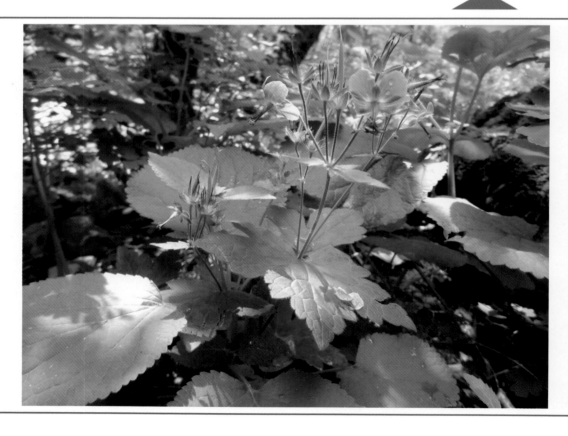

牻牛儿苗科 | **Geraniaceae**

草地老鹳草

Geranium pratense L.

老鹳草属
Geranium

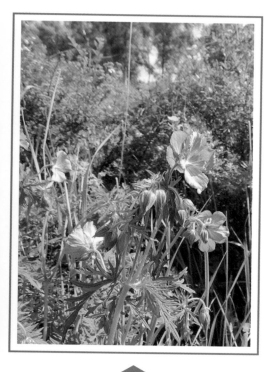

蒙文名称：	塔拉音 - 西木德格来
俗　　名：	草甸老鹳草、红根草
药用部位：	全草入药
中医功效：	治菌痢
蒙医功效：	燥"协日乌素"，清热，退翳，活血，止泻
生　　境：	野生，中生植物。生于林缘、林下、灌丛间及山坡草甸及河边湿地

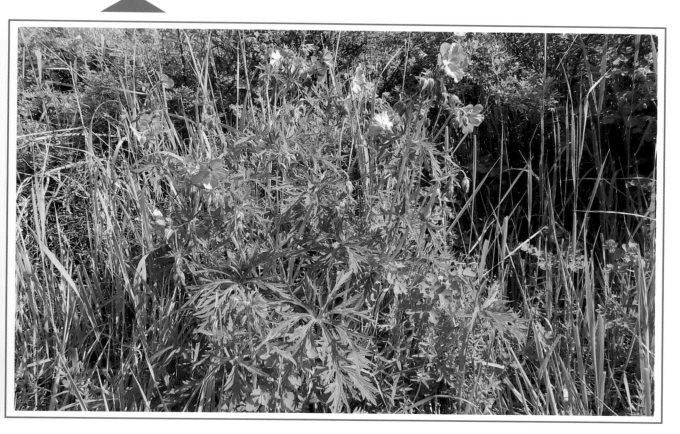

犍牛儿苗科 | Geraniaceae

灰背老鹳草

老鹳草属
Geranium

Geranium wlassowianum Fisch. ex Link.

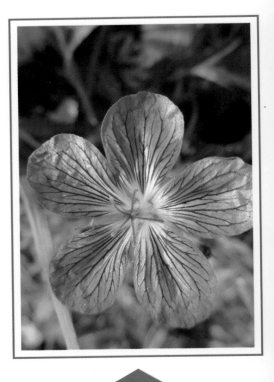

蒙文名称： 柴布日 - 西木德格来

药用部位： 全草入药

中医功效： 祛风湿，活血通络，清热止泻

蒙医功效： 燥"协日乌素"，清热，退翳，活血，止泻

生　　境： 野生，湿中生植物。生于沼泽草甸、河岸湿地、沼泽地、山沟、林下

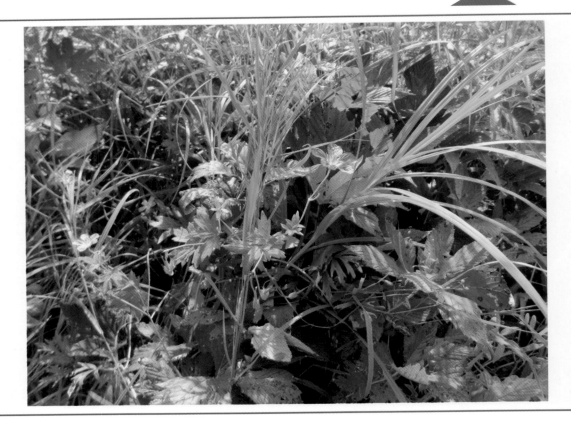

牻牛儿苗科 ｜ **Geraniaceae**

鼠掌老鹳草

老鹳草属
Geranium

Geranium sibiricum L.

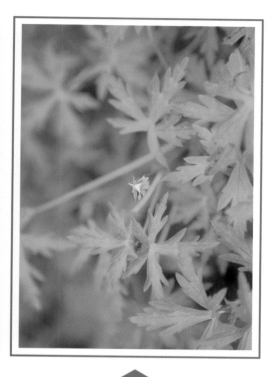

蒙文名称：　西比日 - 西木德格来

俗　　　名：　鼠掌草

药用部位：　全草入药

中医功效：　祛风湿，活血通络，清热止泻

蒙医功效：　活血，调经，退翳

生　　　境：　野生，中生植物。生于居民点附近及河滩湿地、沟
　　　　　　　谷、林缘、山坡草地

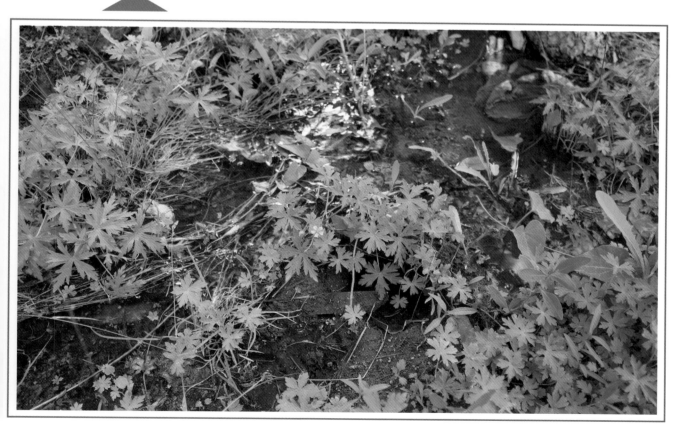

旱金莲科 | Tropaeolaceae

旱金莲

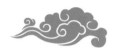

旱金莲属
Tropaeolum

Tropaeolum majus L.

俗　　名：荷叶七、旱莲花

药用部位：全草入药

中医功效：清热解毒

生　　境：适于排水良好的砂壤土。用于园林绿化，本地区少
　　　　　量栽培

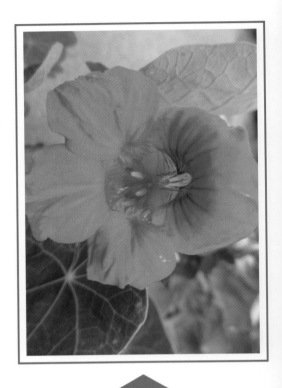

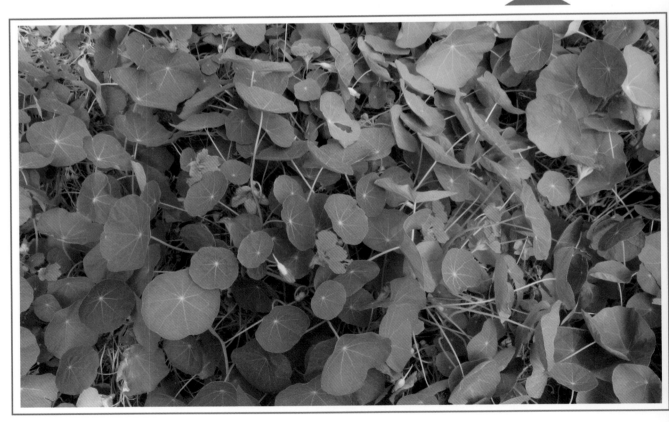

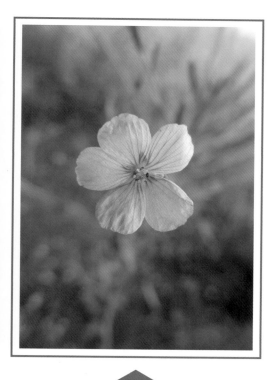

亚麻科 | Linaceae

野亚麻

Linum stelleroides Planch.

亚麻属
Linum

蒙文名称： 哲日力格 - 麻嘎领古

俗　　名： 山胡麻

药用部位： 全草入药

中医功效： 解毒消肿

蒙医功效： 镇"赫依"，润肠，燥脓

生　　境： 野生，中生杂草。生于干燥山坡、路旁

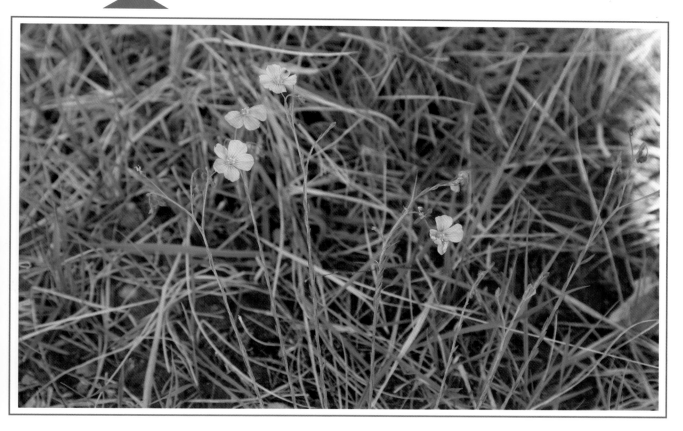

亚麻科 ｜ Linaceae

亚麻

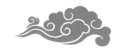

Linum usitatissimum L.

亚麻属
Linum

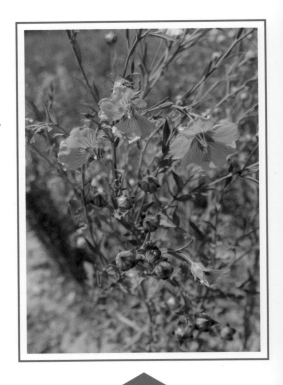

蒙文名称： 麻嘎领古

俗　　名： 胡麻

药用部位： 种子及根、茎、叶入中药；种子入蒙药

中医功效： 种子：润燥通便，祛风养血。根：平肝，补虚活血。

　　　　　茎、叶：祛风解毒，止血

蒙医功效： 祛"赫依"，排脓，润燥

生　　境： 经济作物，适于土层深厚、疏松肥沃、排水良好的

　　　　　微酸性或中性土壤。本地区大规模栽培

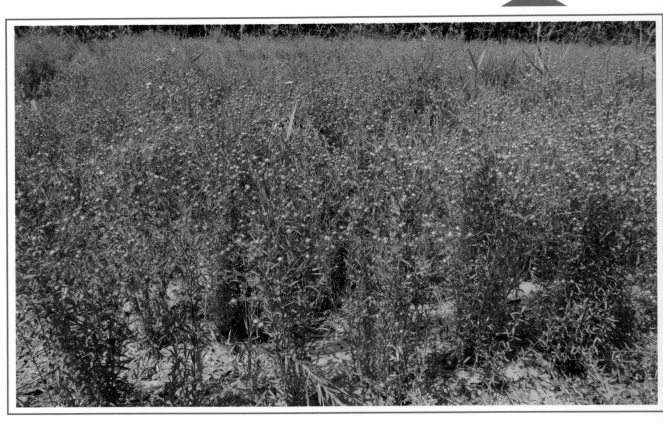

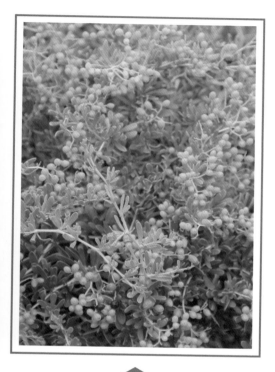

蒺藜科 | Zygophyllaceae

小果白刺

白刺属
Nitraria

Nitraria sibirica Pall

蒙文名称： 哈日莫格

俗　　名： 西伯利亚白刺、哈蟆儿

药用部位： 果实入药

中医功效： 消食健脾，滋补强壮，调经活血

蒙医功效： 补肾，强壮，消食，明目

生　　境： 野生，旱生植物。生于轻度盐渍化低地、湖盆边缘、
干河床边

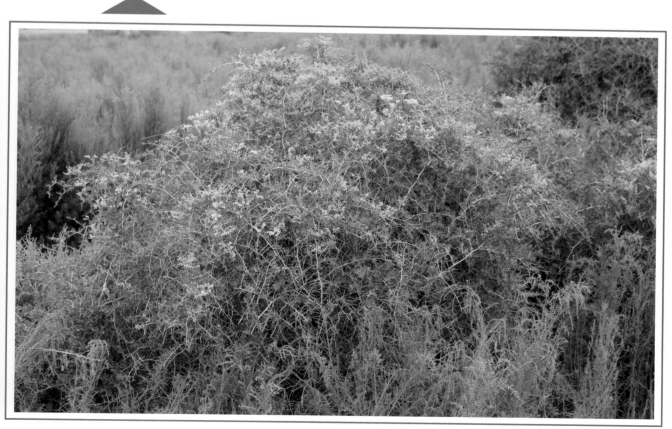

蒺藜科 | **Zygophyllaceae**

白刺

Nitraria tangutorum Bobr.

白刺属
Nitraria

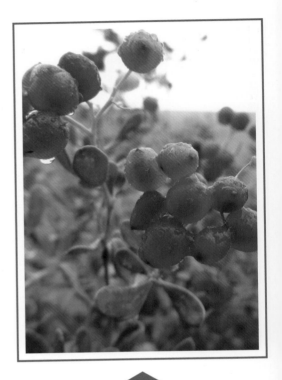

蒙文名称：	唐古特 - 哈日莫格
俗　名：	唐古特白刺
药用部位：	果实入药
中医功效：	消食健脾，滋补强壮，调经活血
蒙医功效：	补肾，强壮，消食，明目
生　境：	野生，旱生植物。生于荒漠和半荒漠的湖盆沙地、河流阶地、山前平原积沙地、有风积沙的黏土地

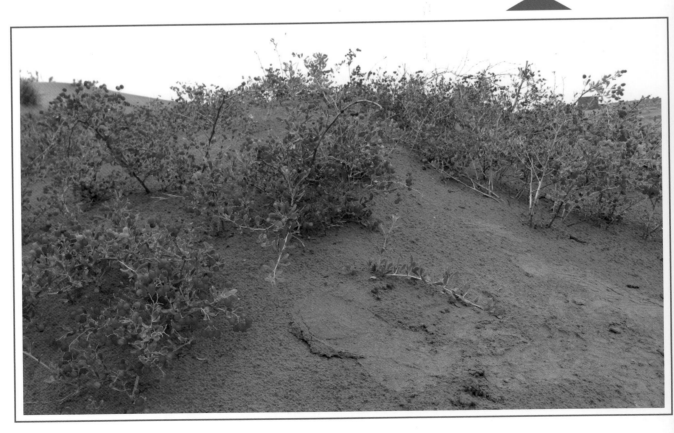

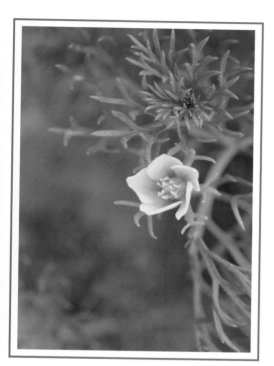

骆驼蓬

Peganum harmala L.

骆驼蓬属
Peganum

蒙文名称： 乌没黑 - 超布苏

俗　　名： 臭古朵

药用部位： 地上部分及种子入中药；全草入蒙药

中医功效： 宣肺止咳，祛风湿，消肿毒

蒙医功效： 治毒肿块，关节炎

生　　境： 野生，旱生植物，生于荒漠地带干旱草地、绿洲边
　　　　　　缘轻盐渍化荒地、土质低山坡

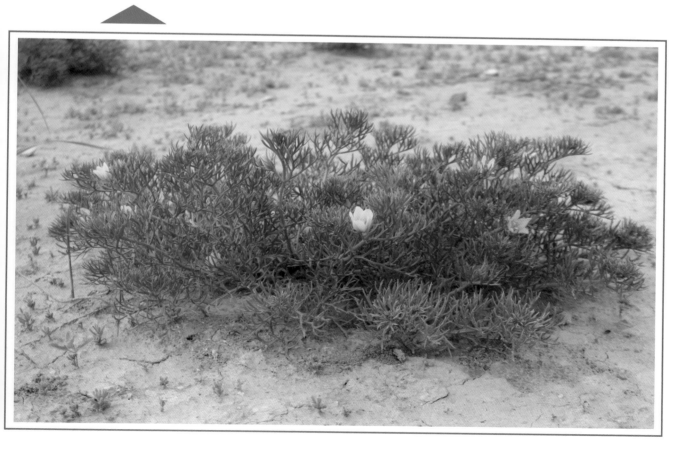

蒺藜科 | Zygophyllaceae

骆驼蒿

骆驼蓬属
Peganum

Peganum nigrllastrum Bunge

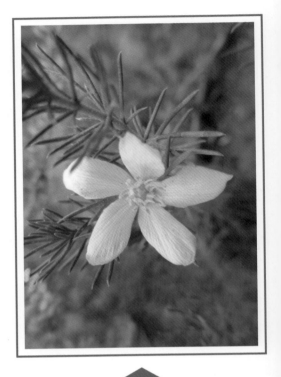

蒙文名称： 哈日 - 乌没黑 - 超布苏

俗　　名： 葡根骆驼蓬、骆驼蓬

药用部位： 全草或种子入中药；全草入蒙药

中医功效： 全草：祛湿解毒，活血止疼，宣肺止咳。种子：活筋骨

蒙医功效： 止咳，解毒，燥"协日乌素"

生　　境： 野生，旱生植物，多生于居民点附近、水井边、路旁、白刺堆间、芨芨草草丛中

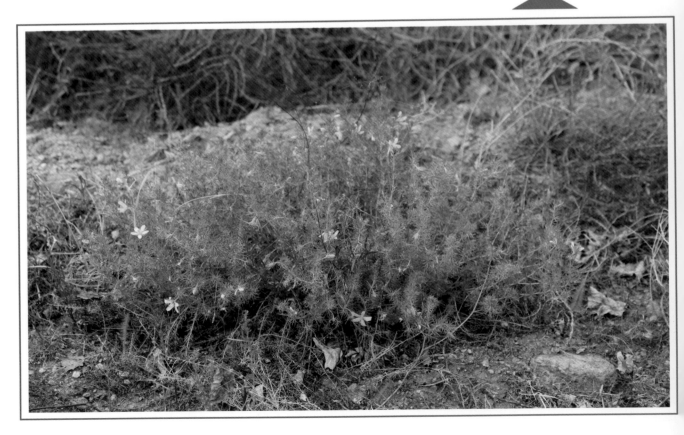

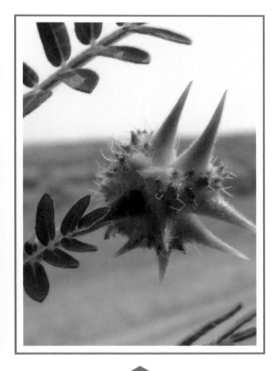

蒺藜科 | **Zygophyllaceae**

蒺藜

Tribulus terrestris L.

蒺藜属
Tribulus

蒙文名称： 伊曼 - 章古

俗　　名： 白蒺藜、硬蒺藜

药用部位： 果实入药

中医功效： 平肝解郁，祛风明目

蒙医功效： 补肾，祛寒，利尿，消肿，强壮

生　　境： 野生，中生杂草，生于荒地、山坡、路旁、田间、
　　　　　　居民点附近

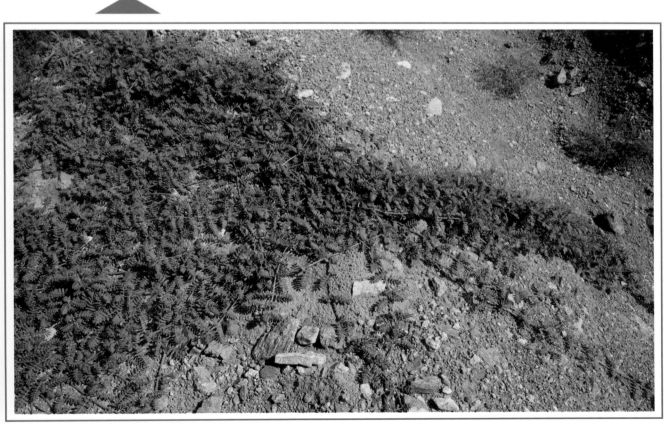

远志科 | Polygalaceae

远志

Polygala tenuifolia Willd.

远志属
Polygala

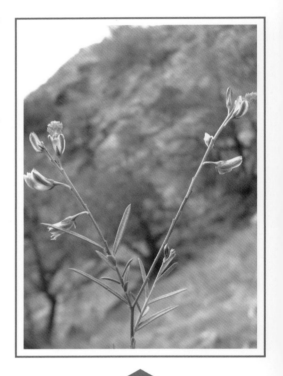

蒙文名称：	吉如很 - 其其格
俗　　名：	小草、细叶远志
药用部位：	根入药
中医功效：	安神益智，祛痰，消痈肿
蒙医功效：	润肺，排脓，祛痰，消肿，愈伤
生　　境：	野生，旱生植物，多见于石质草原、山坡、草地、灌丛下

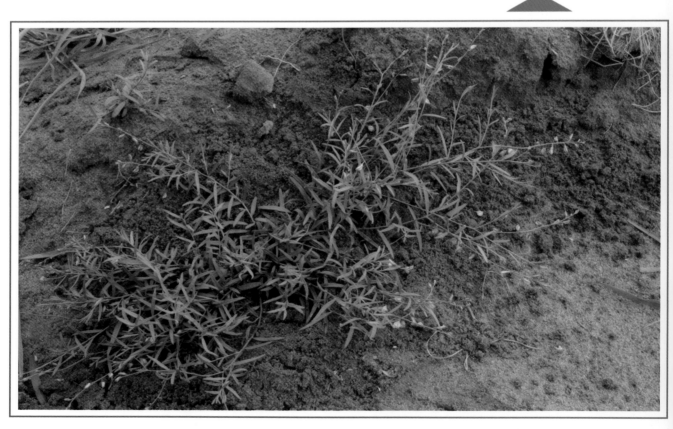

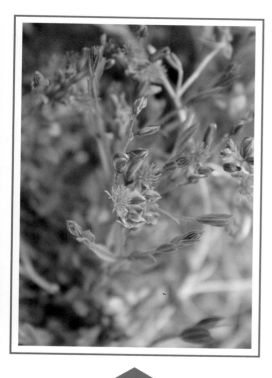

远志科 | **Polygalaceae**

瓜子金

Polygala japonica Houtt.

远志属
Polygala

蒙文名称：	西比日 - 吉如很 - 其其格
俗　　名：	卵叶远志、西伯利亚远志
药用部位：	全草（瓜子金）及根入药
中医功效：	根：安神益智，祛痰，消痈肿。瓜子金：活血散瘀，祛痰镇咳，解痛止毒
蒙医功效：	润肺，排脓，祛痰，消肿，愈伤
生　　境：	野生，中旱生植物。生于山坡、草地、林缘、灌丛

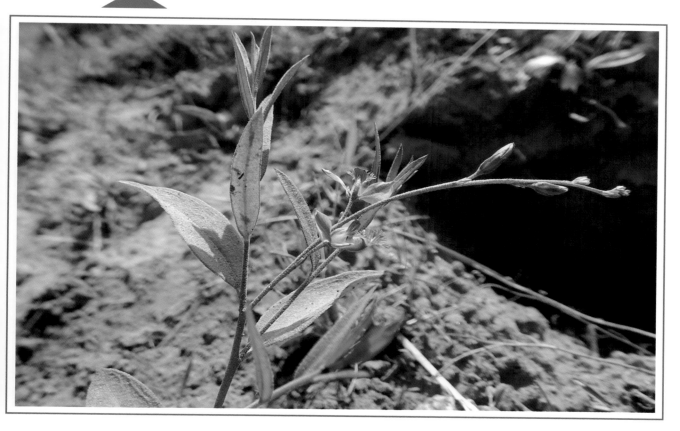

大戟科 | **Euphorbiaceae**

蓖麻

Ricinus communis L.

蓖麻属
Ricinus

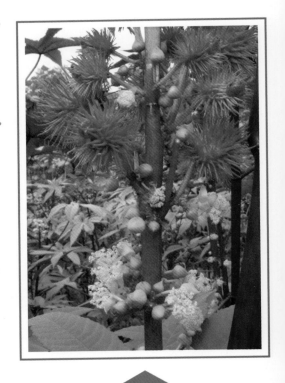

蒙文名称： 达麻子、额任特

俗　　名： 大麻子

药用部位： 种子（蓖麻仁）、油（蓖麻油）、根（蓖麻根）、叶（蓖麻叶）入中药；种子入蒙药

中医功效： 蓖麻仁：消肿拔毒，泻下通滞。蓖麻油：润肠通便。蓖麻叶：消肿拔毒，止痒。蓖麻根：祛风活血，止痛镇静

蒙医功效： 除"巴达干"，泻下，消肿，拔毒

生　　境： 适于土层深厚、有机质丰富的砂壤土。经济作物，亦作园林观赏植物，本地区少量栽培

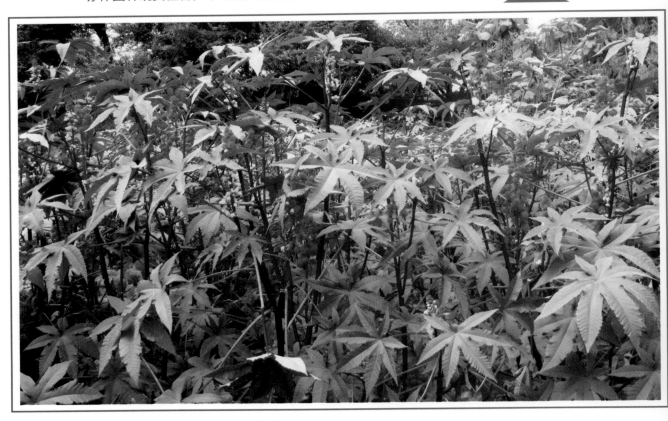

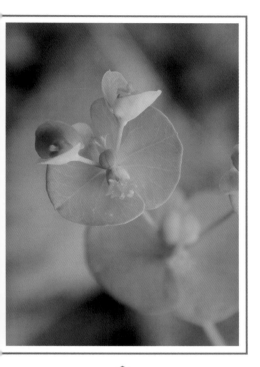

乳浆大戟

大戟属
Euphorbia

Euphorbia esula L.

蒙文名称：	查干 - 塔日努
俗　　名：	猫儿眼、烂疤眼、鸡肠狼毒
药用部位：	全草入药
中医功效：	利尿消肿，拔毒止痒
蒙医功效：	破瘀，排脓，利胆，催吐
生　　境：	野生，多零散分布于草原、山坡、干燥砂质地和路旁

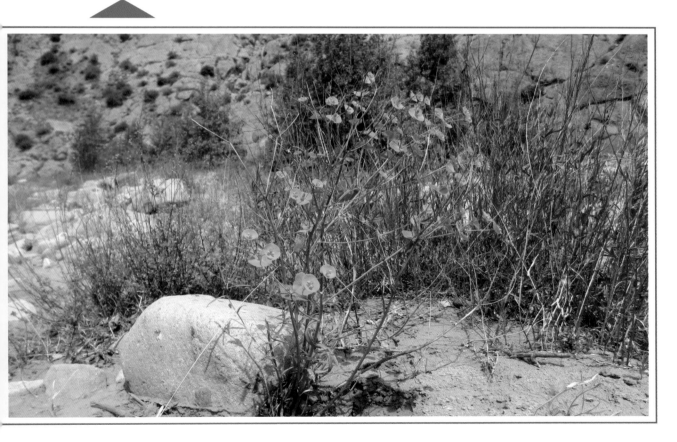

大戟科 | **Euphorbiaceae**

甘肃大戟

大戟属
Euphorbia

Euphorbia kansuensis Prokh.

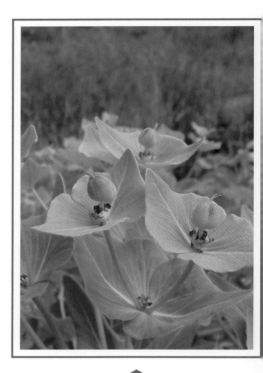

蒙文名称： 冒尼音 - 塔日努

俗　　名： 阴山大戟

药用部位： 肉质根入药

中医功效： 破积杀虫，除湿止痒

生　　境： 野生，中生植物。生于山地林缘及杂木林下

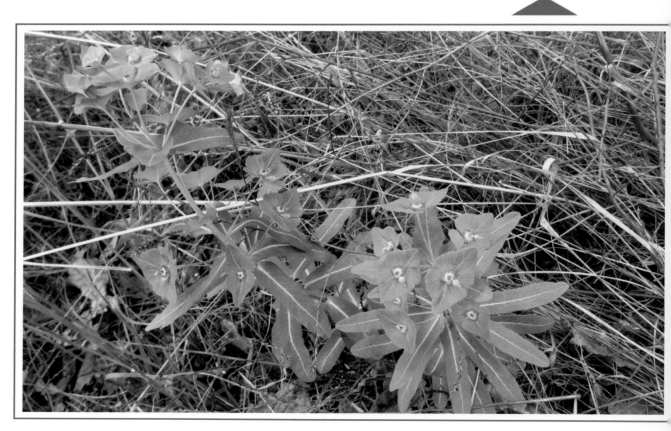

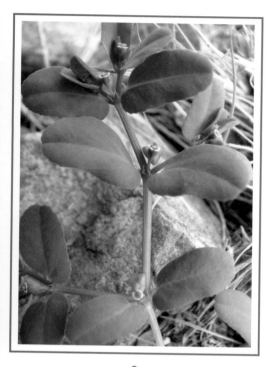

大戟科 | **Euphorbiaceae**

地锦

大戟属
Euphorbia

Euphorbia humifusa Willd. ex Schlecht.

蒙文名称：	马拉盖音 - 扎拉 - 额布苏
俗　　名：	铺地锦、铺地红、红头绳
药用部位：	全草入药
中医功效：	清热利湿，凉血止血，解毒消肿
蒙医功效：	燥"希日乌素"，排脓，止血，愈伤
生　　境：	野生，中生杂草。生于原野荒地、路旁、田间、沙丘、河滩及固定沙地

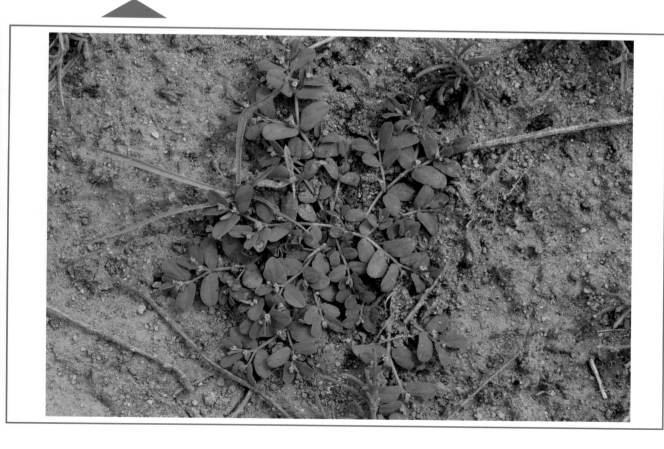

漆树科 | Anacardiaceae

火炬树

盐肤木属
Rhus

Rhus Typhina Nutt

俗　　名： 鹿角漆、火炬漆、加拿大盐肤木

药用部位： 果实入药

中医功效： 利尿，健胃，滋补

生　　境： 对土壤适应性强，耐干旱瘠薄。用于园林绿化，本
地区少量栽培

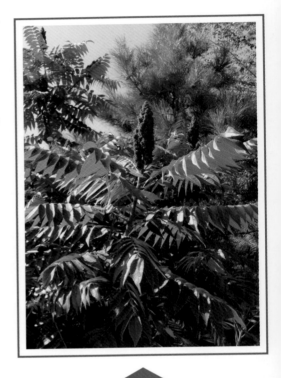

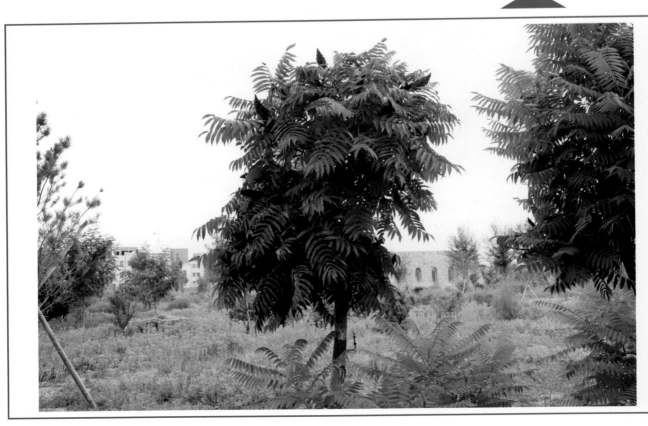

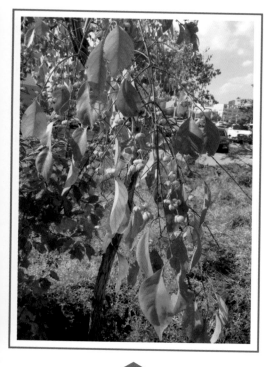

白杜

Euonymus maackii Rupr.

卫矛属
Euonymus

蒙文名称：	额莫根 - 查干
俗　　名：	丝棉木、明开夜合、桃叶卫矛
药用部位：	根及树皮入药
中医功效：	祛风湿，活血通经，止血
生　　境：	中生植物，适于中性、微酸性土壤。用于园林绿化，本地区少量栽培

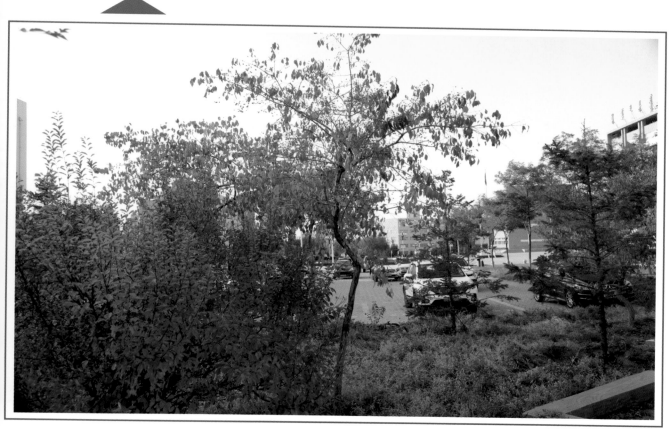

槭树科 | Aceraceae

茶条槭

Acer ginnala Maxim.

槭树属
Acer

蒙文名称： 巴图 - 查干 - 毛都

俗　　名： 黑枫、茶条、枫树

药用部位： 嫩叶及芽入药

中医功效： 清热，明目

生　　境： 中生植物，适于各种土壤。用于园林绿化，本地区
　　　　　 少量栽培

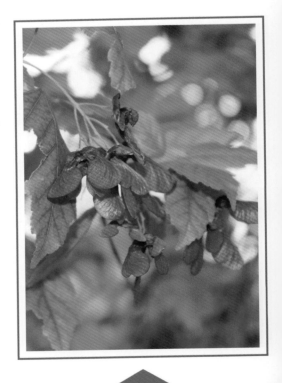

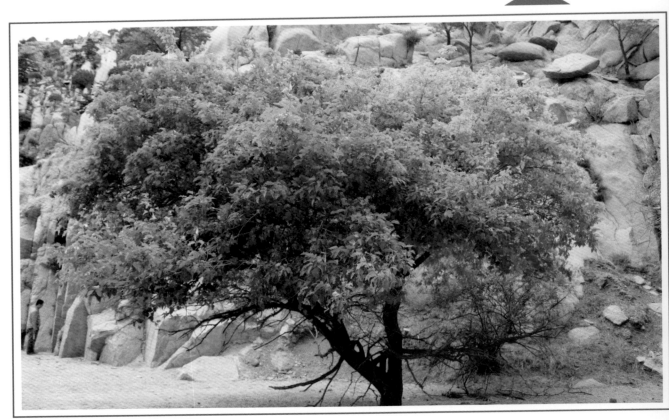

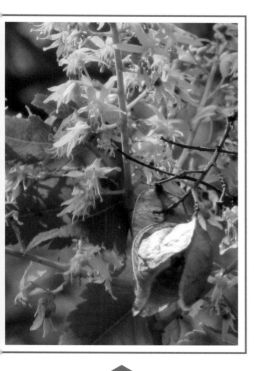

栾树

Koelreuteria paniculata Laxm.

栾树属
Koelreuteria

俗　　名：	乌拉、黑色叶树、石栾树
药用部位：	花入药
中医功效：	清肝明目
生　　境：	耐干旱和瘠薄，对环境的适应性强，喜欢生长于石灰质土壤。用于园林绿化，本地区少量栽培

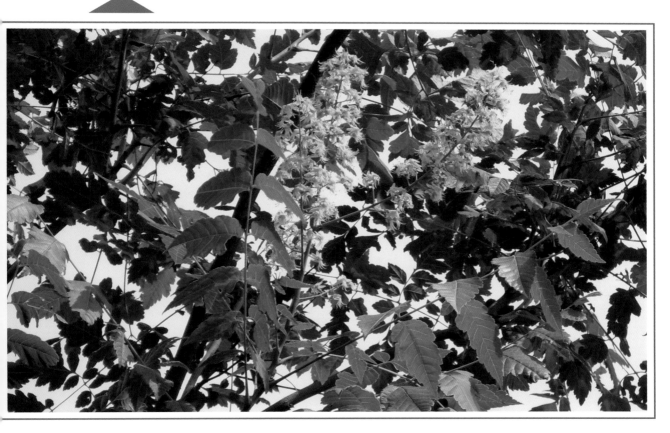

凤仙花科 | **Balsaminaceae**

凤仙花

Impatiens balsamina L.

凤仙花属
Impatiens

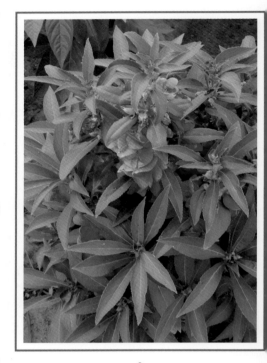

蒙文名称： 好木存 - 宝都格 - 其其格

俗　　名： 急性子、指甲花、指甲草

药用部位： 全草或茎（凤仙透骨草）、种子（急性子）、花（凤仙花）
入中药；花入蒙药

中医功效： 凤仙透骨草：有小毒，活血通经，祛风湿，止痛。急性子：
有小毒，降气消积，活血行瘀。凤仙花：活血通经

蒙医功效： 利尿，消肿，治伤，燥"希日乌素"

生　　境： 适于疏松肥沃的土壤。用于园林绿化，本地区少量栽培

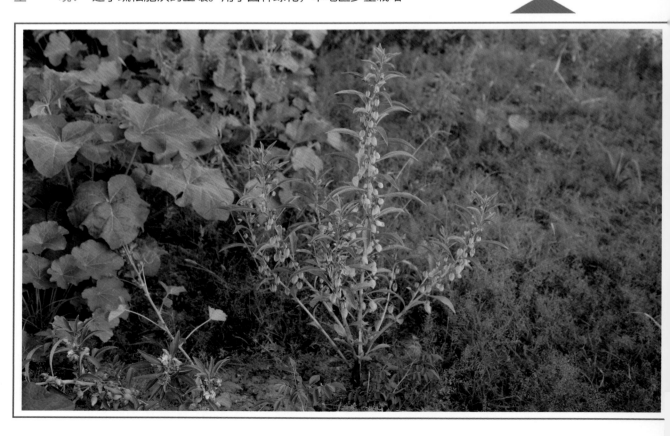

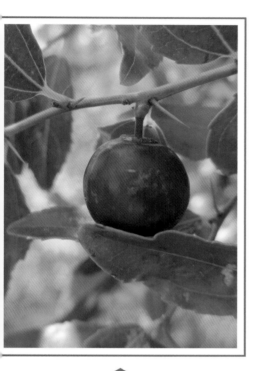

酸枣

Ziziphus jujuba Mill. var. *spinosa* (Bunge) Hu ex H. F. Chow

枣属
Ziziphus

蒙文名称：	哲日力格 - 查巴嘎
俗　　名：	棘、酸枣核、枣仁
药用部位：	种子（酸枣仁）入药
中医功效：	养肝，宁心，安神，敛汗
蒙医功效：	安神，养心，敛汗
生　　境：	野生，旱中生植物。生于向阳干燥平原、丘陵及山谷

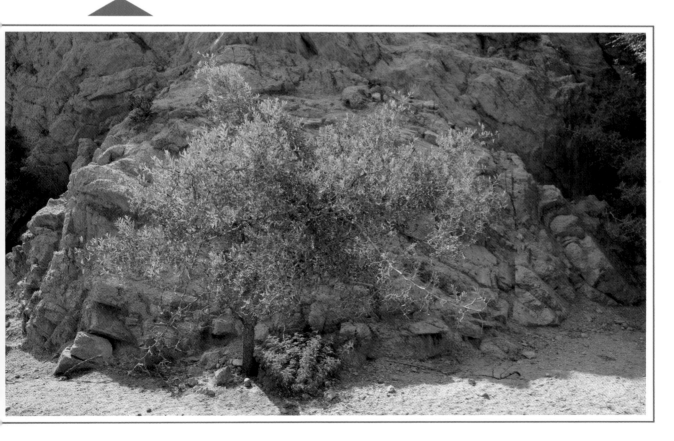

鼠李科 | Rhamnaceae

枣

Ziziphus jujuba Mill.

枣属
Ziziphus

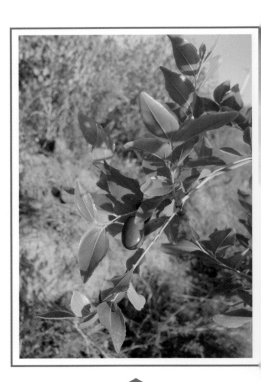

蒙文名称: 查巴嘎

俗　　名: 大枣、红枣、无刺枣

药用部位: 果实（大枣）、树皮、根入中药；果实入蒙药

中医功效: 大枣：补脾益气，养心安神，缓和药性。树皮：止泻，止血，止咳。根：行气，活血，调经

蒙医功效: 调和诸药，益气，养营

生　　境: 常见水果，对土壤的要求不严。本地区大规模栽培

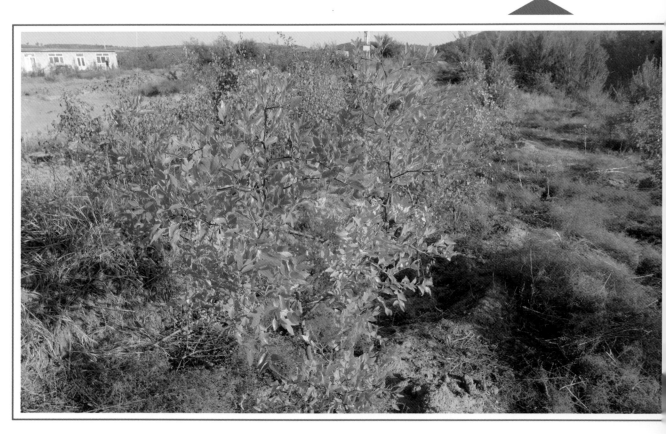

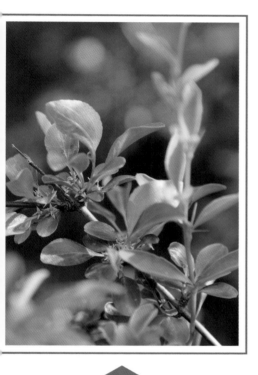

鼠李科 | Rhamnaceae

小叶鼠李

Rhamnus parvifolia Bunge

鼠李属
Rhamnus

蒙文名称： 牙黑日 - 牙西拉

俗　　名： 麻绿、黑格令、琉璃枝、鼠李子

药用部位： 果实、树皮及根皮入中药；茎枝入蒙药

中医功效： 果实：清热利湿，消积杀虫，止咳祛痰。树皮及根
　　　　　 皮：清热通便

蒙医功效： 消肿，止痛，消"协日乌素"

生　　境： 野生，旱中生植物。生于向阳石质山坡、沙丘间地
　　　　　 或灌木丛

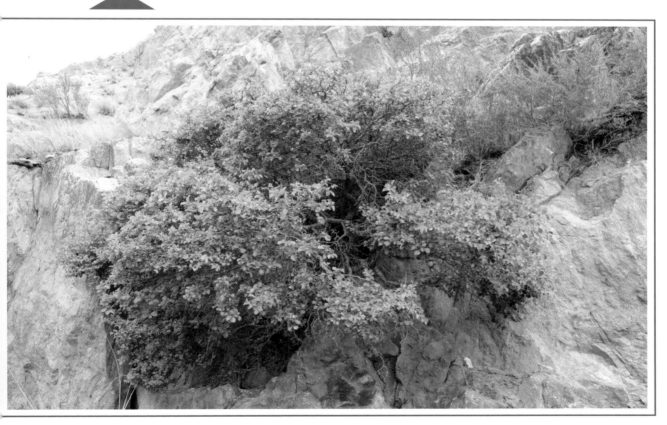

鼠李科 | **Rhamnaceae**

柳叶鼠李

鼠李属
Rhamnus

Rhamnus erythroxylon Pall.

蒙文名称： 哈日 - 牙西拉

俗　　名： 黑格兰、红木鼠李

药用部位： 叶入药

中医功效： 消食健胃，清热

生　　境： 野生，旱中生植物。生于干旱沙丘、荒坡、乱石中
　　　　　或山坡灌丛

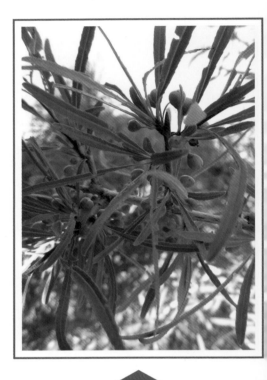

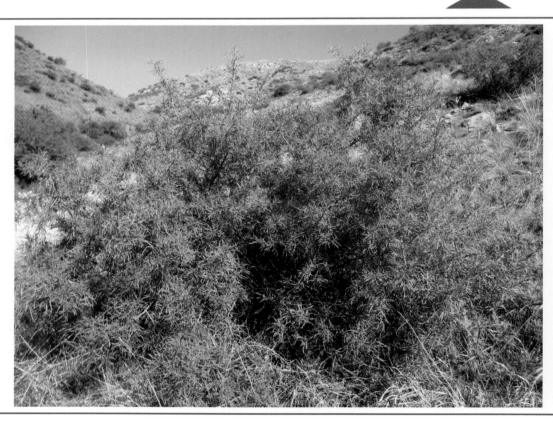

葡萄科 ｜ **Vitaceae**

葡萄

Vitis vinifera L.

葡萄属
Vitis

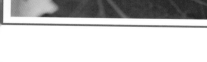

蒙文名称： 乌斯 - 乌吉母

俗　　名： 狐葡萄、巨峰葡萄

药用部位： 果实、根、藤、叶入中药；
　　　　　果实入蒙药

中医功效： 果实：滋养强壮，透疹，
　　　　　利尿，安胎。根、藤、叶：
　　　　　祛风湿，利小便

蒙医功效： 清肺，止咳，平喘，透疹，
　　　　　生津

生　　境： 常见水果，抗寒力强，不
　　　　　适宜在石灰性土壤上生长。
　　　　　本地区少量栽培

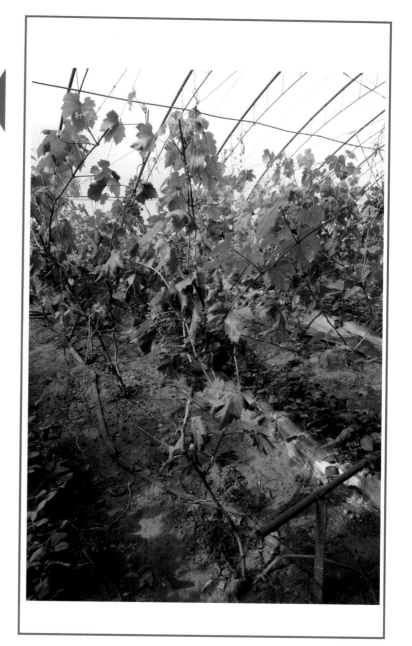

葡萄科 | Vitaceae

乌头叶蛇葡萄

蛇葡萄属
Ampelopsis

Ampelopsis aconitifolia Bunge

蒙文名称： 额布苏力格 - 毛盖 - 乌吉母

俗　　名： 草白蔹、过山龙、草葡萄

药用部位： 根皮入药

中医功效： 散瘀消肿，祛腐生肌，接骨止痛，祛风湿

生　　境： 野生，中生植物。生于石质山地

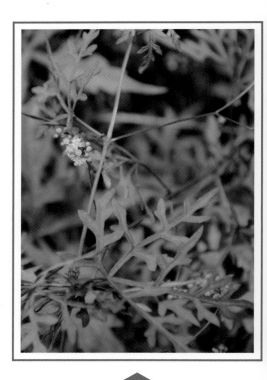

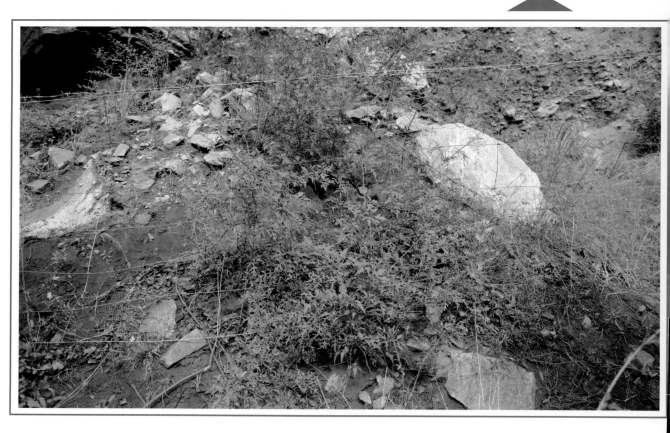

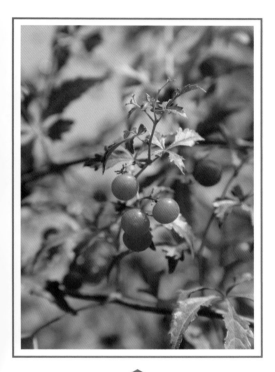

葡萄科 ｜ Vitaceae

掌裂草葡萄

蛇葡萄属
Ampelopsis

Ampelopsis aconitifolia Bunge var. *palmiloba* (carr.) Rehd

蒙文名称：　给拉格日 - 毛盖 - 乌吉母

俗　　　名：　光叶草葡萄

药用部位：　根入药

中医功效：　活血散瘀，消炎止痛

生　　　境：　野生，中生植物。生于石质山地

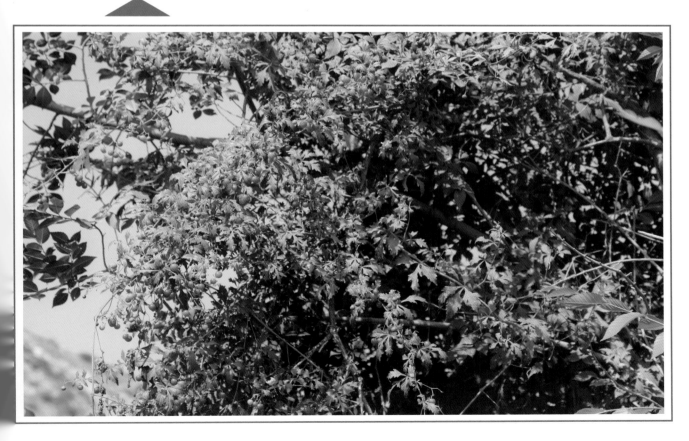

葡萄科 | **Vitaceae**

地锦

Parthenocissus tricuspidata
(S. et Z.) Planch.

地锦属
Parthenocissus

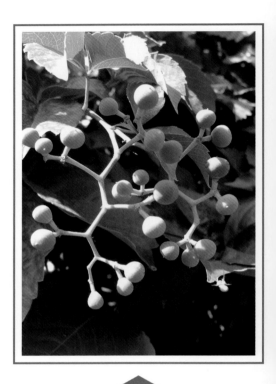

俗　　名：	爬山虎、红葡萄藤、趴墙虎
药用部位：	根和茎入药
中医功效：	破血，活筋止血，消肿毒
蒙医功效：	止血，燥脓，燥"协日乌素"，愈伤，清脉热
生　　境：	适于阴湿、肥沃的土壤。用于园林绿化，本地区少量栽培

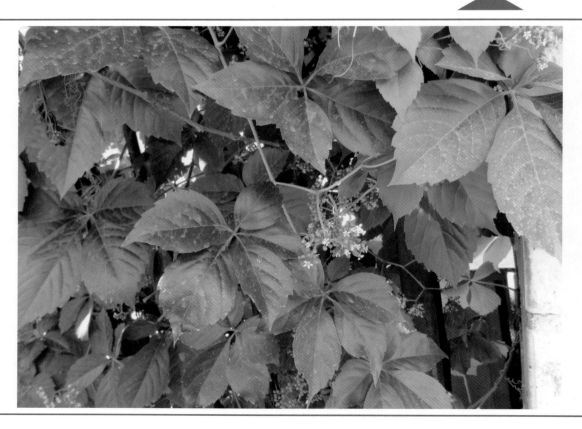

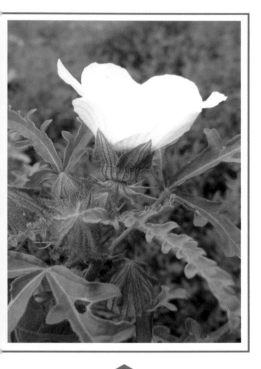

锦葵科 | **Malvaceae**

野西瓜苗

木槿属
Hibiscus

Hibiscus trionum L.

蒙文名称：	塔古 - 诺高
俗　　名：	和尚头、山西瓜秧、香铃草
药用部位：	全草入药
中医功效：	清热解毒，祛风除湿，止咳
蒙医功效：	同中医功效
生　　境：	中生杂草。生于田野、路旁、村边、山谷等处

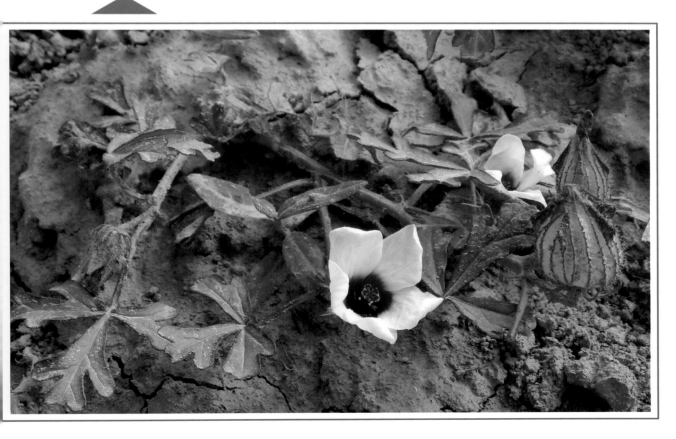

锦葵科 | Malvaceae

锦葵

Malva sinensis Cavan.

锦葵属
Malva

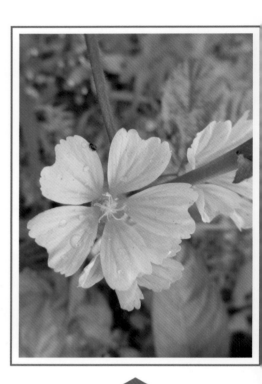

蒙文名称： 额布乐吉乌日 - 其其格

俗　　名： 钱葵、荆葵

药用部位： 种子入中药；果实及花入蒙药

中医功效： 利水，滑肠，通乳

蒙医功效： 利尿通淋，清热消肿，止渴

生　　境： 适于砂质土壤。用于园林绿化，本地区少量栽培

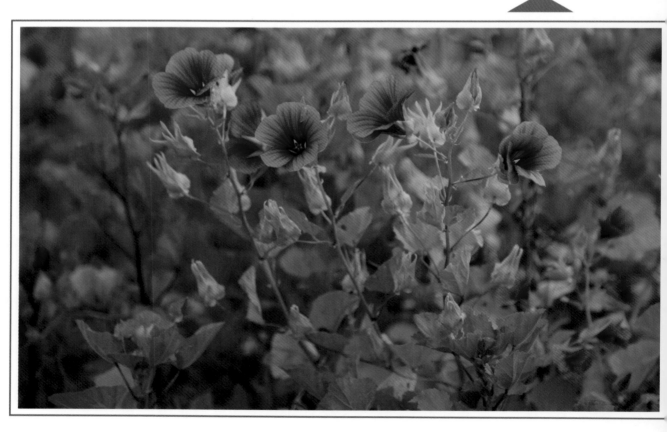

锦葵科 | Malvaceae

野葵

Malva verticillata L.

锦葵属
Malva

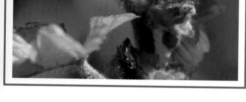

蒙文名称： 札木巴 - 其其格

俗　　名： 冬葵、冬葵果、冬苋菜、菟葵

药用部位： 种子（冬葵子）入中药；果实（冬
葵果）入蒙药

中医功效： 利水，滑肠，通乳

蒙医功效： 开窍，利尿，消肿，排脓，止泻，
清"协日"，止渴

生　　境： 野生，中生杂草。生于田间、路
旁、村边、山坡

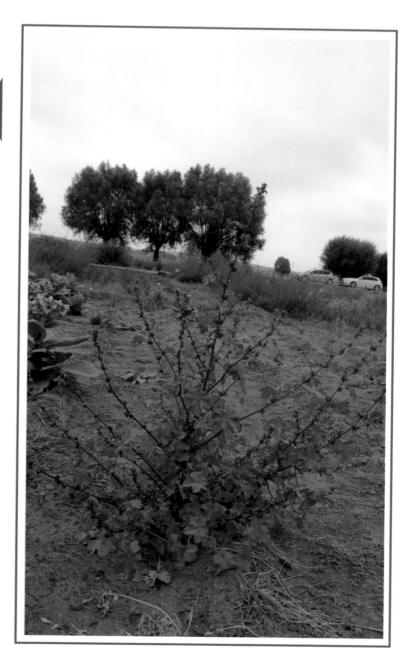

锦葵科 | **Malvaceae**

蜀葵

蜀葵属
Althaea

Althaea rosea (L.) Cavan.

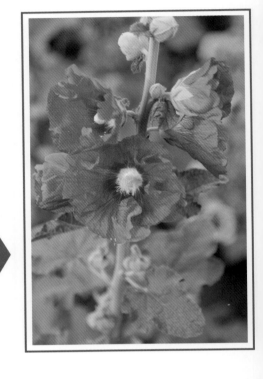

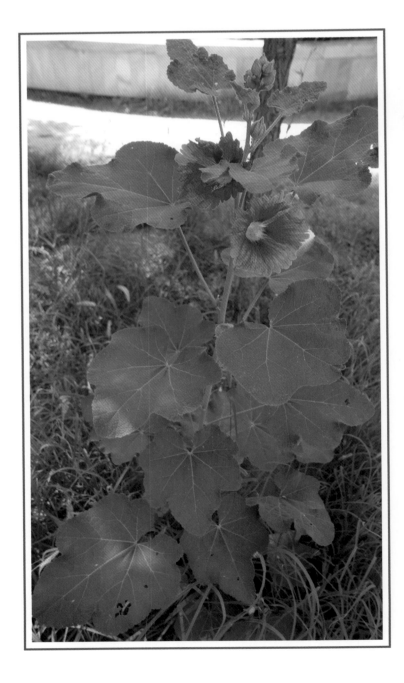

蒙文名称： 哈鲁 - 其其格

俗　　名： 蜀季花、大蜀季、大熟钱、淑
气花

药用部位： 根、叶、花、种子入中药；花
入蒙药

中医功效： 根：清热解毒，排脓，利尿。花、
叶：通利二便，解毒散结。种子：
利尿通淋

蒙医功效： 清热，利尿，消肿，涩精，止血

生　　境： 适于疏松肥沃、排水良好、富
含有机质的砂质土壤。用于园
林绿化，本地区大量栽培

锦葵科 ｜ **Malvaceae**

苘麻

Abutilon theophrasti Medicus.

苘麻属
Abutilon

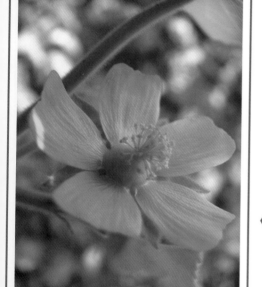

蒙文名称： 黑衣麻 - 敖拉苏

俗　名： 青麻、白麻、车轮草、冬葵子

药用部位： 种子（苘麻子）、全草及根入
中药；种子入蒙药

中医功效： 苘麻子：清热利湿，退翳。全
草及根：解毒祛风

蒙医功效： 燥"希日乌素"，杀虫

生　境： 野生。生于田边、路旁、荒地
和河岸处

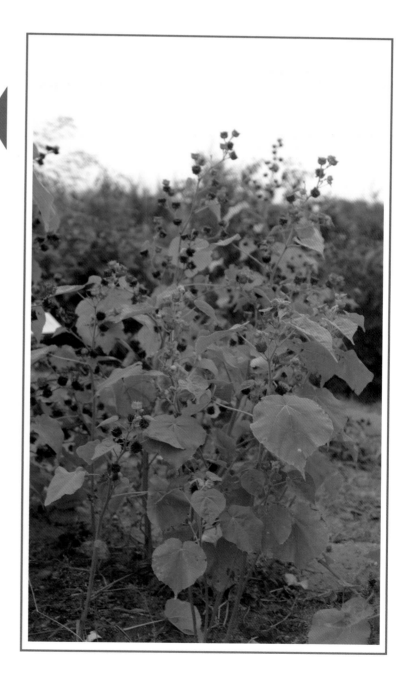

藤黄科 | **Guttiferae**

赶山鞭

Hypericum attenuatum Choisy.

金丝桃属
Hypericum

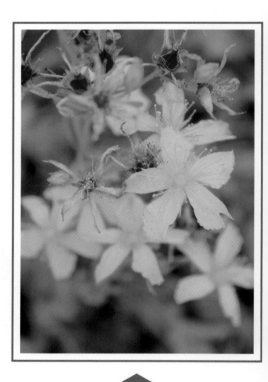

蒙文名称： 宝拉其日海图 - 阿拉丹 - 车格其乌海

俗　名： 野金丝桃、乌腺金丝桃

药用部位： 全草入药

中医功效： 内服：止血，镇痛，通乳。外用：治创伤出血，痈
　　　　　疖肿痛

生　境： 野生，旱中生植物。生于草原区山地、林缘、灌丛、
　　　　　草甸、草原

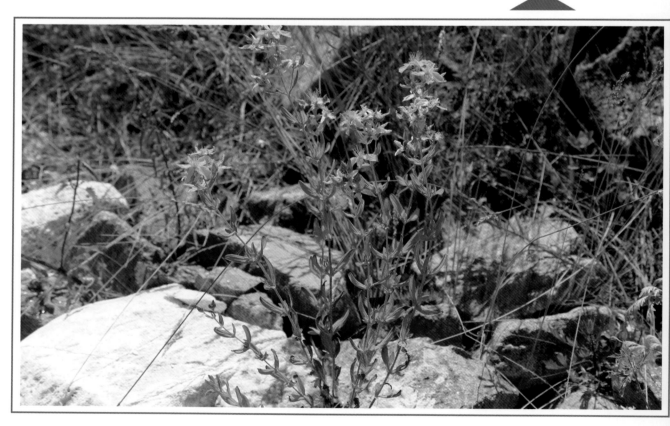

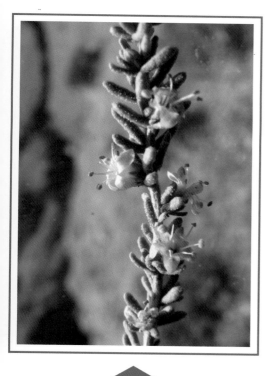

柽柳科 | Tamaricaceae

红砂

Reaumuria songarica (Pall.) Maxim.

红砂属
Reaumuria

蒙文名称：	乌兰 - 宝都日嘎纳
俗　　名：	枇杷柴、红虱
药用部位：	枝叶入中药；干燥根及根茎入蒙药
中医功效：	祛风除湿，解毒
蒙医功效：	清血热，燥恶血，止泻
生　　境：	野生，旱生小灌木。生于荒漠及荒漠地带

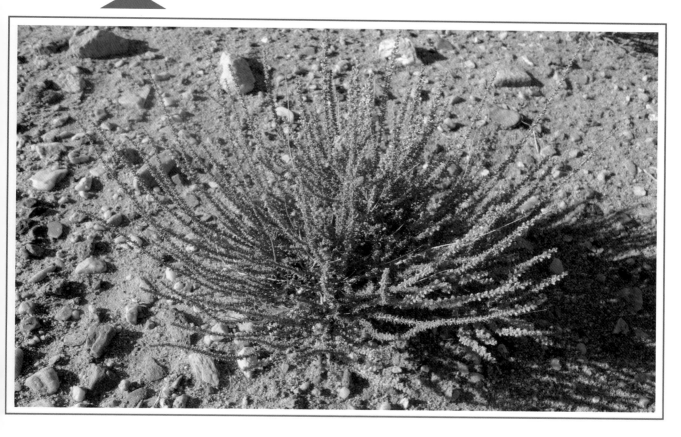

柽柳科 | Tamaricaceae

柽柳

Tamarix chinensis Lour.

柽柳属
Tamarix

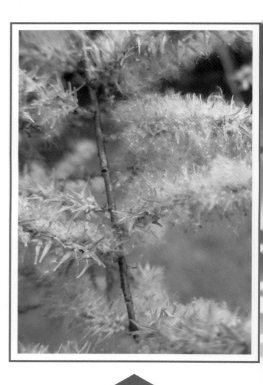

蒙文名称： 苏海

俗　　名： 三春柳、西湖杨、观音柳、红筋条、红荆条、中国柽柳、
华北柽柳、桧柽柳

药用部位： 嫩枝叶入药

中医功效： 发表透疹，解毒，利尿，祛风湿

蒙医功效： 清热，解毒，透疹，燥"希日乌素"

生　　境： 对土质要求不严，适于疏松的砂壤土、碱性土、中
性土。用于园林绿化，本地区少量栽培

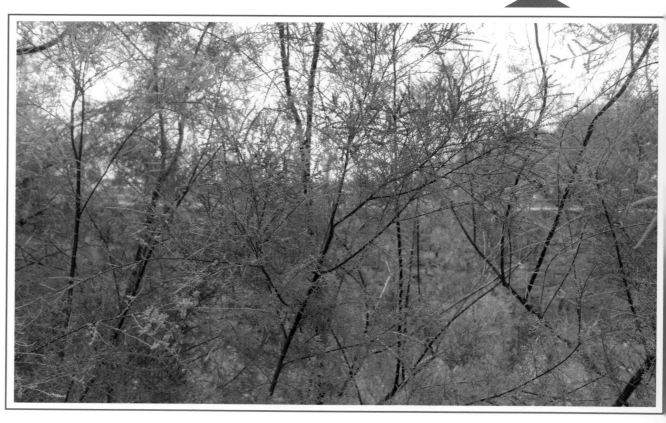

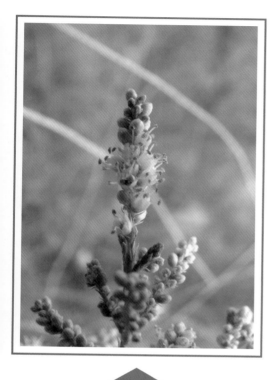

甘蒙柽柳

Tamarix austromongolica Nakai.

柽柳属
Tamarix

蒙文名称： 柴布日 - 苏海

俗　　名： 西湖柳、山川柳

药用部位： 枝叶入药

中医功效： 疏风，解表，透疹，解毒

蒙医功效： 祛风解表，发汗，宣透麻疹

生　　境： 对土壤要求不严，在淡栗钙土和红土上都能很好的
　　　　　生长。用于园林绿化，本地区少量栽培

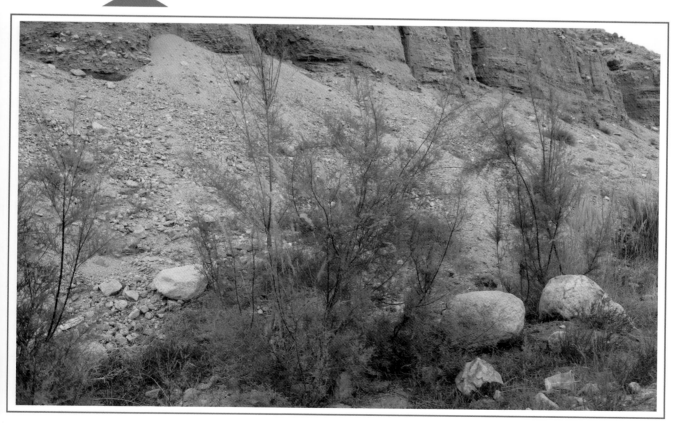

董菜科 | Violaceae

裂叶堇菜

董菜属
Viola

Viola dissecta Ledeb.

蒙文名称： 奥尼图 - 尼勒 - 其其格

俗　　名： 疔毒草、深裂叶堇菜

药用部位： 全草入药

中医功效： 清热解毒，消痈肿

蒙医功效： 同中医功效

生　　境： 野生，中生植物。生于山坡草地、杂木林缘、灌丛
下及田边路旁等地

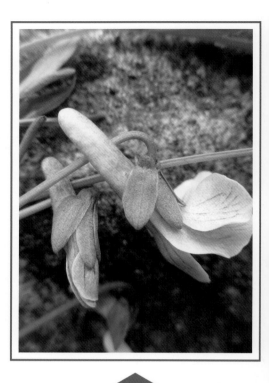

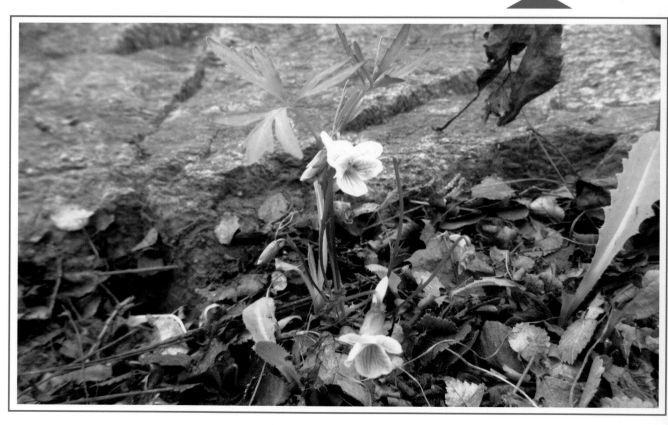

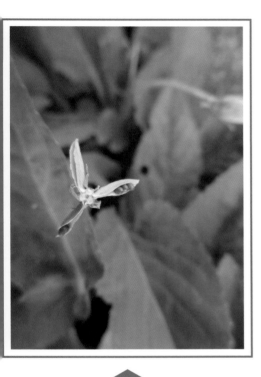

董菜科 | Violaceae

紫花地丁

Viola philippica Cav.

董菜属
Viola

蒙文名称：	宝日 - 尼勒 - 其其格
俗　　名：	辽董菜、兔儿草、光瓣董菜
药用部位：	全草入药
中医功效：	清热解毒，凉血消肿
蒙医功效：	清热解毒
生　　境：	中生杂草，对土壤要求不严，适于黏土、壤土、砂壤土。为常用药材，本地区少量栽培

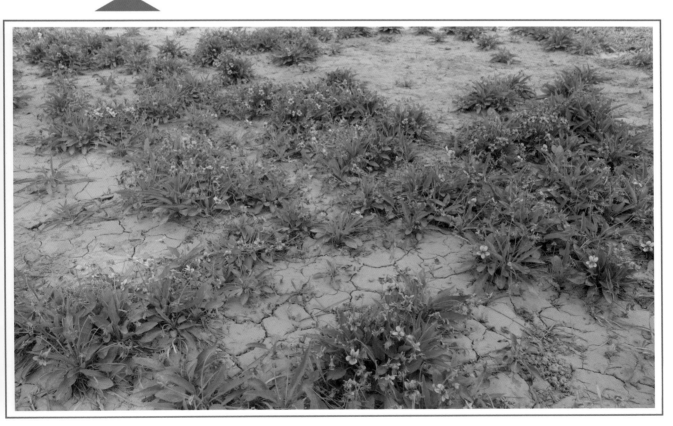

菫菜科 | **Violaceae**

阴地堇菜

菫菜属
Viola

Viola yezoensis Maxim.

蒙文名称： 其格 - 尼勒 - 其其格

药用部位： 全草入药

中医功效： 消痈疖疗疮

蒙医功效： 清热解毒，消痈肿

生　　境： 野生，中生植物。生于阔叶林下、山地灌丛间及山坡草地

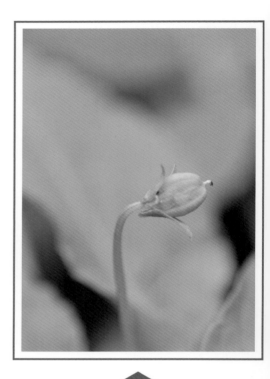

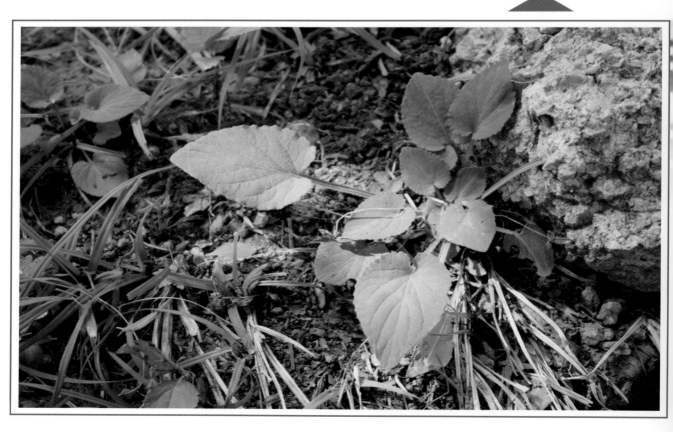

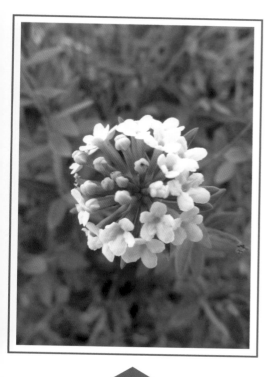

瑞香科 ｜ Thymelaeaceae

狼毒

Stellera chamaejasme L.

狼毒属
Stellera

蒙文名称：达伦 - 图茹

俗　　名：断肠草、小狼毒、红火柴头花、棉大戟

药用部位：根入药

中医功效：逐水祛痰，破积杀虫

蒙医功效：杀"粘"，逐水，消"奇哈"，祛腐，消肿，生肌

生　　境：野生，旱生植物。广泛分布于草原区，在过度放牧
　　　　　影响下，数量常常增多，成为景观植物

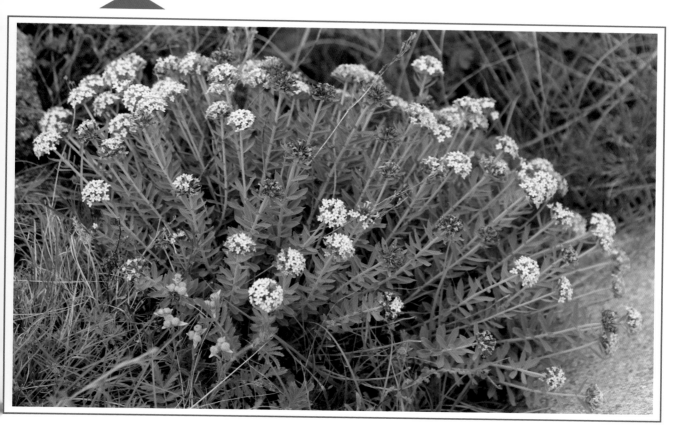

胡颓子科 | Elaeagnaceae

沙棘

Hippophae rhamnoides L.

沙棘属
Hippophae

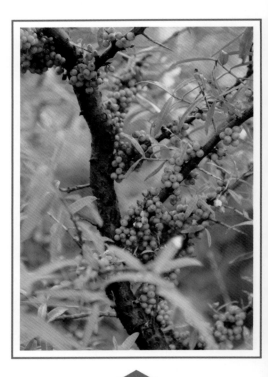

蒙文名称： 其查日嘎纳

俗　　名： 醋柳、酸刺、黑刺

药用部位： 果实、种子油入中药；果实入蒙药

中医功效： 果实：止咳化痰，消食化滞，活血化瘀，生津。种
子油：健胃消食，活血调经，强壮

蒙医功效： 祛痰止咳，活血散瘀，消食化滞

生　　境： 旱中生植物，对土壤适应性强。为荒漠治理树种，
亦作经济作物，本地区大规模栽培

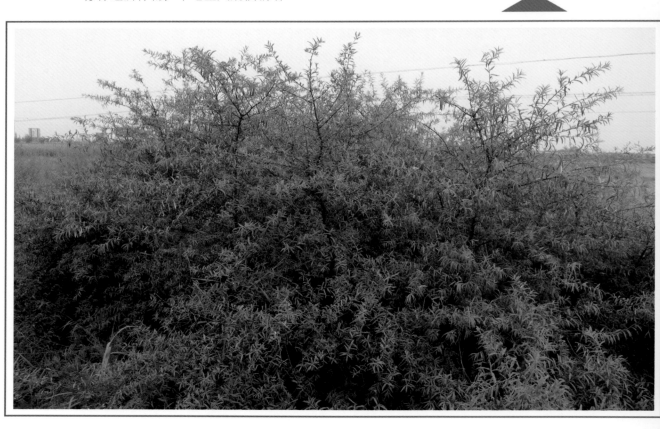

胡颓子科 | **Elaeagnaceae**

沙枣

Elaeagnus angustifolia L.

胡颓子属
Elaeagnus

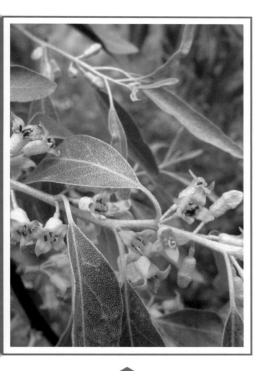

蒙文名称： 吉格德

俗　　名： 银柳、桂香柳、红豆、七里香、金玲花、香柳

药用部位： 树皮、果实、叶、花及根入药

中医功效： 树皮：清热凉血，收敛止痛。果实：健脾止泻。叶：治肺炎、气短。根：煎汁可洗恶疥疮和马的瘤疥

蒙医功效： 果实：治身体虚弱，神志不宁，消化不良，腹泻。树皮：治胃痛，泄泻，白带；外用治烫火伤，外伤出血。叶：治痢疾，腹泻，肠炎。花：治咳嗽，喘促

生　　境： 野生，旱生植物。生于山地、平原、沙滩、荒漠

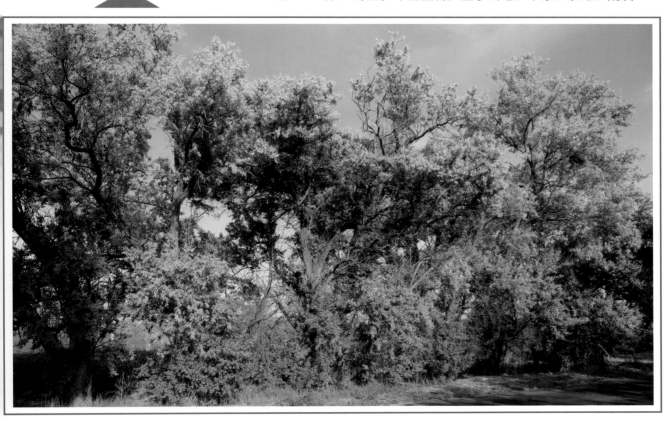

千屈菜科 | **Lythraceae**

千屈菜

千屈菜属
Lythrum

Lythrum salicaria L.

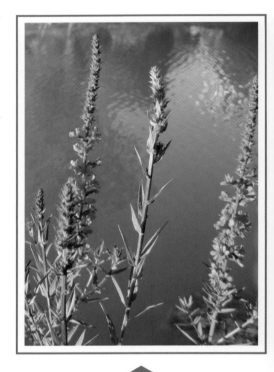

蒙文名称： 西如音 - 其其格

俗　　名： 对叶莲

药用部位： 全草入药

中医功效： 清热解毒，止血，止泻

生　　境： 湿生植物，适于生长在深厚、富含腐殖质的土壤上。
用于园林绿化，本地区少量栽培

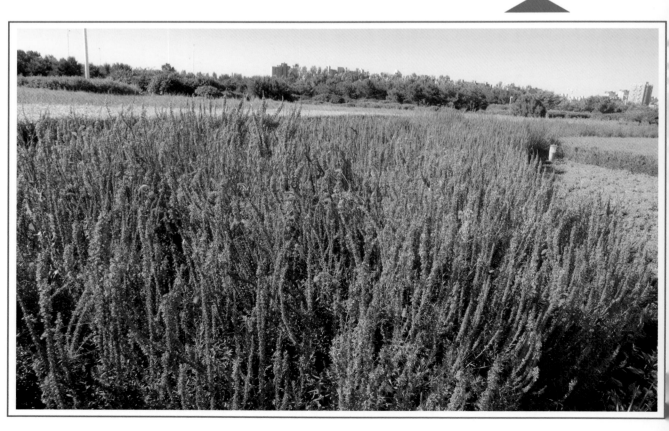

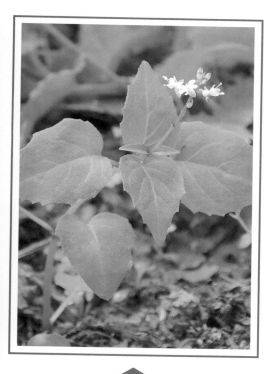

柳叶菜科 | Onagraceae

高山露珠草

Circaea alpina L.

露珠草属
Circaea

蒙文名称：　乌拉音 - 伊黑日 - 额布苏

药用部位：　全草入药

中医功效：　清热解毒

生　　境：　野生，中生植物。生于林下、林缘、山沟溪边或山
　　　　　　坡潮湿石缝

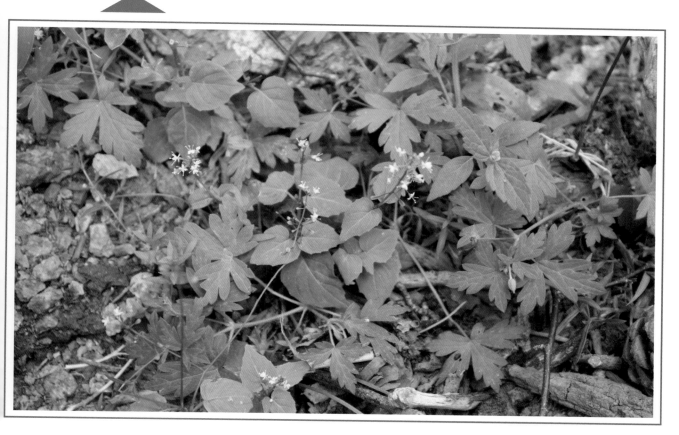

柳叶菜科 | Onagraceae

柳兰

Epilobium angustifolium L.

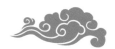

柳叶菜属
Epilobium

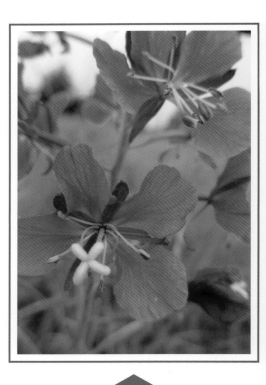

蒙文名称： 呼崩 - 奥日耐特

俗　　名： 红筷子、遍山红

药用部位： 全草入药

中医功效： 调经活血，消肿止痛

蒙医功效： 清热利胆，止泻，杀虫

生　　境： 野生，中生植物。生于草坡灌丛、火烧迹地、高山
　　　　　 草甸、河滩、砾石坡

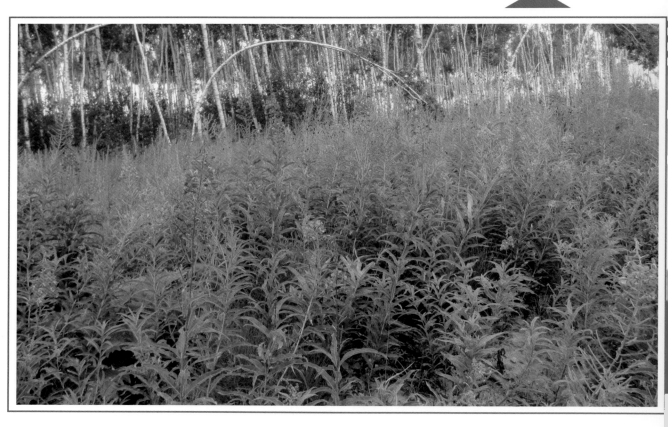

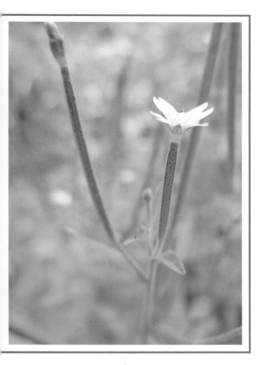

柳叶菜科 | Onagraceae

沼生柳叶菜

柳叶菜属
Epilobium

Epilobium palustre L.

蒙文名称：那木嘎音 - 呼崩朝日

俗　　名：水湿柳叶菜、沼泽柳叶菜

药用部位：全草入药

中医功效：清热止痛，活血消肿，祛湿，止咳

生　　境：野生，湿生植物。生于湖塘、沼泽、河谷、溪沟旁、
　　　　　亚高山与高山草地湿润处

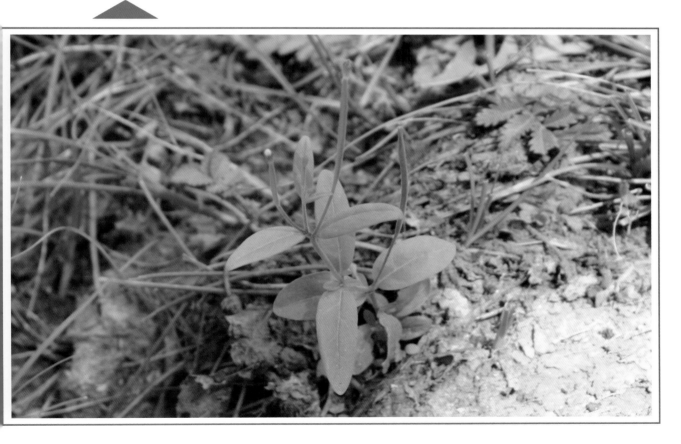

锁阳科 | **Cynomoriaceae**

锁阳

Cynomorium songaricum Rupr.

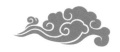

锁阳属
Cynomorium

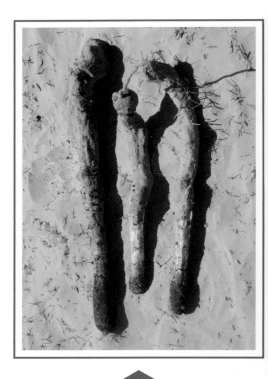

蒙文名称： 乌兰高腰

俗　名： 地毛球、锈铁棒、铁棒锤、羊锁不拉

药用部位： 肉质茎入药

中医功效： 补肾助阳，润肠通便

蒙医功效： 平"协日"，消食，益精

生　境： 多寄生在白刺属植物的根上，为内蒙古道地药材，本地区少量栽培。野生于荒漠草原、草原化荒漠与荒漠地带

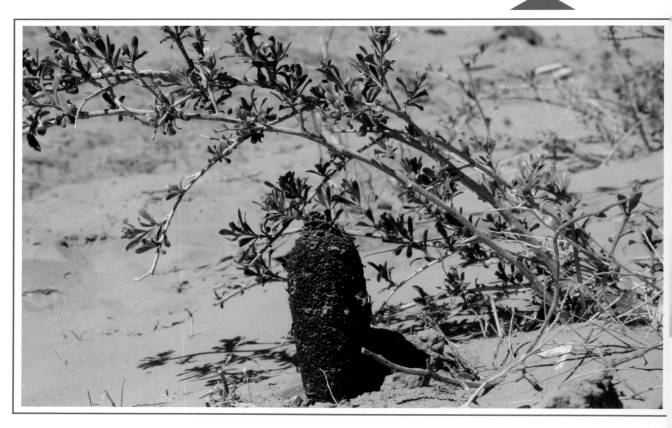

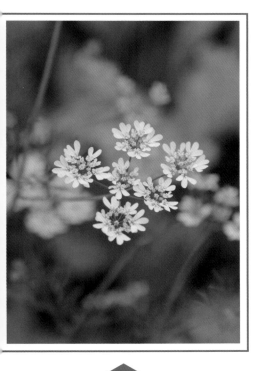

伞形科 | **Umbelliferae**

芫荽

Coriandrum sativum L.

芫荽属
Coriandrum

蒙文名称：	乌努日图 - 诺高
俗　　名：	香菜、胡荽
药用部位：	全草或果实入中药；果实入蒙药
中医功效：	全草：发表透疹。果实：健胃消食
蒙医功效：	消"巴达干"热，消食，开胃，止渴，止痛，透疹
生　　境：	常见蔬菜，适于生长在土壤结构好、保肥保水性能强、有机质含量高的土壤上。本地区大量栽培

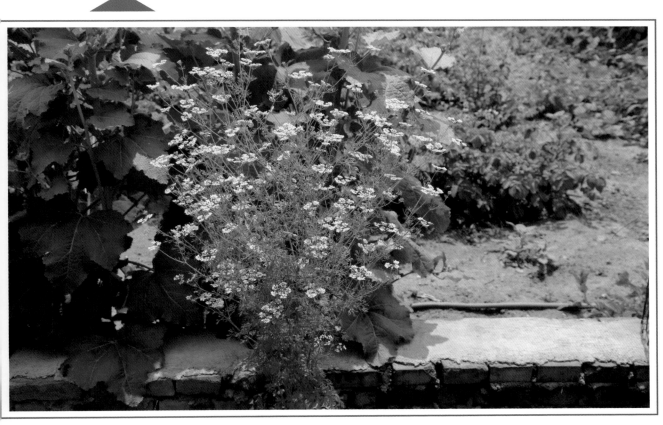

伞形科 | Umbelliferae

棱子芹

棱子芹属
Pleurospermum

Pleurospermum camtschaticum Hoffm.

蒙文名称： 益日没格图 - 朝古日

俗　　名： 走马芹

药用部位： 全草入蒙药

蒙医功效： 清热，解毒

生　　境： 野生，中生植物。生于山谷林下、林缘草甸及溪边

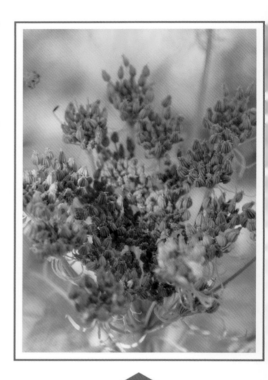

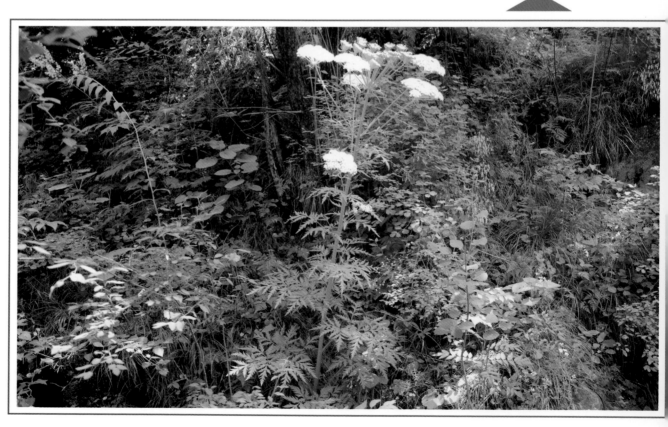

伞形科 | **Umbelliferae**

黑柴胡

Bupleurum smithii Wolff

柴胡属
Bupleurum

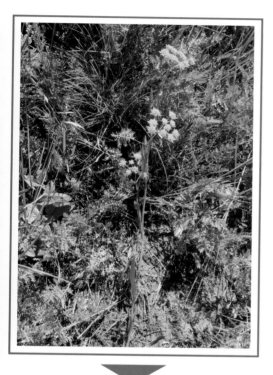

蒙文名称： 哈日 - 宝日车 - 额布苏

俗　　名： 小五吕柴胡、杨家坪柴胡

药用部位： 根入药

中医功效： 治外感发热，寒热往来，疟疾，肝郁胁痛乳胀、头
　　　　　痛目眩、月经不调，气虚下陷之脱肛、子宫脱垂、
　　　　　胃下垂

生　　境： 野生，中生植物。生于山坡草地、山谷、山顶阴处

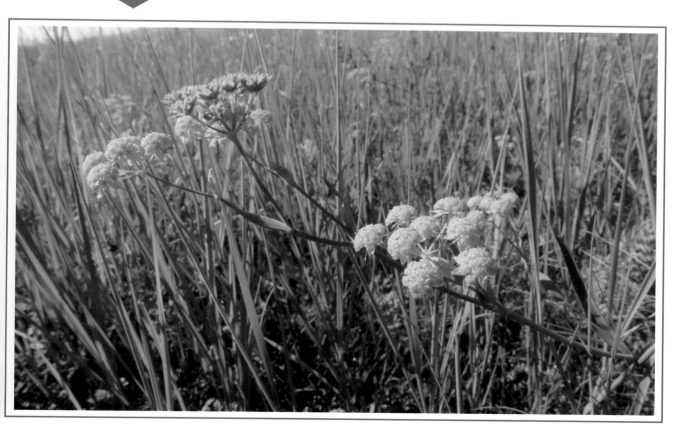

伞形科 | Umbelliferae

红柴胡

Bupleurum scorzonerifolium Willd.

柴胡属
Bupleurum

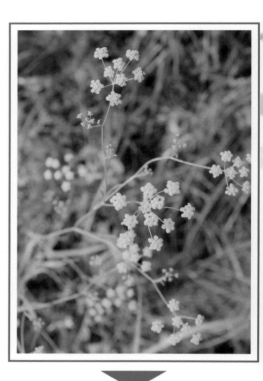

蒙文名称： 乌兰 - 宝日车 - 额布苏

俗　　名： 狭叶柴胡、细叶柴胡、软柴胡

药用部位： 根入药

中医功效： 和解退热，疏肝解郁，升阳

蒙医功效： 清肺，止咳

生　　境： 野生，旱生植物。生于草原、丘陵坡地、固定沙丘

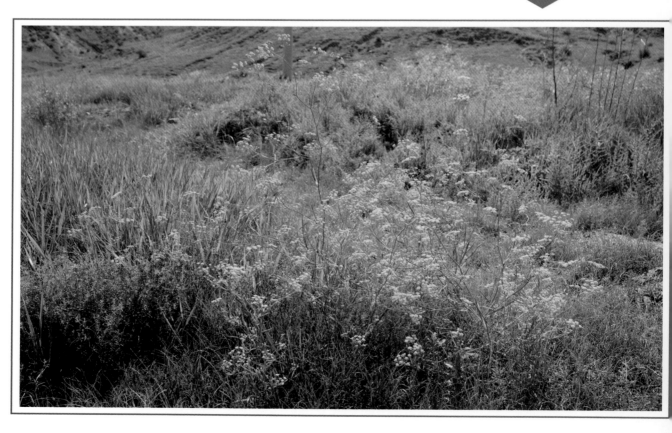

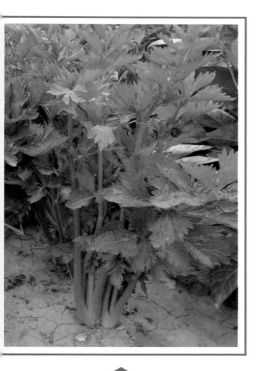

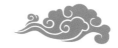

伞形科 | **Umbelliferae**

旱芹

Apium graveolens L.

芹属
Apium

蒙文名称：	朝古日 - 诺高
俗　　名：	芹菜、香芹
药用部位：	全草入药
中医功效：	清热平肝，利尿，止血
生　　境：	常见蔬菜，适于生长在地势较高、排灌方便、土质 疏松、肥沃的砂壤土上。本地区小规模栽培

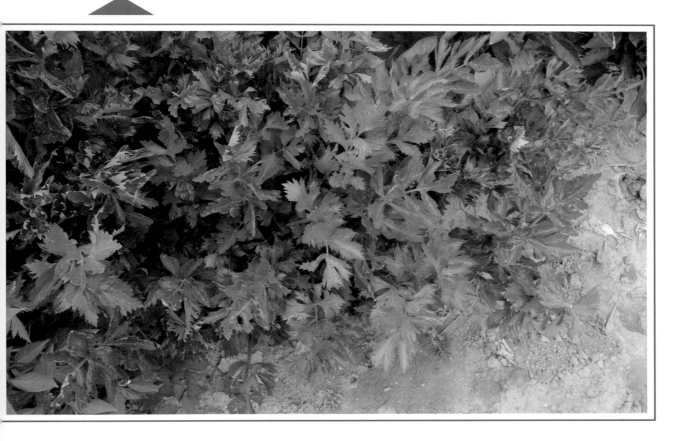

伞形科 | Umbelliferae

田葛缕子

Carum buriaticum Turcz.

葛缕子属
Carum

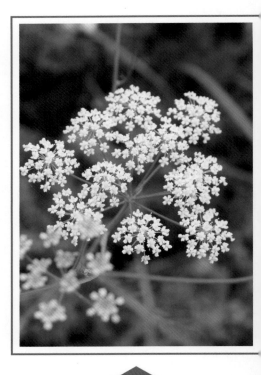

蒙文名称： 塔林 - 哈如木吉

药用部位： 果实入药

中医功效： 健脾开胃，理气散寒

生　　境： 野生，旱中生杂草。生于田边路旁、撂荒地、山地
　　　　　沟谷

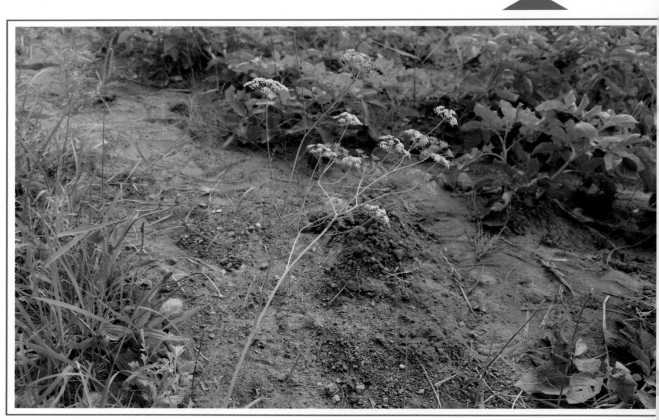

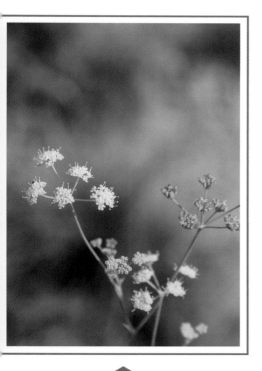

伞形科 | Umbelliferae

内蒙西风芹

Seseli intramongolicum Y. C. Ma

西风芹属
Seseli

蒙文名称：　蒙古勒 - 乌没黑 - 朝古日

俗　　名：　内蒙古邪蒿

药用部位：　根入药

中医功效：　祛风解表，胜湿，止痛，解痉

蒙医功效：　止咳，祛痰，平喘

生　　境：　野生，旱生植物。生于干燥石质山坡

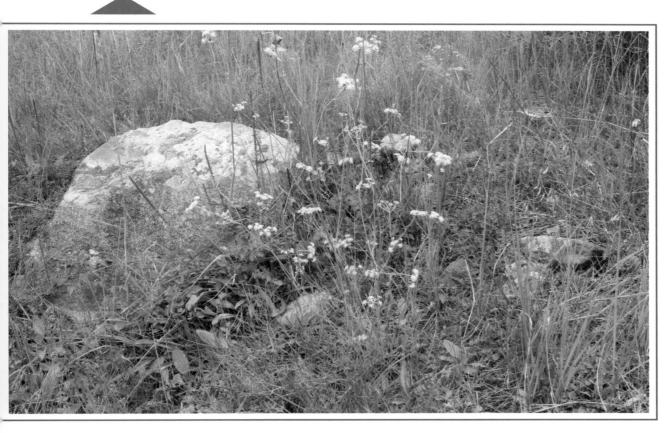

伞形科 | **Umbelliferae**

茴香

茴香属
Foeniculum

Foeniculum vulgare Mill.

蒙文名称： 找日哈得苏

俗　　名： 小茴香、蘹香

药用部位： 果实入药

中医功效： 驱风，祛痰，散寒，健胃，止痛

蒙医功效： 清"赫依"热，解毒，明目，消肿，开胃，止渴

生　　境： 常见蔬菜，适于生长在通透性强，排水好的沙土或
　　　　　　轻砂壤土上。本地区小规模栽培

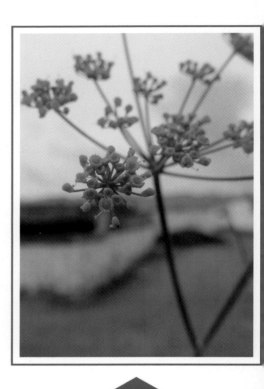

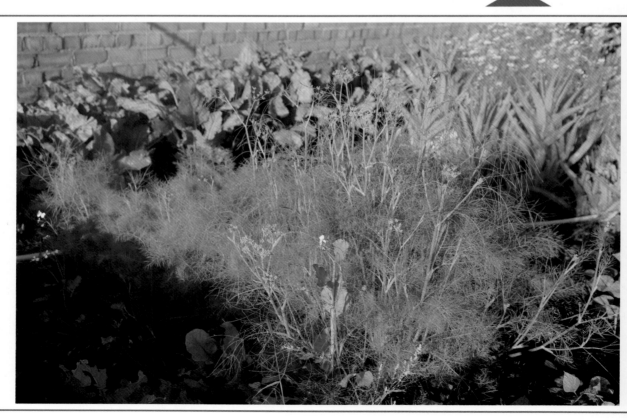

伞形科 | **Umbelliferae**

山芹

Ostericum sieboldii (Miq.) Nakai

山芹属
Ostericum

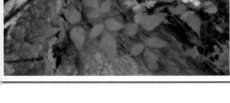

蒙文名称： 哲日力格 - 朝古日

俗　　名： 狭叶山芹、山芹当归、山芹独活

药用部位： 根入药

中医功效： 治风湿痹痛，腰膝酸痛，感冒头痛，
　　　　　 痈疮肿痛

蒙医功效： 镇"赫依"，燥黄水，止痛

生　　境： 野生，中生植物。生于山坡林缘、
　　　　　 草地、山谷、林下、溪边草甸

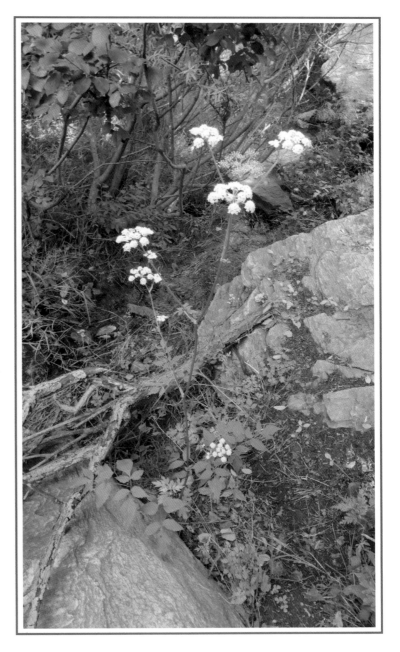

伞形科 | Umbelliferae

硬阿魏

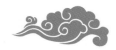

Ferula bungeana Kitagawa

阿魏属
Ferula

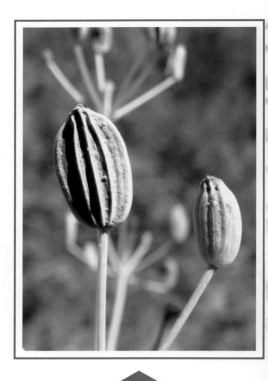

蒙文名称： 汉 - 特木日

俗　　名： 沙茄香、牛叫磨、刚前胡

药用部位： 全草入药

中医功效： 解表，清热，祛痰，止咳，抗结核

蒙医功效： 同中医功效

生　　境： 野生，旱生植物。生于典型草原和荒漠草原地带的沙地

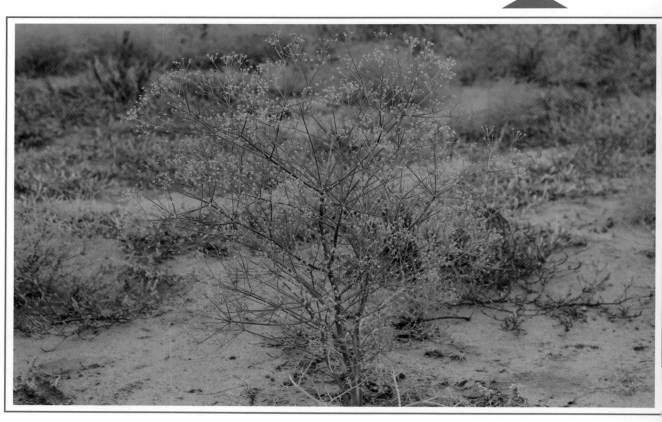

伞形科 ｜ Umbelliferae

短毛独活

Heracleum moellendorffii Hance

独活属
Heracleum

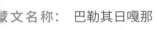

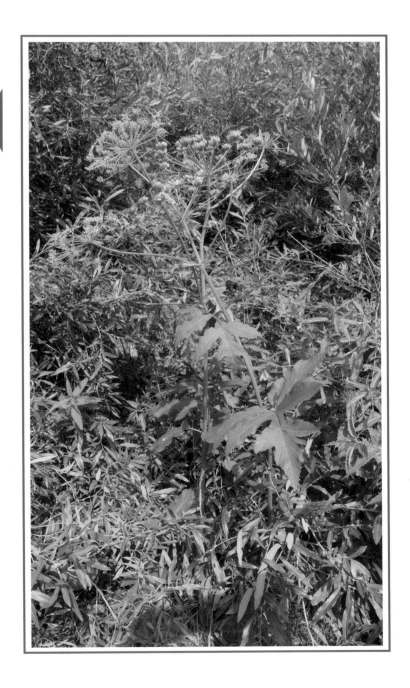

蒙文名称：巴勒其日嘎那

俗　　名：东北牛防风、短毛白芷、布
如嘎拉、兴安牛防风

药用部位：根入药

中医功效：发表，祛风除湿

蒙医功效：杀"粘"，止血，燥"希日
乌素"

生　　境：野生，中生植物。生长于山
坡林下、林缘或山沟溪边

伞形科 | Umbelliferae

防风

Saposhnikovia divaricata (Turcz.)
Schischk.

防风属
Saposhnikovia

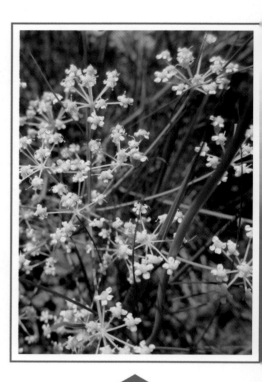

蒙文名称： 疏古日根

俗　　名： 广防风、北防风、旁风、关防风

药用部位： 根入药

中医功效： 祛风解表，除湿，止痛，解痉

蒙医功效： 止咳，祛痰，平喘

生　　境： 旱生植物，为内蒙古常用中药。本地区小规模栽培，
　　　　　 野生于草原、丘陵、多砾石山坡

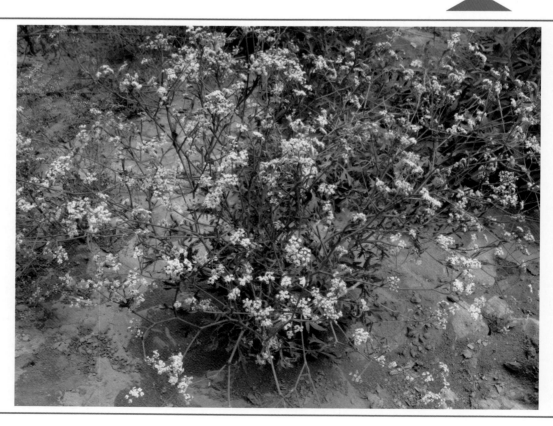

伞形科 | Umbelliferae

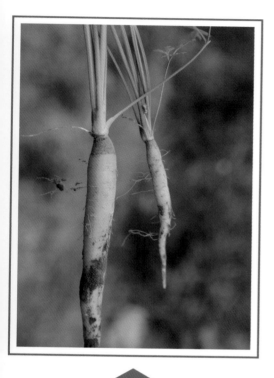

胡萝卜

Daucus carota L. var. *sativa* Hoffm.

胡萝卜属
Daucus

蒙文名称： 胡 - 捞邦

俗　　名： 野胡萝卜、鹤虱草、黄萝卜

药用部位： 根入药

中医功效： 健脾，化滞

蒙医功效： 同中医功效

生　　境： 常见蔬菜，适于生长在水分充沛、疏松、通透、肥沃的土壤中。本地区小规模栽培

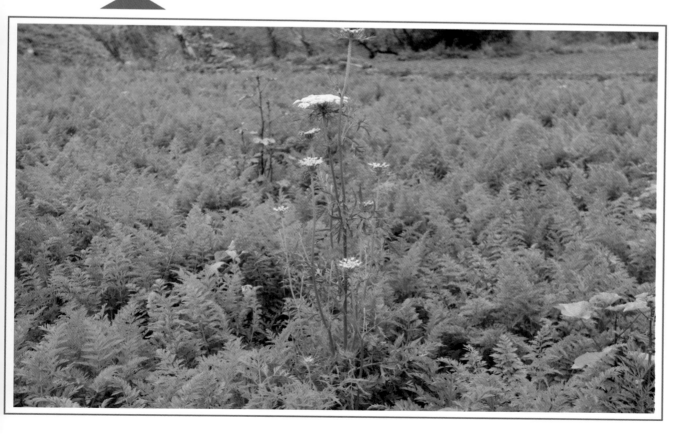

山茱萸科 | Cornaceae

红瑞木

Swida alba

梾木属
Swida

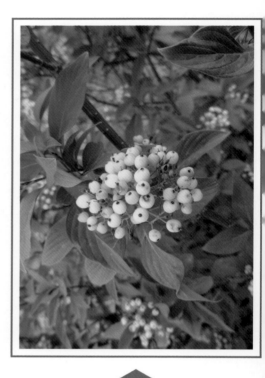

蒙文名称： 乌兰 - 塔日乃

俗　　名： 红瑞山茱萸

药用部位： 果实、树皮及枝叶入中药；茎干入蒙药

中医功效： 果实：滋补强身。树皮及枝叶：收敛止血，清热，
利水，祛风湿

蒙医功效： 清热解毒，透疹，燥"希日乌素"

生　　境： 适于生长在肥沃、排水通畅、养分充足的环境中。
用于园林绿化，本地区少量栽培

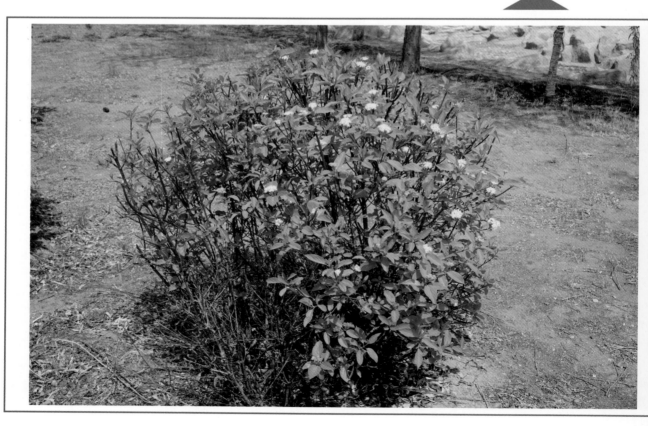

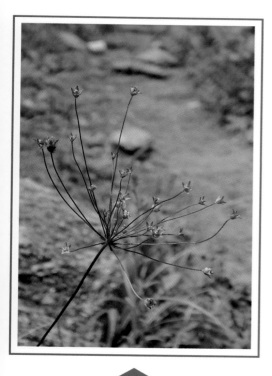

报春花科 | Primulaceae

北点地梅

Androsace septentrionalis L.

点地梅属
Androsace

蒙文名称：塔拉音 - 达邻 - 套布齐

俗　　名：雪山点地梅

药用部位：全草入药

中医功效：清热解毒，消肿止痛

蒙医功效：消肿愈创，解毒

生　　境：野生，旱中生植物。散生于草甸草原、砾石质草原、山地草甸、林缘及沟谷

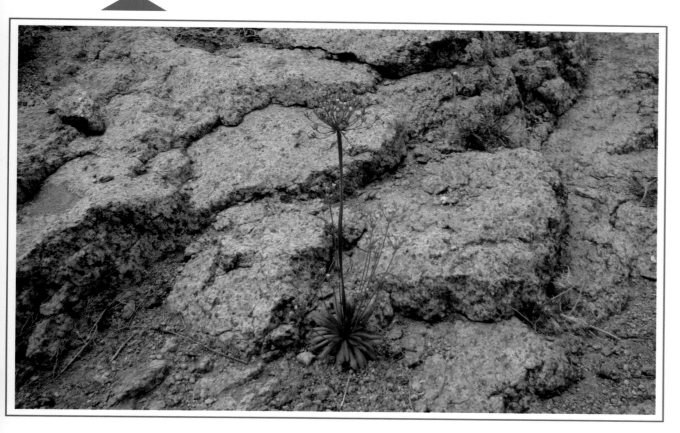

报春花科 | Primulaceae

白花点地梅

点地梅属
Androsace

Androsace incana Lam.

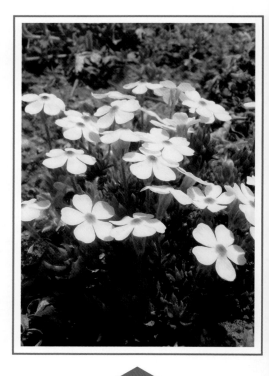

蒙文名称： 查干 - 达邻 - 套布其

俗　　名： 铜钱草、喉咙草

药用部位： 全草入药

中医功效： 清热解毒，消肿止痛

蒙医功效： 治风火赤眼，咽喉红肿，疮疡肿痛

生　　境： 野生，旱生植物。生于山地羊茅草原及其他矮草草
　　　　　　原，也常在石质丘陵顶部及石质山坡上聚生成丛

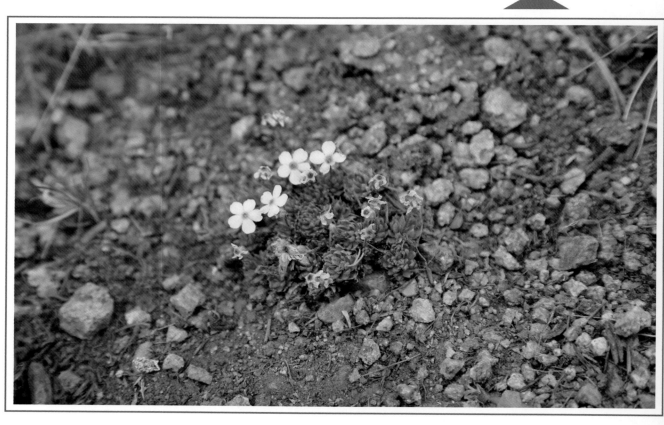

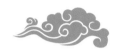

报春花科 | **Primulaceae**

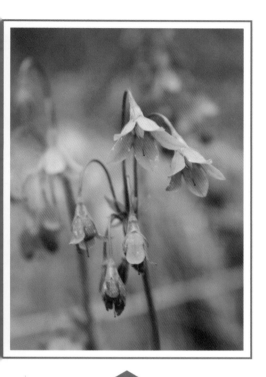

假报春

Cortusa matthioli L.

假报春属
Cortusa

蒙文名称： 奥拉宝台 - 其其格

药用部位： 全草入药

中医功效： 清热解毒

蒙医功效： 解热

生　　境： 野生，中生植物。生于山地林下或蔽阴的含腐殖质
　　　　　较多的土壤上

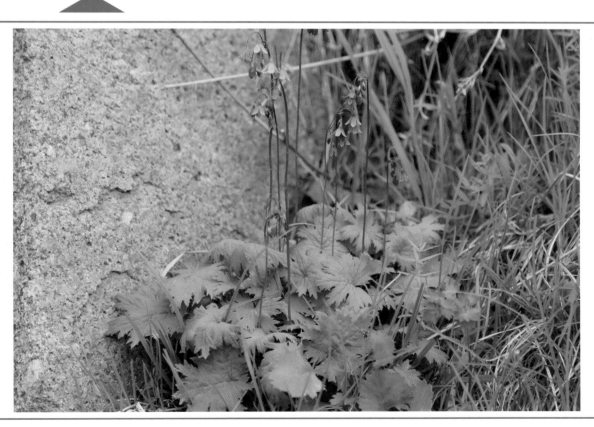

海乳草

Glaux maritima L.

海乳草属
Glaux

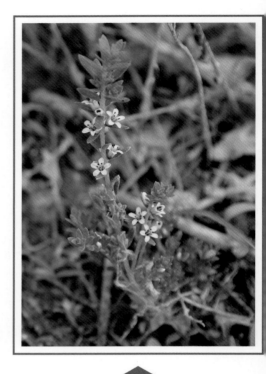

蒙文名称： 苏子 - 额布斯

俗　　名： 麻雀舌头

药用部位： 根、皮及叶入药

中医功效： 根：散气止痛。皮：退热。叶：祛风，明目，消肿，
　　　　　 止痛

蒙医功效： 明目，消肿，止痛

生　　境： 野生，中生植物。生于低湿地矮草草甸、轻度盐化
　　　　　 草甸

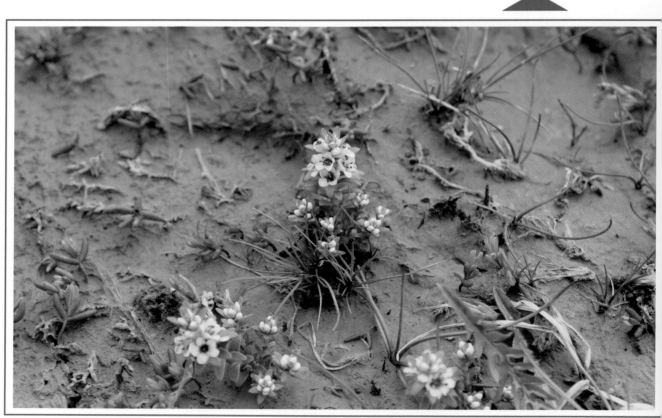

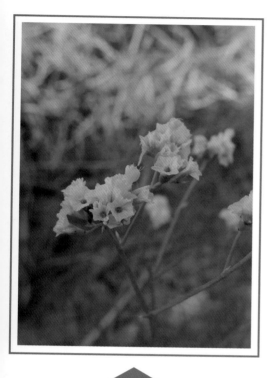

白花丹科 ｜ Plumbaginaceae

黄花补血草

补血草属
Limonium

Limonium aureum (L.) Hill

蒙文名称：	希日 - 义拉干 - 其其格
俗　　名：	黄花苍蝇架、黄里子白、干活草、金匙叶草、金色补血草
药用部位：	花入药
中医功效：	清热解表，止痛，调经补血
蒙医功效：	散风热，解毒，止痛
生　　境：	野生，旱生植物。散生于荒漠草原带和草原带的盐化低地上

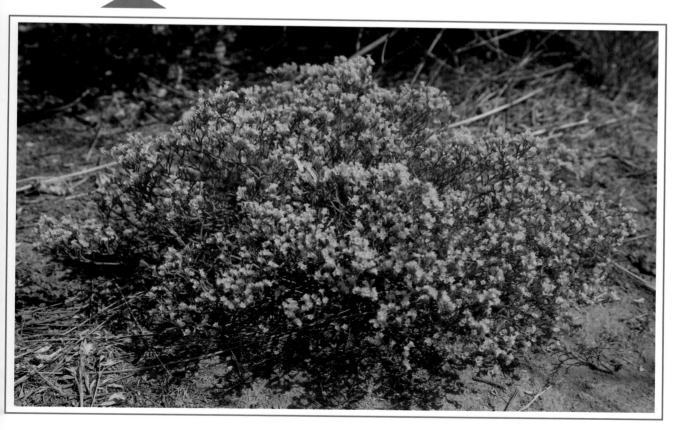

白花丹科 │ **Plumbaginaceae**

二色补血草

补血草属
Limonium

Limonium bicolor (Bag.) Kuntze

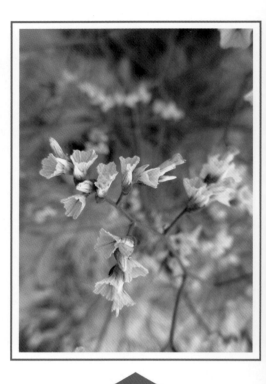

蒙文名称： 义拉干 - 其其格

俗　　名： 苍蝇架、苍蝇花、蝇子架、落蝇子花

药用部位： 全草入药

中医功效： 补血，止血，活血调经，温中健脾，滋补强壮

蒙医功效： 同中医功效

生　　境： 野生，旱生杂类草。生于平原地区，喜生于含盐的
钙质土上或沙地

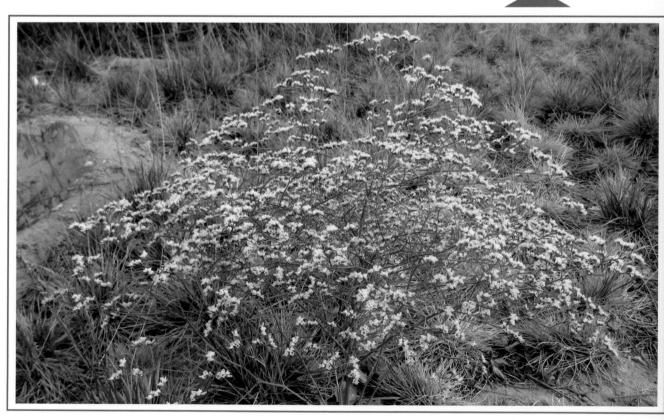

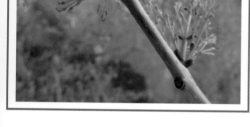

白蜡树

Fraxinus chinensis Roxb.

梣属
Fraxinus

蒙文名称： 查干 - 摸和特

俗　　名： 中国白蜡

药用部位： 枝皮或干皮（秦皮）入药

中医功效： 清热燥湿

生　　境： 中生树种。用于园林绿化，
　　　　　　本地区少量栽培

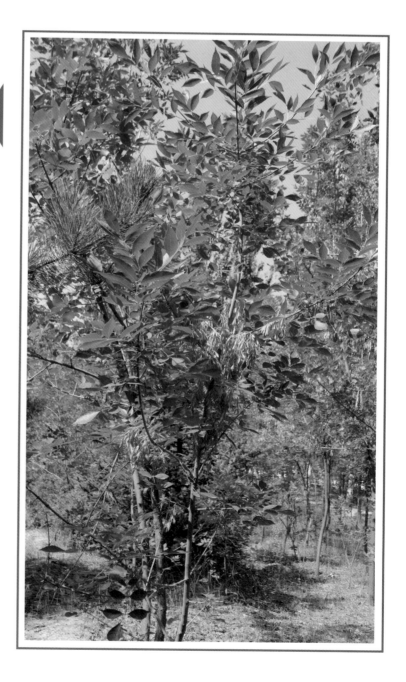

木犀科 │ Oleaceae

连翘

Forsythia suspensa (Thunb.) Vahl.

连翘属
Forsythia

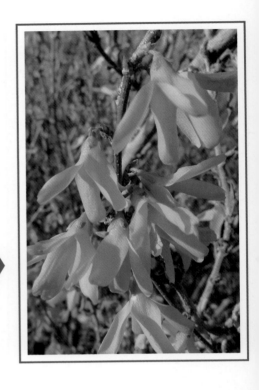

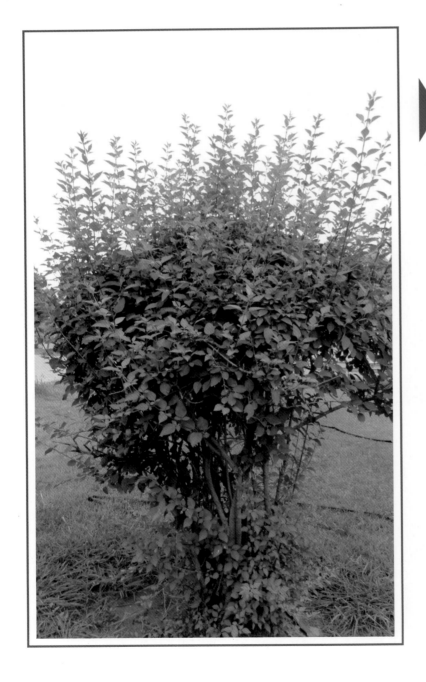

蒙文名称： 希日 - 苏日 - 苏灵嘎 - 其其格

俗　　名： 黄绶丹、黄花瓣、连壳

药用部位： 果实入药

中医功效： 清热解毒，散结消肿

蒙医功效： 清"协日"，止泻

生　　境： 适于生长在阳光充足、深厚
肥沃而湿润的土壤上。用于
园林绿化，本地区少量栽培

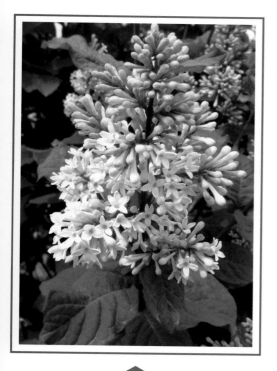

木犀科 | Oleaceae

红丁香

Syringa villosa Vahl.

丁香属
Syringa

蒙文名称： 乌兰 - 高力得 - 宝日

俗　　名： 香多罗、沙树

药用部位： 根、茎入药

生　　境： 中生灌木，适于生长在肥沃、排水良好的土壤。用
于园林绿化，本地区少量栽培

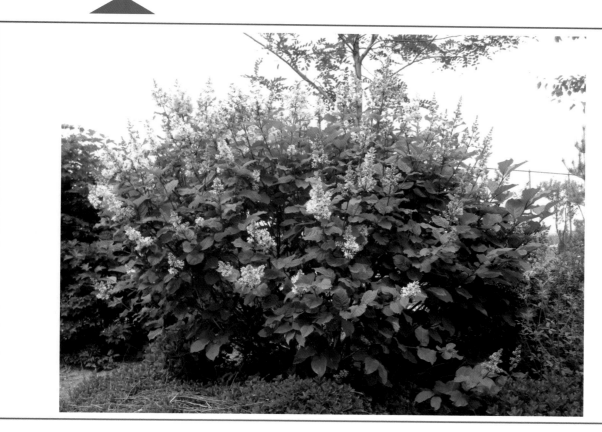

木犀科 | Oleaceae

紫丁香

丁香属
Syringa

Syringa oblata Lindl.

蒙文名称： 高力得 - 宝日

俗　　名： 丁香、华北紫丁香

药用部位： 根及心材入蒙药

蒙医功效： 镇"赫依"，止痛，平喘，清热

生　　境： 中生灌木，适于生长在肥沃、排水良好的土壤。用
于园林绿化，本地区少量栽培

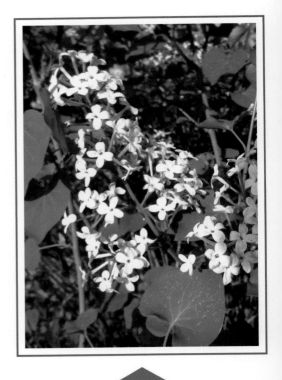

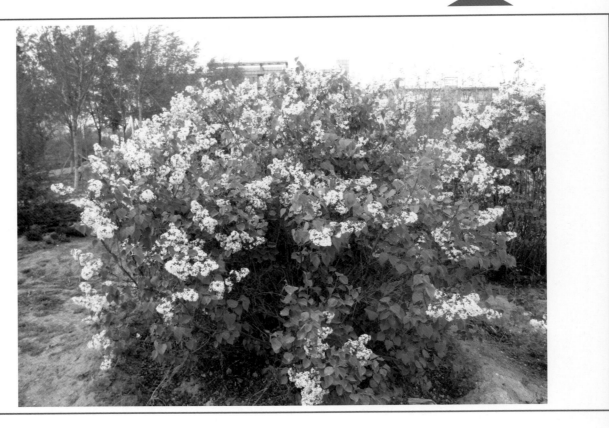

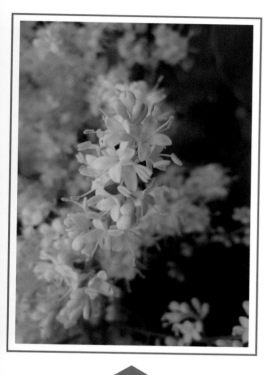

暴马丁香

Syringa reticulata (Blume) Hara var.
amunensis (Rupr.) Pringle

丁香属
Syringa

蒙文名称： 哲日力格 - 高力得 - 宝日

俗　　　名： 白丁香、暴马子

药用部位： 树皮、茎枝入药

中医功效： 清热化痰，止咳平喘，利尿

生　　　境： 中生灌木，适于生长在肥沃、排水良好的土壤。用
　　　　　　 于园林绿化，本地区少量栽培

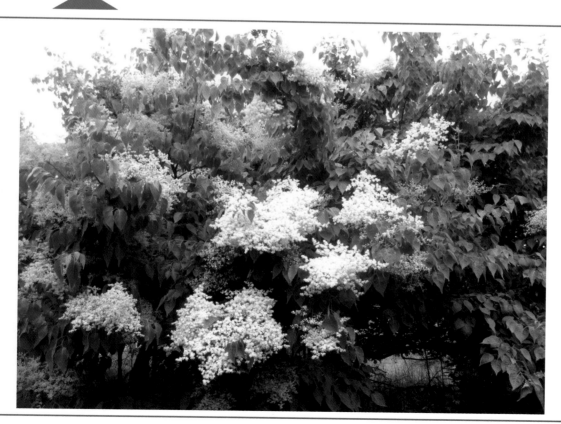

木犀科 | Oleaceae

小叶巧玲花

丁香属
Syringa

Syringa pubescens Turcz. subsp.
microphylla (Diels) M. C. Chang et X. L. Chen

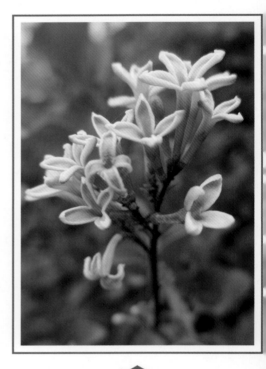

俗　　名：四季丁香、小叶丁香、菘萝茶

药用部位：叶入药

中医功效：清热燥湿

生　　境：中生灌木，适于生长在肥沃、排水良好的土壤上。

用于园林绿化，本地区有少量栽培

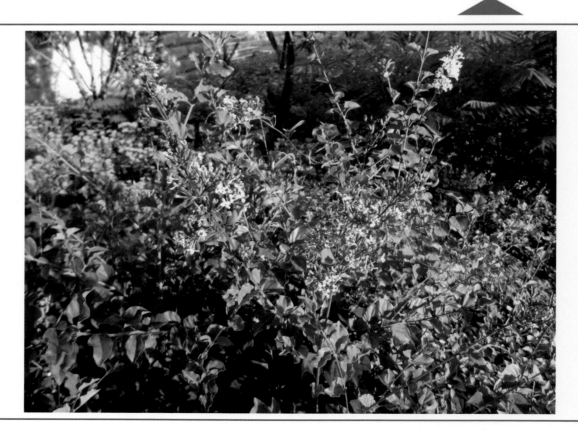

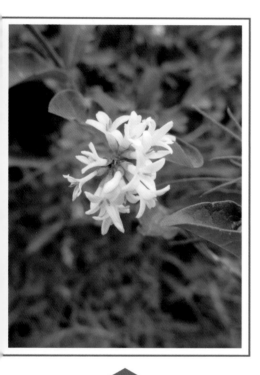

木犀科 | Oleaceae

小叶女贞

Ligustrum quihoui Carr.

女贞属
Ligustrum

蒙文名称：　吉吉格 - 哈日宝日

俗　　　名：　小叶水蜡树

药用部位：　叶、树皮入药

中医功效：　叶：清热解毒。树皮：治烫伤

生　　　境：　用于园林绿化，本地区少量栽培

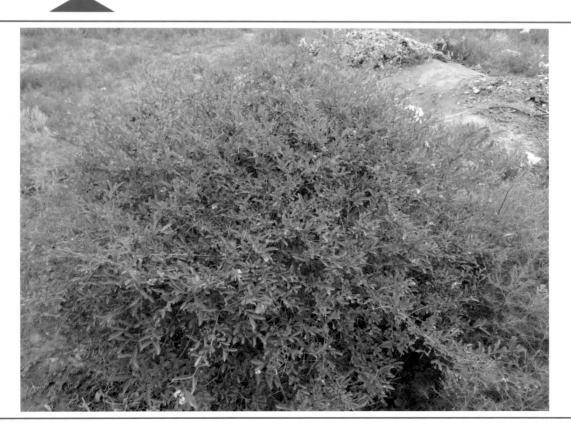

马钱科 | Loganiaceae

互叶醉鱼草

醉鱼草属
Buddleja

Buddleja alternifolia Maxim.

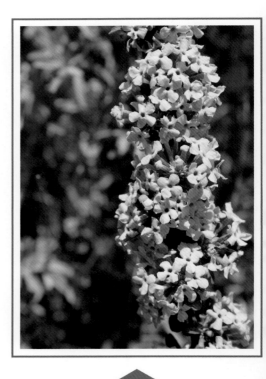

蒙文名称： 朝宝嘎 - 吉嘎存 - 好日 - 其其格

俗　　名： 白芨梢

药用部位： 花、叶及根入中药；花入蒙药

中医功效： 祛风除湿，止咳化痰，散瘀

蒙医功效： 清热解毒，伤寒感冒

生　　境： 旱中生灌木，适于生长在沙土、砂壤土及壤土上。

用于园林绿化，本地区少量栽培

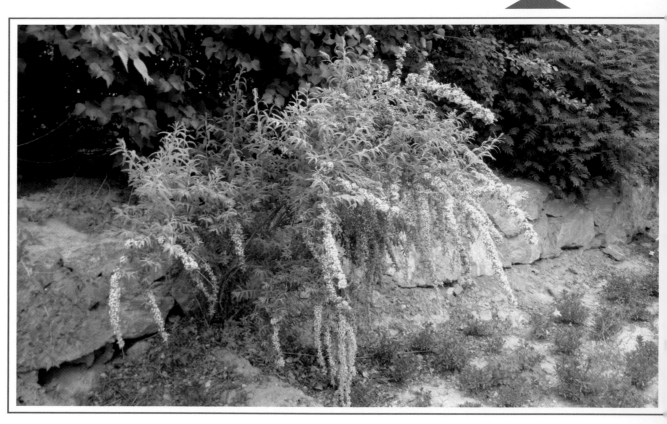

柿

Diospyros kaki Thunb.

柿属
Diospyros

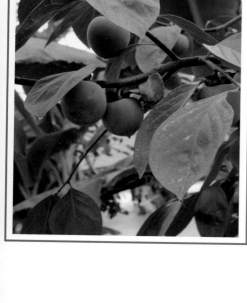

药用部位： 果实（柿子）、宿萼（柿蒂）及
加工品（柿饼、柿霜饼、柿霜）
入中药；果实入蒙药

中医功效： 柿子：止血润便。柿饼：润脾补胃，
润肺止血。柿霜饼和柿霜：润肺
生津，祛痰镇咳。柿蒂：下气止呃

蒙医功效： 祛"巴达干"热，止泻

生　　境： 常见水果，适于生长在深厚、肥沃、
湿润、排水良好的土壤上。用于
园林绿化，本地区少量栽培

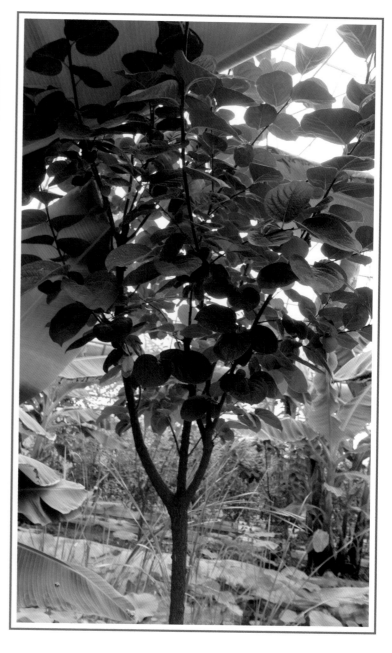

龙胆科 │ Gentianaceae

鳞叶龙胆

龙胆属
Gentiana

Gentiana squarrosa Ledeb.

蒙文名称： 希日根 - 主力根 - 其木格

俗　　名： 小龙胆、石龙胆

药用部位： 全草入药

中医功效： 清热解毒，消肿

蒙医功效： 利胆，退黄，清热，治伤，排脓

生　　境： 野生，中生植物。生于山坡、山谷、山顶、干草原、河滩、荒地、路边、灌丛及高山草甸中

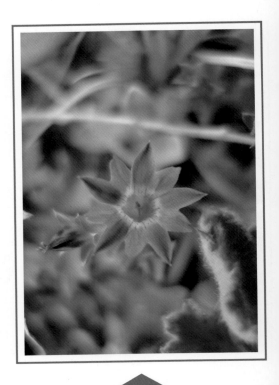

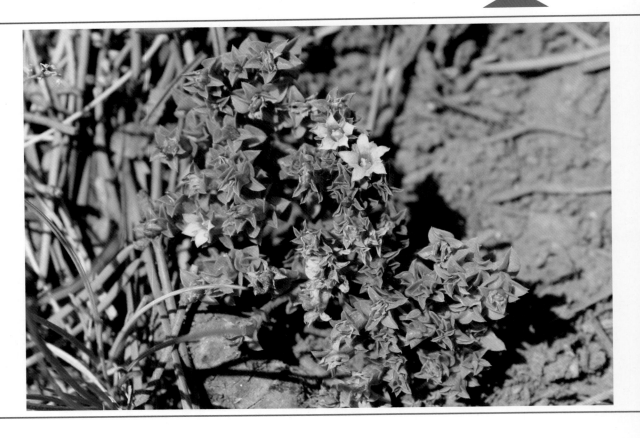

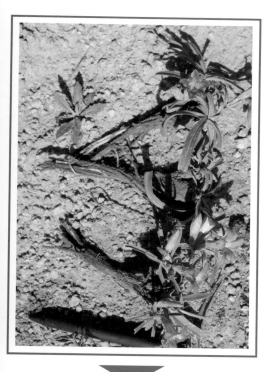

龙胆科 | Gentianaceae

达乌里秦艽

Gentiana dahurica Fisch.

龙胆属
Gentiana

蒙文名称：	达古日 - 主力格 - 其木格
俗　　名：	小秦艽、达乌里龙胆
药用部位：	根入中药；花入蒙药
中医功效：	祛风除湿，止痛，退虚热
蒙医功效：	清热，消肿，燥"希日乌素"
生　　境：	野生，中旱生植物。生于田边、路旁、河滩、湖边
	沙地、水沟边、向阳山坡及干草原

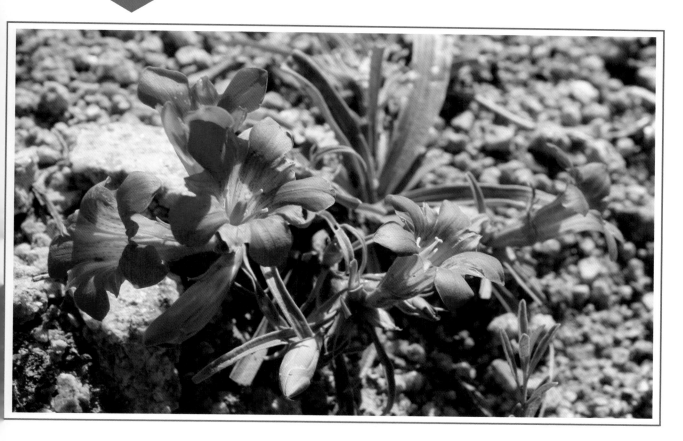

龙胆科 │ **Gentianaceae**

秦艽

Gentiana macrophylla Pall.

龙胆属
Gentiana

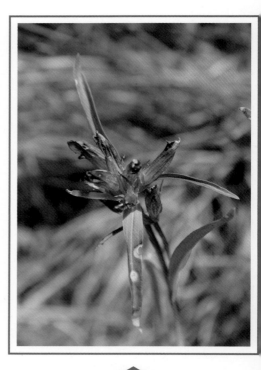

蒙文名称： 套日格 - 主力根 - 其木格

俗　　名： 大叶龙胆、萝卜艽、西秦艽

药用部位： 根入中药；花入蒙药

中医功效： 同达乌里秦艽

蒙医功效： 同达乌里秦艽

生　　境： 野生，中生植物。生于山地草甸、林缘、灌丛与沟谷

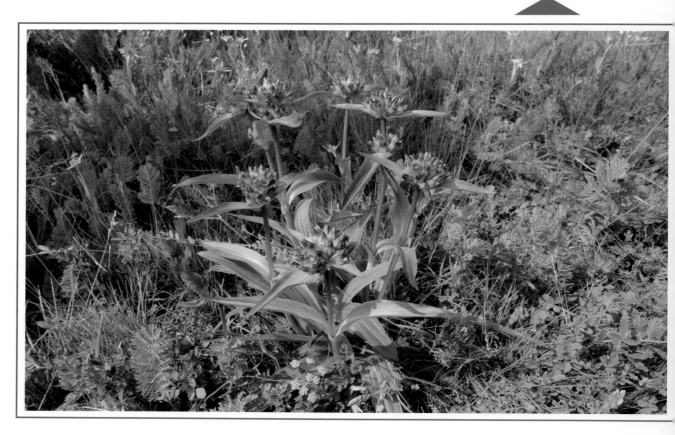

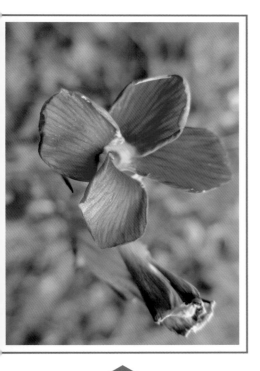

龙胆科 | Gentianaceae

扁蕾

Gentianopsis barbata (Froel.) Ma

扁蕾属
Gentianopsis

蒙文名称：	乌苏图 - 特木日 - 地格达
俗　　名：	剪割龙胆
药用部位：	全草入药
中医功效：	清热解毒，利胆，消肿
蒙医功效：	清热，利胆，退黄，治伤
生　　境：	野生，中生植物。生于山坡林缘、灌丛、低湿草甸、沟谷及河滩砾石层

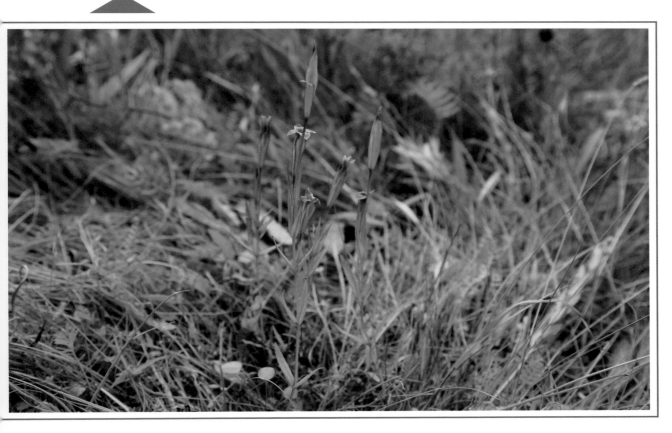

龙胆科 | Gentianaceae

宽叶扁蕾

Gentianopsis barbata (Froel.) Ma var.
ovato-deltoidea (Burk.) Ma

扁蕾属
Gentianopsis

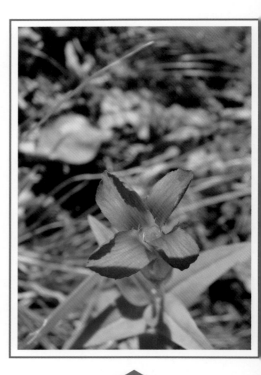

蒙文名称： 乌日根 - 特木日 - 地格达

俗　　名： 糙边扁蕾

药用部位： 全草入药

中医功效： 同扁蕾

蒙医功效： 同扁蕾

生　　境： 野生，中生植物。生于山坡林缘、灌丛、低湿草甸、
　　　　　　沟谷及河滩砾石层

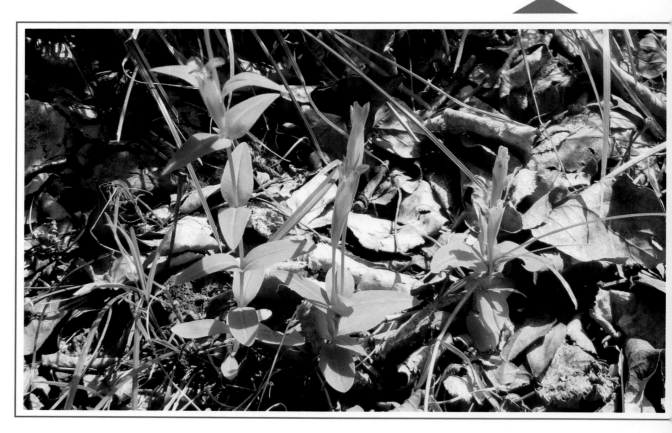

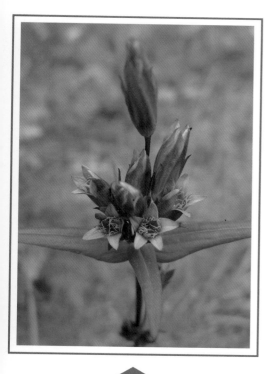

龙胆科 | Gentianaceae

尖叶假龙胆

Gentianella acuta (Michx.) Hulten

假龙胆属
Gentianella

蒙文名称：　阿古特 - 其其格

俗　　　名：　苦龙胆

药用部位：　全草入蒙药

蒙医功效：　清热，利胆，退黄

生　　　境：　野生，中生植物。生于山地林下、灌丛及低湿草甸

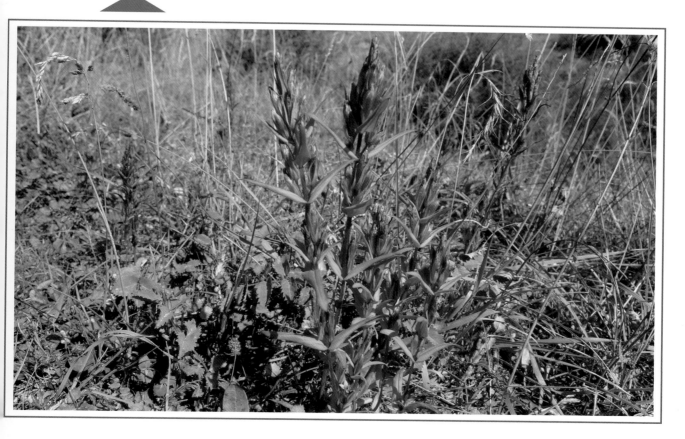

龙胆科 | Gentianaceae

歧伞獐牙菜

Swertia dichotoma L.

獐牙菜属
Swertia

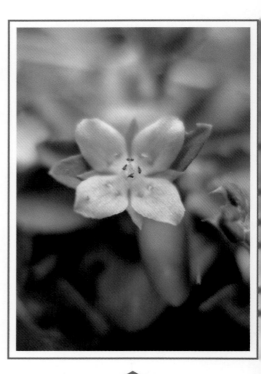

蒙文名称：	萨拉图 - 地格达
俗　　名：	腺鳞草、歧伞当药
药用部位：	全草入药
中医功效：	清热解毒，利湿，健胃
蒙医功效：	利胆，退黄，清热，治伤，健胃
生　　境：	野生，中生植物。生于河边草甸

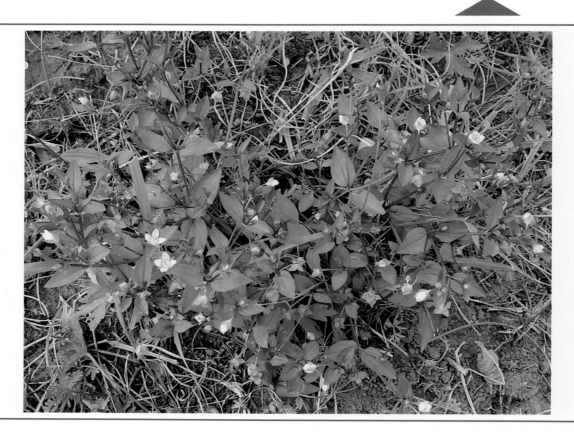

萝藦科 | Asclepiadcaeae

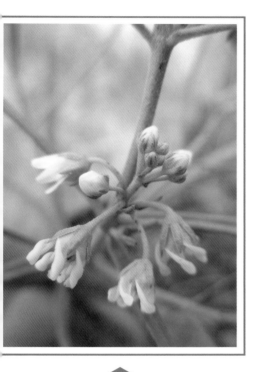

地梢瓜

Cynanchum thesioides (Freyn) K. Schum.

鹅绒藤属
Cynanchum

蒙文名称： 特木根 - 呼呼

俗　　名： 沙奶草、老瓜瓢、沙奶奶、地瓜瓢

药用部位： 带果实全草入中药；种子入蒙药

中医功效： 益气，通乳，清热降火，生津止渴

蒙医功效： 清"协日"，止泻

生　　境： 野生，旱生植物。生于草原、丘陵坡地、沙丘、撂
　　　　　 荒地、田埂

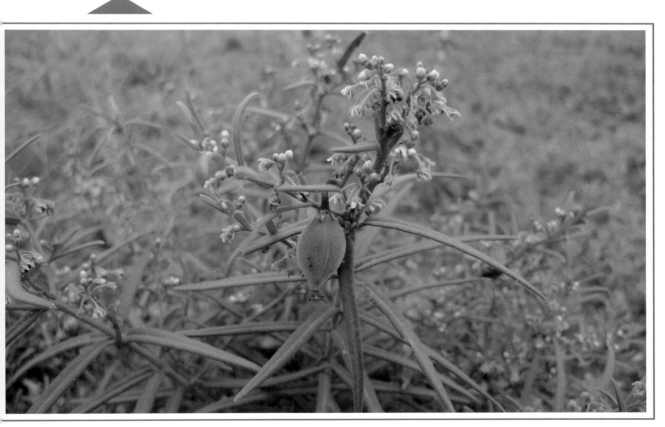

萝摩科 | Asclepiadcaeae

鹅绒藤

Cynanchum chinense R. Br.

鹅绒藤属
Cynanchum

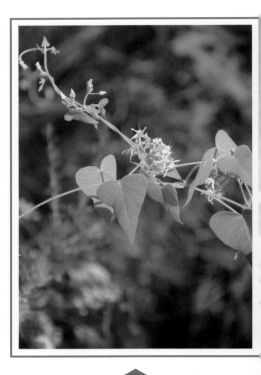

蒙文名称： 哲乐特 - 特木根 - 呼呼

俗　　名： 祖子花、羊奶角角、牛皮消

药用部位： 根及乳汁入中药；全草入蒙药

中医功效： 根：祛风解毒，健胃止痛。乳汁：外用治赘疣

蒙医功效： 清"协日"，止泻

生　　境： 野生，中生植物。生长于山坡向阳灌木丛中或路旁、
河畔、田埂边

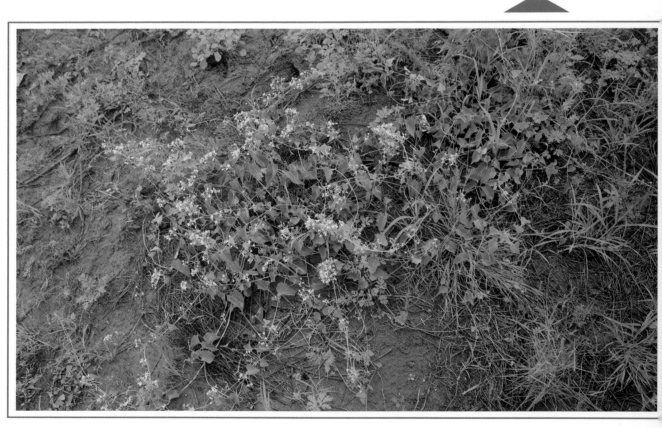

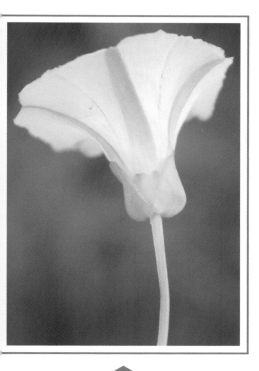

打碗花

Calystegia hederacea Wall.ex. Roxb.

打碗花属
Calystegia

蒙文名称：　阿牙根 - 其其格

俗　　　名：　面根藤、秧子根、小旋花

药用部位：　根茎及花入药

中医功效：　根茎：调经活血，清热利湿，续筋骨，健胃，止痛。

花：外用止痛

蒙医功效：　解表，明目，杀虫，止痛

生　　　境：　野生，中生杂草。生于耕地、撂荒地、路旁，在溪
边或潮湿环境中生长最好

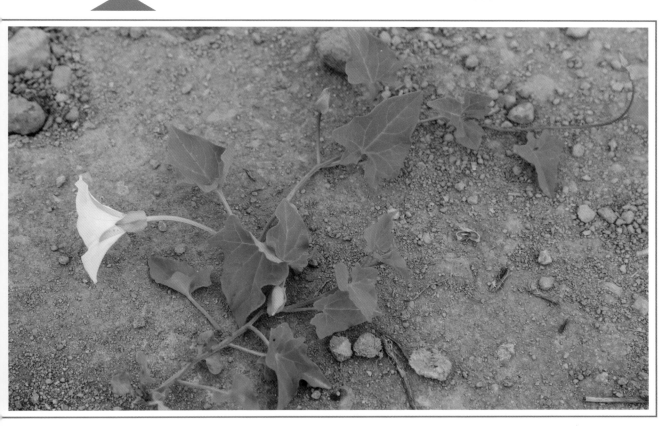

旋花科 | Convolvulaceae

田旋花

旋花属
Convolvulus

Convolvulus arvensis L.

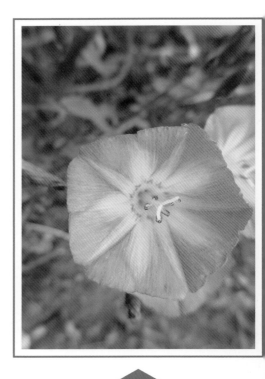

蒙文名称： 塔拉音 - 色得日根讷

俗　　名： 中国旋花、箭叶旋花、野牵牛、拉拉菀

药用部位： 全草入药

中医功效： 祛风，止痒，止痛

蒙医功效： 解表，明目，杀虫，止痛

生　　境： 野生，中生农田杂草。生于耕地、荒坡草地上、村
　　　　　舍与路旁

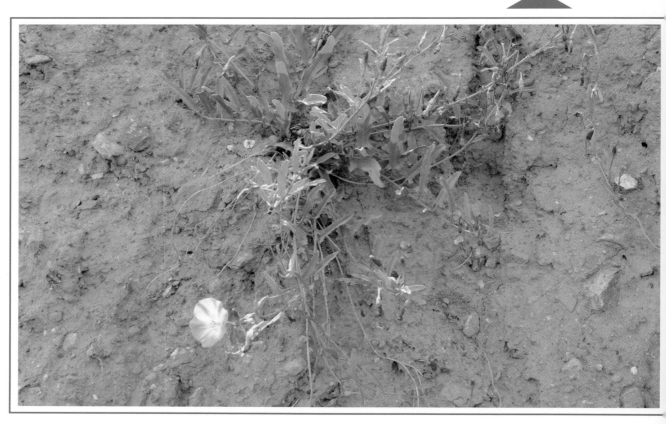

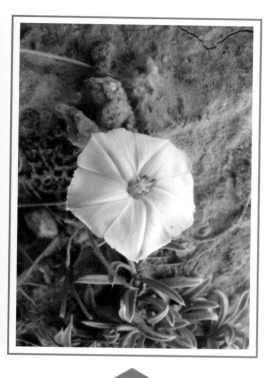

旋花科 ｜ Convolvulaceae

银灰旋花

Convolvulus ammannii Desr.

旋花属
Convolvulus

蒙文名称：　宝日 - 额力根讷

俗　　　名：　阿氏旋花、沙地小旋花

药用部位：　全草入药

中医功效：　解表，止咳

蒙医功效：　解表，明目，杀虫，止痛

生　　　境：　野生，旱生植物。生于干旱山坡草地或路旁，也散
　　　　　　　生于山地阳坡及石质丘陵

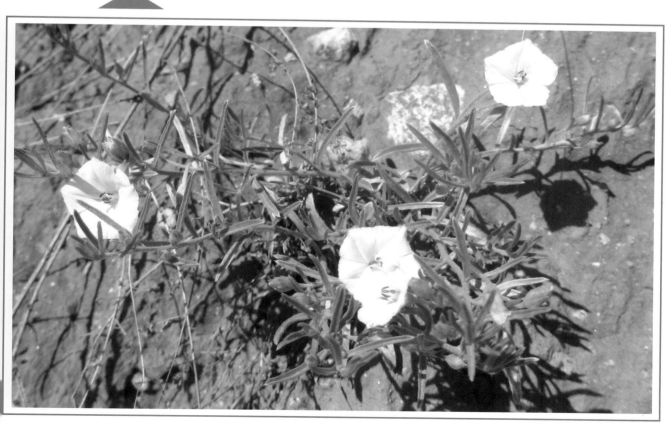

旋花科 | **Convolvulaceae**

牵牛花
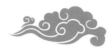

牵牛属
Pharbitis

Pharbitis nil (L.) Choisy

俗　　名：喇叭花

药用部位：种子入药

中医功效：泻下，利尿，驱虫

蒙医功效：泻下，消肿，驱虫

生　　境：适于生长在肥美、疏松的土堆上。用于园林绿化，
　　　　　本地区少量栽培

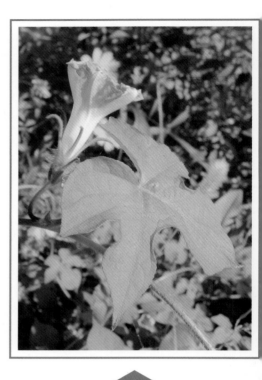

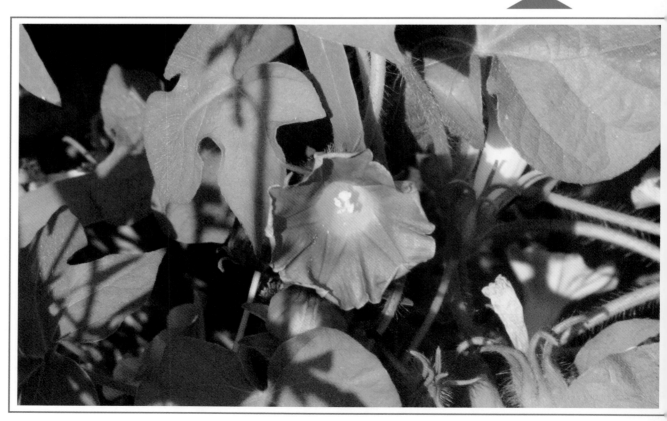

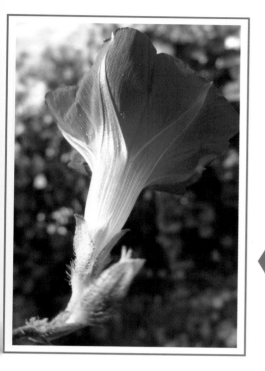

圆叶牵牛

Pharbitis purpurea (L.) Voisgt

牵牛属
Pharbitis

蒙文名称：宝日 - 混达干 - 其其格

俗　　名：紫牵牛、喇叭花、毛牵牛

药用部位：种子（牵牛子、二丑）入药

中医功效：泻下，利尿，驱虫

蒙医功效：泻下，驱虫

生　　境：对土壤要求不严，微酸性至
　　　　　微碱性土壤都可生长。用于
　　　　　园林绿化，本地区少量栽培

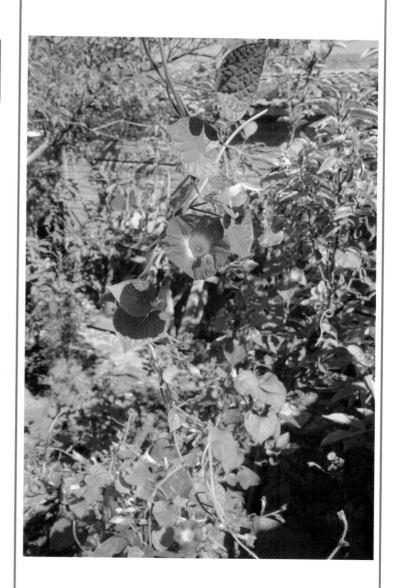

旋花科 | **Convolvulaceae**

菟丝子

Cuscuta chinensis Lam.

菟丝子属
Cuscuta

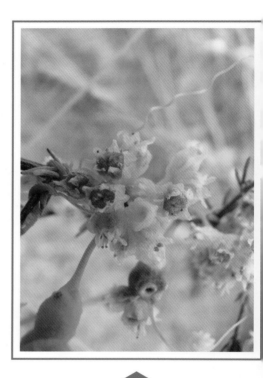

蒙文名称： 希日 - 奥日义羊古

俗　　名： 豆寄生、无根草、金丝藤

药用部位： 种子入药

中医功效： 补肝肾，益精，明目，安胎

蒙医功效： 清热解毒

生　　境： 野生，寄生于草本植物上，多寄生在豆科植物上。
生于田边、山坡阳处、路边灌丛或海边沙丘

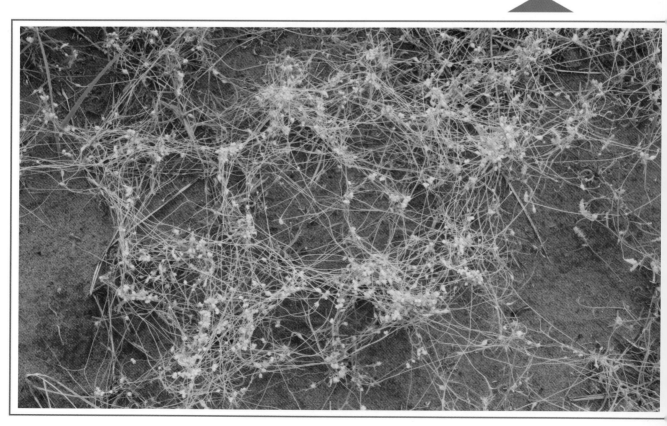

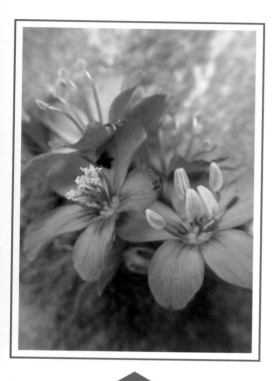

花葱科 | Polemoniaceae

中华花葱

花葱属
Polemonium

Polemonium coeruleum L. var. *chinense* Brand

蒙文名称： 囊给得 - 伊音吉 - 布古日乐

俗　　名： 山波菜

药用部位： 根及根茎入药

中医功效： 祛痰，止血，镇静

生　　境： 野生，中生植物。生于山地林下、林缘、草甸及沟谷

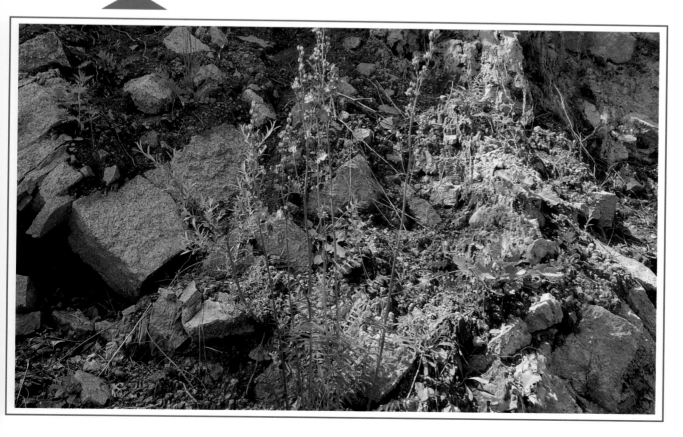

紫草科 | Boraginaceae

砂引草

砂引草属
Messerschmidia

Messerschmidia sibirica L.

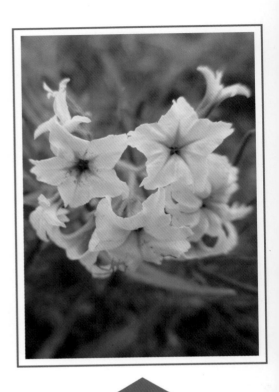

蒙文名称： 好吉格日 - 额布斯

俗　　名： 紫丹草、挠挠糖

药用部位： 全草入药

中医功效： 清热解毒，排脓，敛疮

蒙医功效： 清热，解毒，除脓，疗伤

生　　境： 野生，中旱生植物。生于沙地、沙漠边缘、盐生草
甸及干河沟边

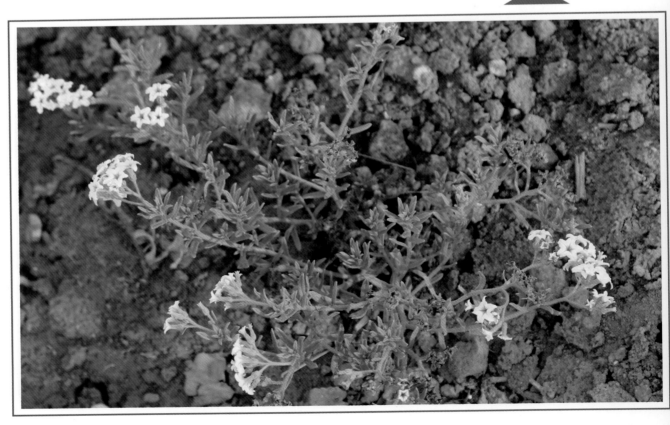

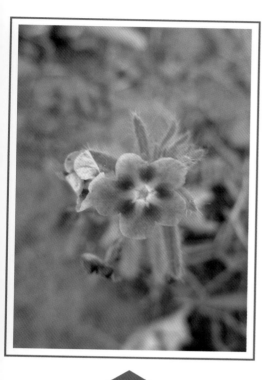

紫草科 ｜ Boraginaceae

紫筒草

紫筒草属
Stenosolenium

Stenosolenium saxatile (Pall.) Turcz.

蒙文名称：敏吉音 - 扫日

俗　　名：紫根根、白毛草

药用部位：全草或根入中药；根入蒙药

中医功效：全草：祛风除湿。根：清热凉血，止血，止咳

蒙医功效：清热，止血，止咳

生　　境：野生，草原旱生植物。生于干草原、沙地、低山丘
陵的石质坡地和路旁

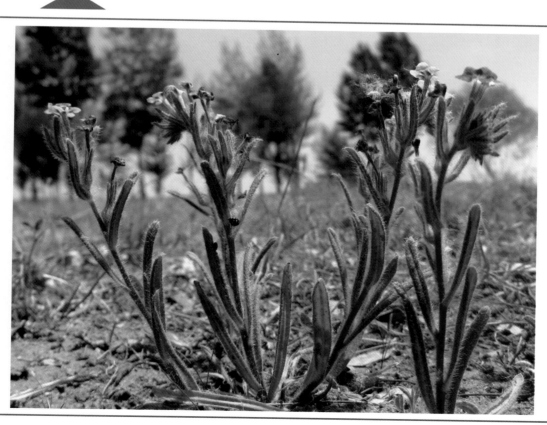

紫草科 | Boraginaceae

大果琉璃草

琉璃草属
Cynoglossum

Cynoglossum divaricatum Stapf.

蒙文名称： 囊给 - 章古

俗　　名： 沾染子、展枝倒提壶、大赖鸡毛子

药用部位： 果实及根入中药；种子入蒙药

中医功效： 果实：收敛，止泻。根：清热解毒

蒙医功效： 收敛，止泻

生　　境： 野生，旱中生植物。生于沙地、干河谷的砂砾质冲
积物上以及田边、路边及村旁

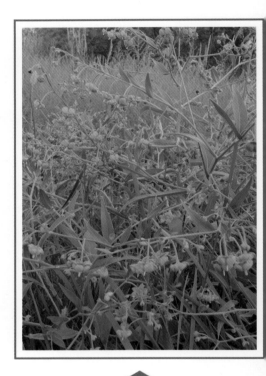

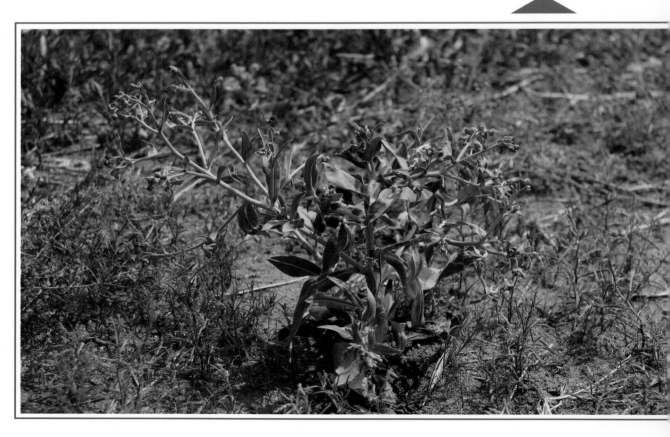

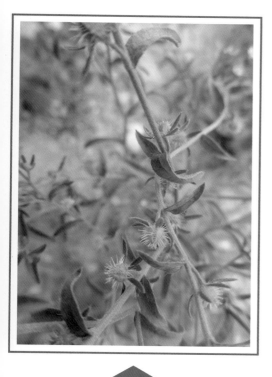

紫草科 | Boraginaceae

卵盘鹤虱

鹤虱属
Lappula

Lappula redowskii (Hornem.) Greene

蒙文名称： 塔巴格特 - 闹朝日嘎那

俗　　名： 小粘染子

药用部位： 果实入药

中医功效： 驱虫，止痒

蒙医功效： 同中医功效

生　　境： 野生，中旱生植物。生于山麓砾石质坡地、河岸、荒地、田间、草原、沙地及干旱山坡等处

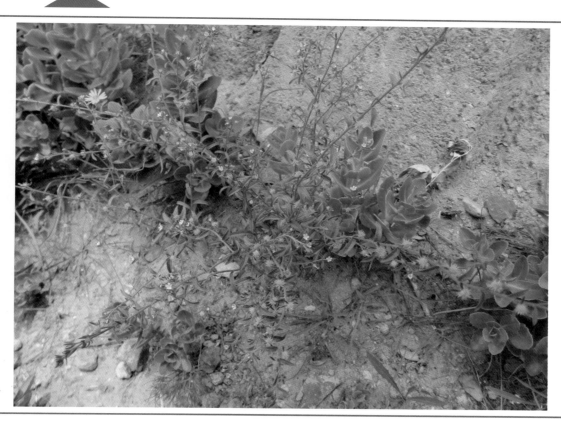

紫草科 | Boraginaceae

异刺鹤虱

Lappula heteracantha (Ledeb.) Gurke

鹤虱属
Lappula

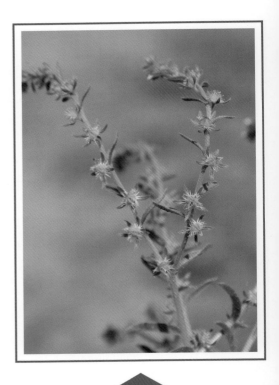

蒙文名称： 乌日格斯图 - 闹朝日嘎那

俗　　名： 小粘染子

药用部位： 果实入中药；种子入蒙药

中医功效： 消炎，杀虫

蒙医功效： 驱虫，止痒，消肿，收敛伤口

生　　境： 野生，旱中生植物。生于草地或山坡、山地及沟谷
　　　　　草甸，也生于村旁及路边

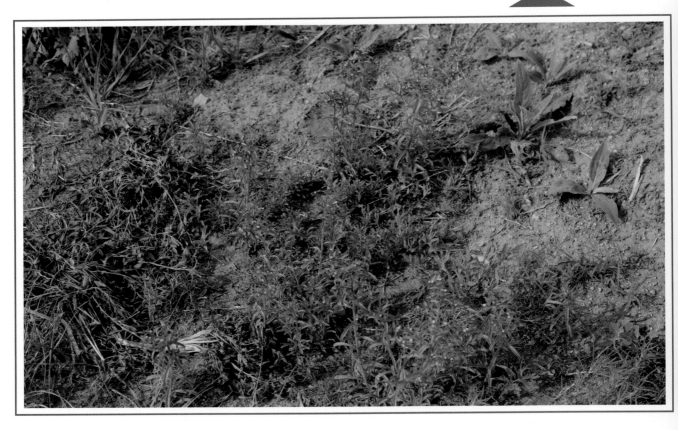

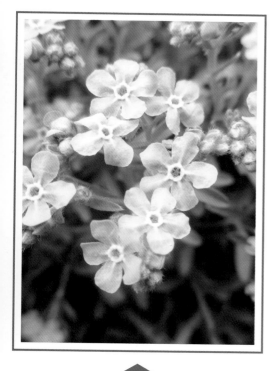

紫草科 | Boraginaceae

石生齿缘草

齿缘草属
Eritrichium

Eritrichium rupestre (Pall.) Bge.

蒙文名称： 哈但奈 - 巴特哈

俗　　名： 蓝梅

药用部位： 全草入药

中医功效： 清热解毒

蒙医功效： 杀"粘"，清热，解毒

生　　境： 野生，中旱生植物。生于石质山坡、干山坡、砾石
　　　　　　缝或路边

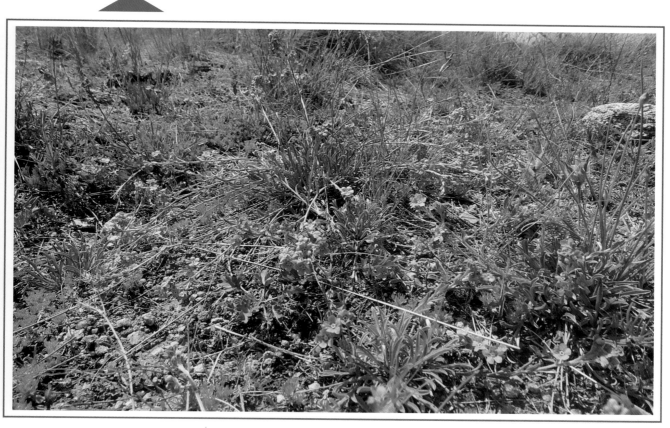

马鞭草科 | **Verbenaceae**

蒙古莸

Caryopteris mongholica Bunge

莸属
Caryopteris

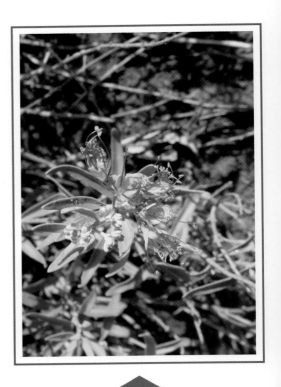

蒙文名称： 道嘎日嘎那

俗　　名： 白蒿、蓝花茶

药用部位： 地上部分入药

中医功效： 温中理气，祛风除湿，止痛，利水

蒙医功效： 祛寒，健胃，止咳，壮身

生　　境： 野生，旱生植物。生于草原带的石质山坡、沙地、
干河床及沟谷

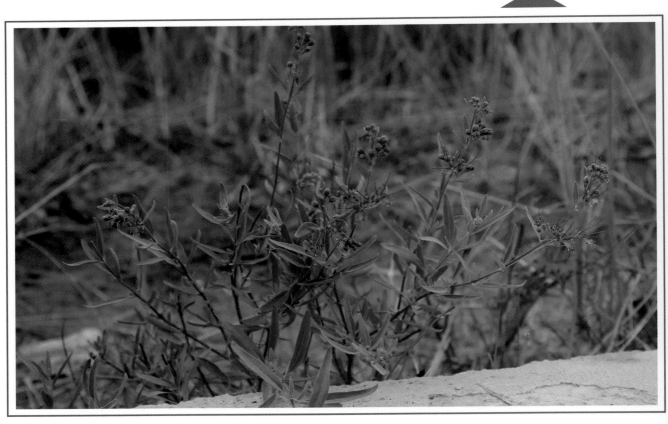

唇形科 ｜ Labiatae

水棘针

Amethystea caerulea L.

水棘针属
Amethystea

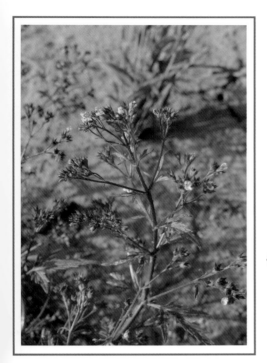

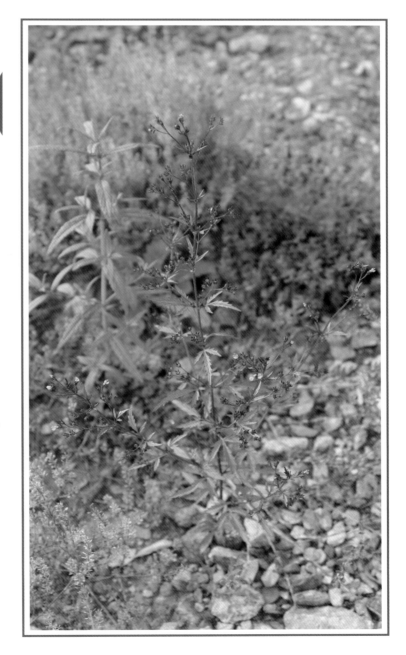

蒙文名称：巴西戈

俗　　名：土荆芥、细叶山紫苏

药用部位：全草入药

中医功效：疏风解表，宣肺平喘

蒙医功效：润肺，平喘

生　　境：野生，生于河滩沙地、田边路旁、
　　　　　溪旁、居民点附近

唇形科 | Labiatae

黄芩

Scutellaria baicalensis Georgi

黄芩属
Scutellaria

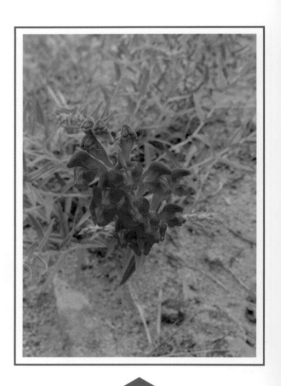

蒙文名称： 混芩

俗　　名： 黄芩茶

药用部位： 根入药

中医功效： 祛湿热，泻火，解毒，安胎

蒙医功效： 同中医功效

生　　境： 中旱生植物。为内蒙古常用中药，本地区小规模栽培，野生于山地、丘陵的砾石坡地及砂质土上

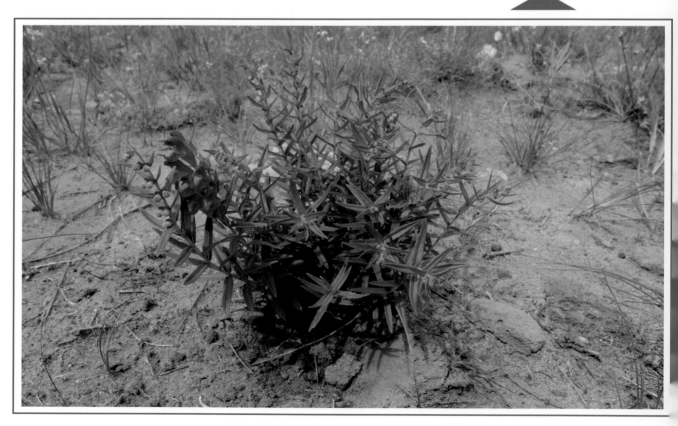

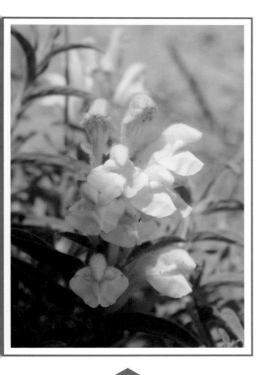

唇形科 | Labiatae

粘毛黄芩

Scutellaria viscidula Bge.

黄芩属
Scutellaria

蒙文名称： 尼力车盖 - 混芩

俗　　名： 下巴子、黄花黄芩、腺毛黄芩

药用部位： 根入药

中医功效： 同黄芩

蒙医功效： 同黄芩

生　　境： 野生，中旱生植物。生于干旱草原的伴生植物，也
生于荒漠草原带的砂质土上

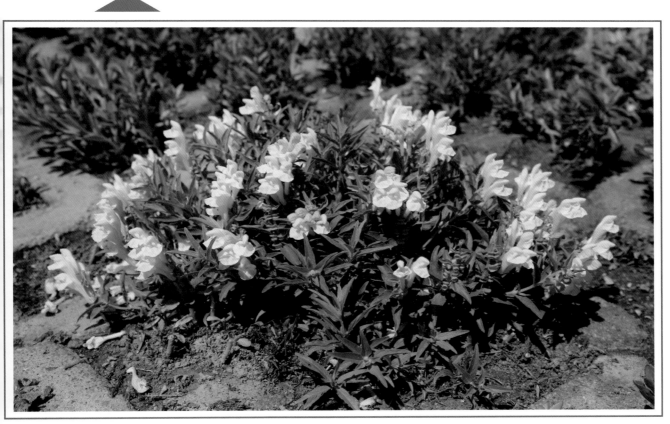

唇形科 | Labiatae

并头黄芩

黄芩属
Scutellaria

Scutellaria scordifolia Fisch. ex Schrenk.

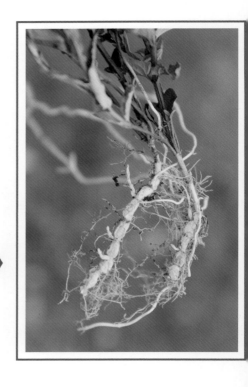

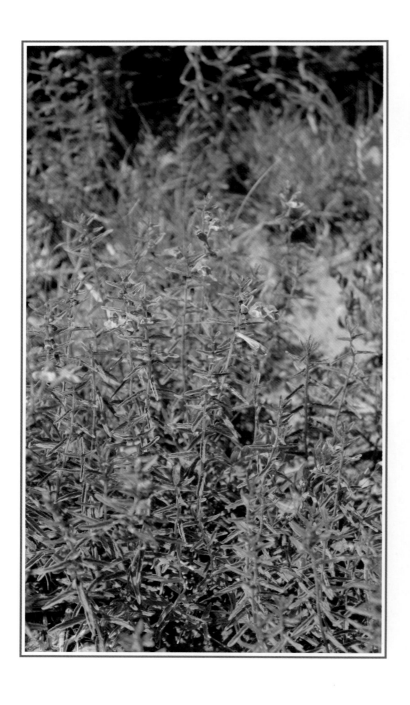

蒙文名称： 好斯 - 其其格特 - 混芩

俗　　名： 山麻子、头巾草

药用部位： 全草入药

中医功效： 清热解毒，泻热利尿

蒙医功效： 清热，解毒，清"希日乌素"

生　　境： 野生，中生植物。生于草地

湿草甸、河滩草甸、山地草甸

林下以及撂荒地、路旁、村

附近

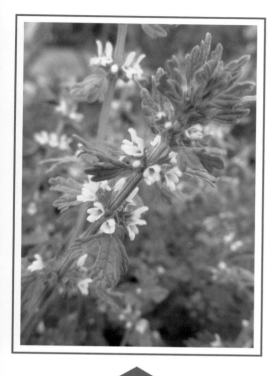

夏至草

Lagopsis supina (Steph.) Ik.-Gal.

夏至草属
Lagopsis

蒙文名称： 套来音 - 奥如乐

俗　　名： 小益母草、白花夏枯草

药用部位： 全草入药

中医功效： 养血，调经

蒙医功效： 利尿，退翳

生　　境： 野生，旱中生植物。生于田野、撂荒地及路旁

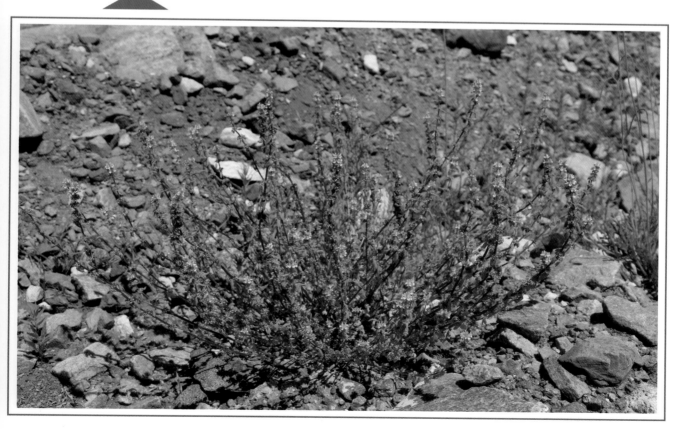

唇形科 | **Labiatae**

裂叶荆芥

裂叶荆芥属
Schizonepeta

Schizonepeta tenuifolia (Benth.) Briq.

蒙文名称： 吉如格巴

药用部位： 地上部分入药

中医功效： 生用：散风解表，透疹。炒炭：止血

蒙医功效： 健胃，止痒，愈创，祛"巴达干"

生　　境： 野生，生于山坡路边或山谷、林缘

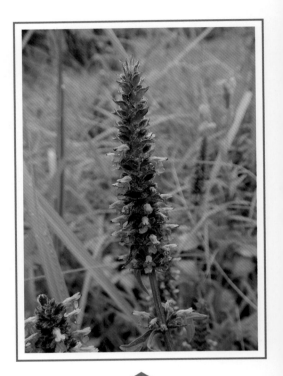

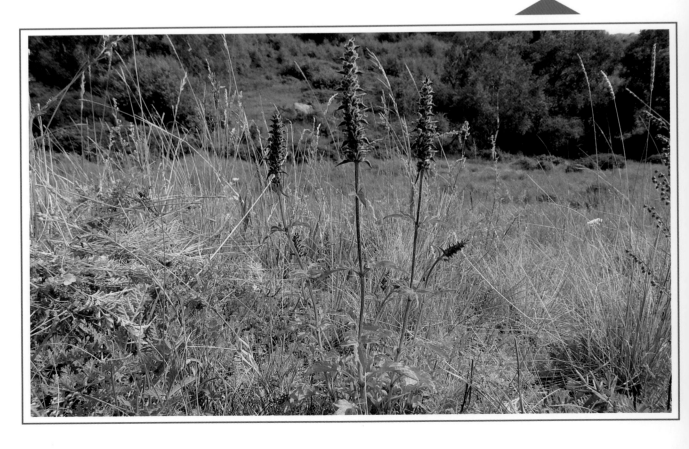

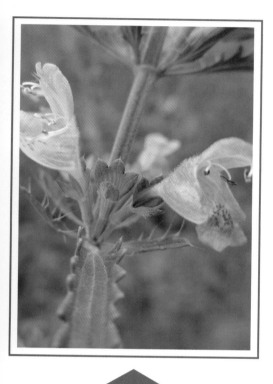

香青兰

Dracocephalum moldavica L.

青兰属
Dracocephalum

蒙文名称：	乌努日图 - 毕日阳古
俗　　名：	枝子花、山薄荷
药用部位：	地上部分入药
中医功效：	解表止痛，清热凉肝
蒙医功效：	清胃热，泻肝火，止血，愈合伤口，燥"希日乌素"
生　　境：	野生，中生杂草。生于山坡、沟谷、河谷砾石滩地

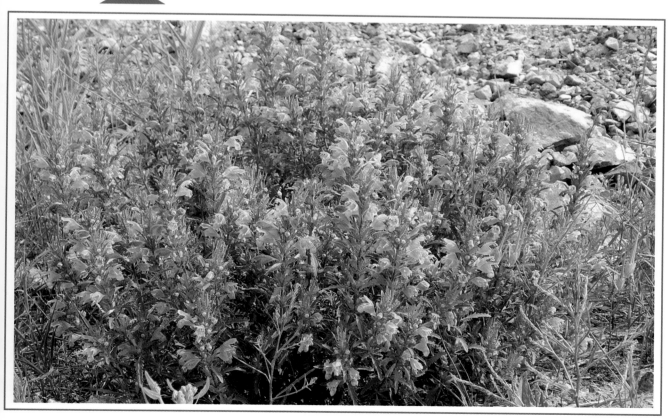

唇形科 | Labiatae

毛建草

Dracocephalum rupestre Hance

青兰属
Dracocephalum

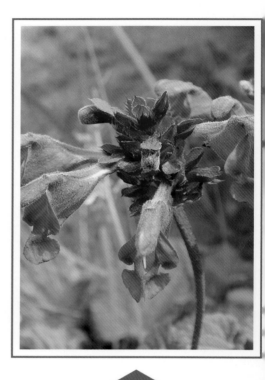

蒙文名称： 哈丹 - 比日羊古

俗　　名： 毛尖茶、岩青兰

药用部位： 地上部分入药

中医功效： 解表，清热，止痛

蒙医功效： 清热燥湿，凉肝止血

生　　境： 野生，中生植物。生于森林区、森林草原带及草原
带山地的草甸、疏林或山地草原中

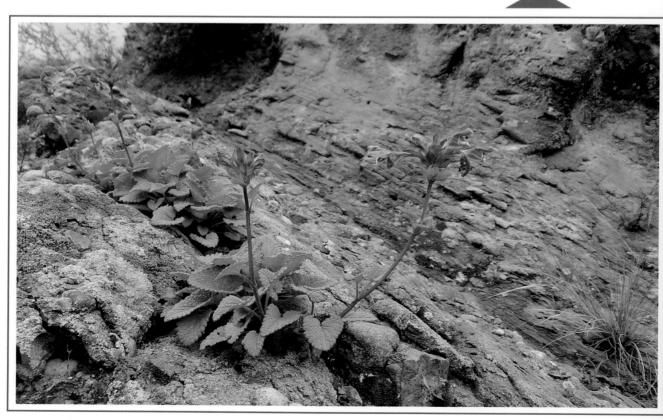

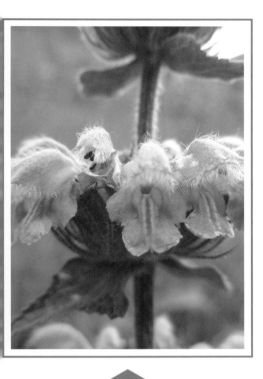

串铃草

Phlomis mongolica Turcz.

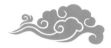

糙苏属
Phlomis

蒙文名称： 蒙古乐 - 奥古乐今 - 土古日爱

俗　　名： 毛尖茶、野洋芋

药用部位： 块根及全草入药

中医功效： 活血通经，解毒疗疮

蒙医功效： 清热，止吐，消"奇哈"

生　　境： 野生，旱中生植物。生于山坡草地、草甸化草原、
　　　　　　山地沟谷、撂荒地及路边

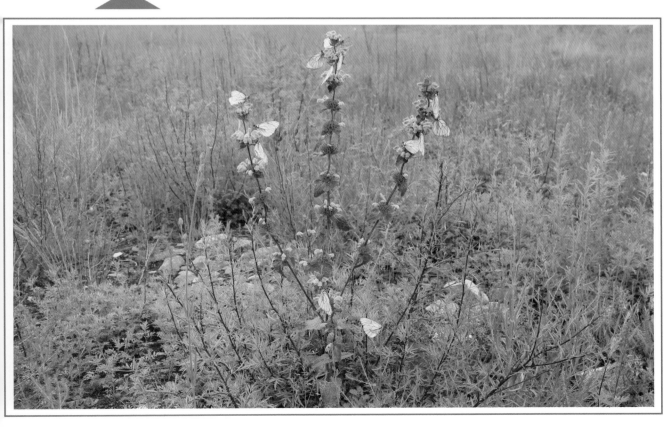

唇形科 ｜ Labiatae

尖齿糙苏

糙苏属
Phlomis

Phlomis dentosa Franch.

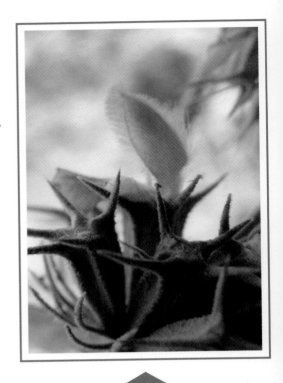

蒙文名称： 阿日阿特 - 奥古乐今 - 土古日爱

俗　　名： 糙萼糙苏、粗齿糙苏

药用部位： 全草入药

中医功效： 祛风活络，强筋壮骨，清热消肿

蒙医功效： 治感冒，咽干舌燥，肺病，风湿关节痛，腰痛，跌仆损伤，疮疖肿毒

生　　境： 野生，旱中生杂草。生于山地草甸、沟谷草甸，也生于草甸化草原

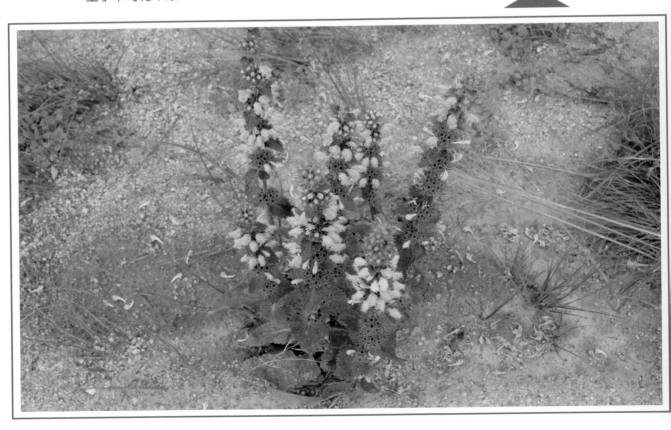

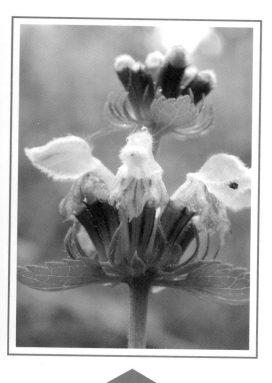

糙苏

Phlomis umbrosa Turcz.

糙苏属
Phlomis

蒙文名称：	奥古乐今 - 土古日爱
俗　　名：	大叶糙苏、山苏子
药用部位：	地上部分或根入中药；块根入蒙药
中医功效：	散风解毒，止咳，化痰，消肿
蒙医功效：	镇"赫依"，燥"协日乌素"
生　　境：	野生，中生植物。生于阔叶林下及山地草甸

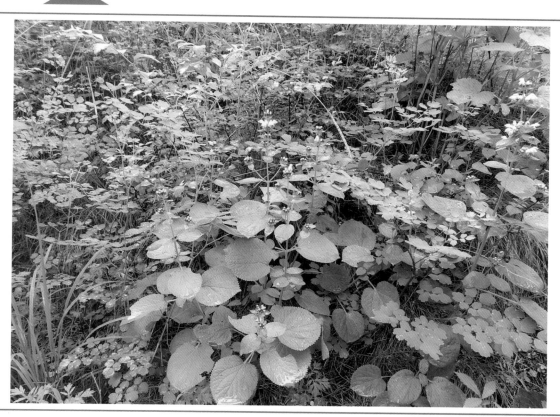

唇形科 | Labiatae

益母草

Leonurus japonicus Houtt.

益母草属
Leonurus

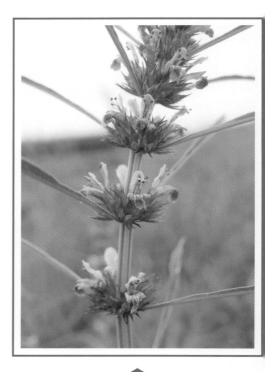

蒙文名称： 都日伯乐吉 - 布斯

俗　　名： 坤草、茺蔚、龙昌昌、益母蒿

药用部位： 地上部分（益母草）及果实（茺蔚子）入药

中医功效： 益母草：活血祛瘀，调经，利水。茺蔚子：活血调经，清肝明目

蒙医功效： 活血，调经，拨云退翳

生　　境： 野生，中生杂草。生于田野、沙地、灌丛、疏林、草甸草原及山地草甸

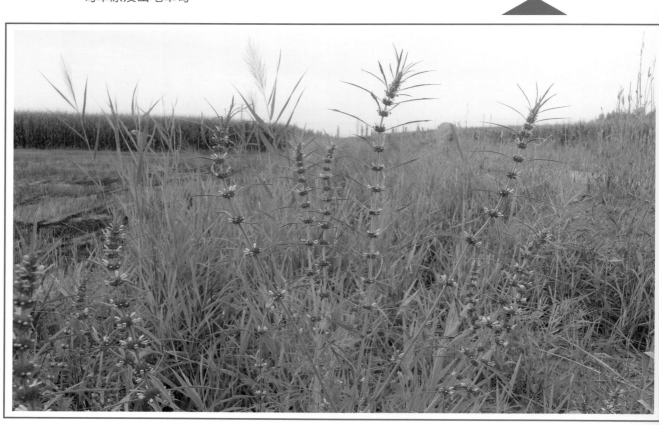

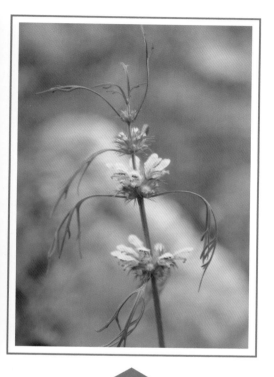

唇形科 | Labiatae

细叶益母草

Leonurus sibiricus L.

益母草属
Leonurus

蒙文名称：	那林 - 都日伯乐吉 - 额布斯
俗　　名：	益母蒿、龙昌菜
药用部位：	全草（益母草）及果实（茺蔚子）入中药；全草（益母草）入蒙药
中医功效：	同益母草
蒙医功效：	同益母草
生　　境：	野生，旱中生杂草。散生于石质丘陵、砂质草原、杂木林、灌丛、山地草甸中

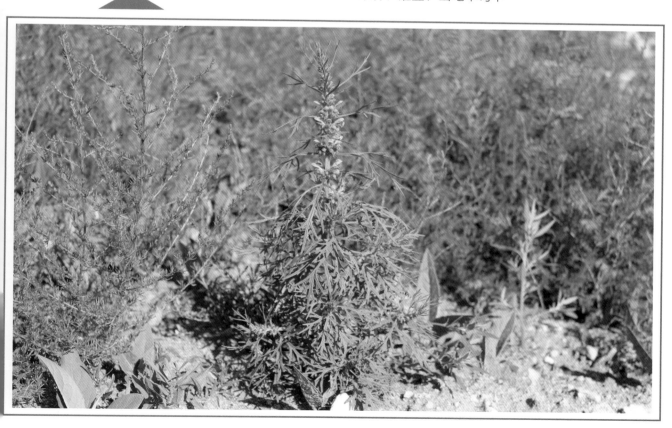

唇形科 | Labiatae

脓疮草

Panzeria alaschanica Kupr.

脓疮草属
Panzeria

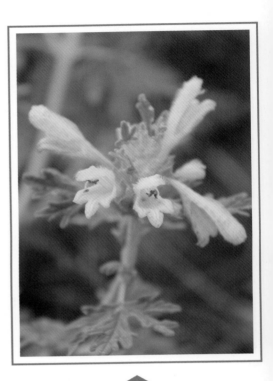

蒙文名称： 特木根 - 昂嘎拉扎古日

俗　　名： 白龙昌菜

药用部位： 全草入药

中医功效： 调经活血，清热利水

蒙医功效： 活血，调经，拨云退翳

生　　境： 野生，旱生植物。生于荒漠草原带的沙地、砂砾质平原或丘陵坡地，也生于荒漠和山麓、沟壑及干河床

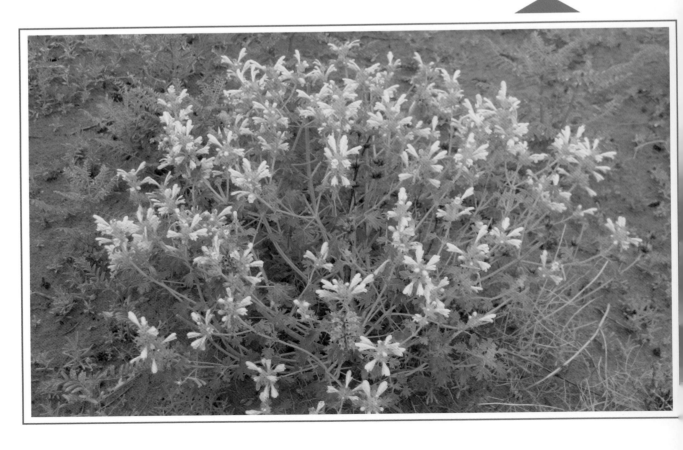

唇形科 | Labiatae

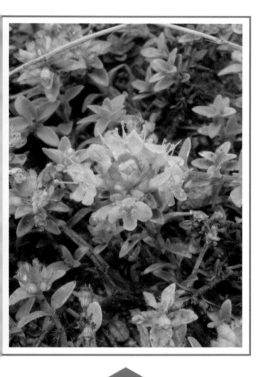

百里香

Thymus mongolicus Ronn.

百里香属
Thymus

蒙文名称： 岗嘎 - 额布斯

俗　　名： 地角花、地椒叶、千里香

药用部位： 全草入药

中医功效： 祛风止咳，健脾行气，利湿通淋

蒙医功效： 温通经络，祛瘀止痛

生　　境： 野生，草原旱生至中旱生植物。生于典型草原带、
　　　　　 森林草原的砾质平原、石质丘陵及山地阳坡

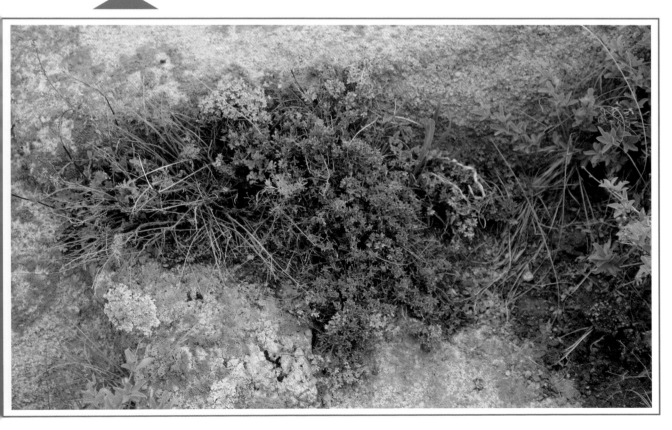

唇形科 | Labiatae

薄荷

Mentha haplocalyx Briq.

薄荷属
Mentha

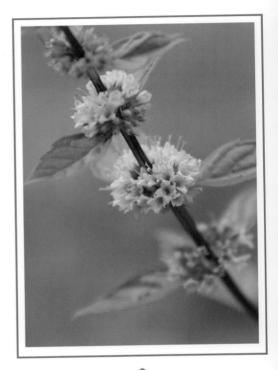

蒙文名称：巴得日阿西

俗　　名：野薄荷、苏薄荷

药用部位：地上部分入药

中医功效：疏散风热，清利头目，利咽喉，透疹

蒙医功效：祛风热，清头目

生　　境：野生，湿中生植物。生于水旁低湿地

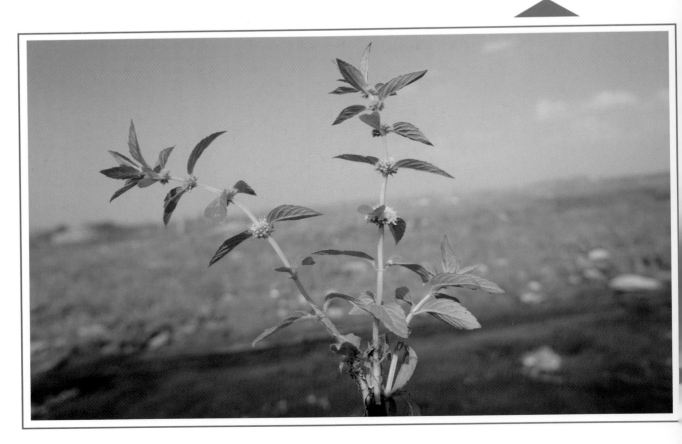

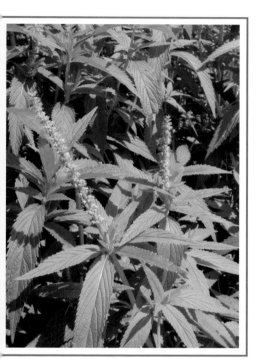

密花香薷

Elsholtzia densa Benth.

香薷属
Elsholtzia

蒙文名称： 那林 - 昂给鲁木 - 其其格

药用部位： 地上部分入中药；全草入蒙药

中医功效： 发汗解暑，化湿，利水

蒙医功效： 祛"巴达干"，杀虫

生　　境： 野生，中生植物。生于山地林缘、草甸、沟谷及撂
　　　　　荒地，也生于沙地

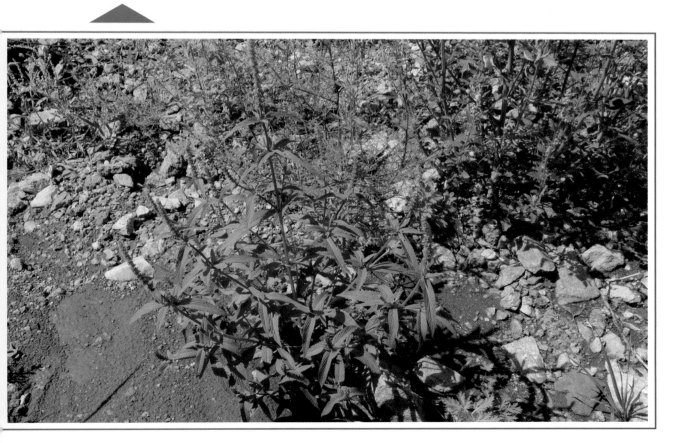

唇形科 | Labiatae

香薷

Elsholtzia ciliata (Thunb.) Hyland

香薷属
Elsholtzia

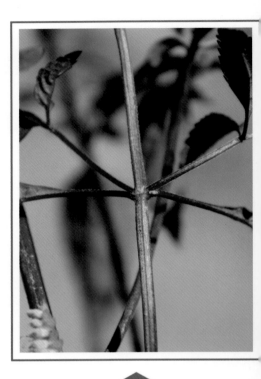

蒙文名称： 昂给鲁木 - 其其格

俗　　名： 香茹草、香草、山苏子、土香薷

药用部位： 地上部分入药

中医功效： 发汗解暑，化湿利水

蒙医功效： 祛"巴达干"热，利尿，杀虫，防腐，治疗外伤

生　　境： 野生，中生植物。生于山地阔叶林下、林缘、灌丛
　　　　　及山地草甸

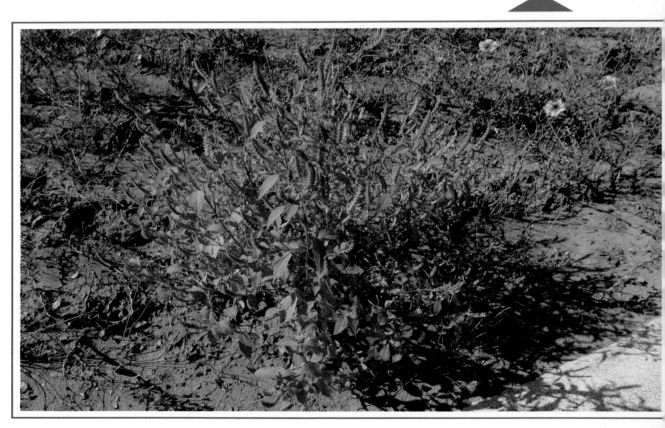

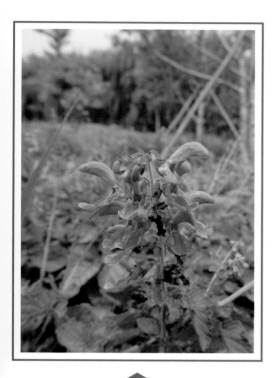

唇形科 | Labiatae

丹参

Salvia miltiorrhiza Bunge

鼠尾草属
Salvia

俗　　名：红根、赤参、阴行草

药用部位：根入中药；根及根茎入蒙药

中医功效：祛瘀，生新，活血，调经

蒙医功效：清血热，止泻

生　　境：适于生长在肥沃的砂壤土上。用于园林绿化，本地区少量栽培

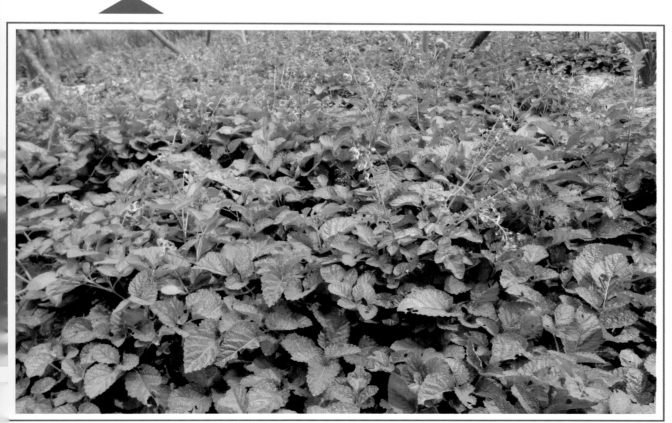

茄 科 | Solanaceae

宁夏枸杞

Lycium barbarum L.

枸杞属
Lycium

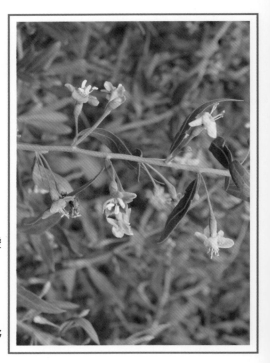

蒙文名称： 宁夏音 - 侵娃音 - 哈日漠格

俗　　名： 山枸杞、白疙针

药用部位： 果实（枸杞子）、根皮（地骨皮）及嫩叶（枸杞叶）入药

中医功效： 枸杞子：补肝肾，益精明目。地骨皮：清热凉血，退虚
　　　　　热。枸杞叶：补虚，清热，止渴，祛风明目

蒙医功效： 清热，化瘀

生　　境： 中生灌木，为内蒙古道地药材，本地区大规模栽培。野
　　　　　生于河岸、山地、灌溉农田的地埂或水渠旁

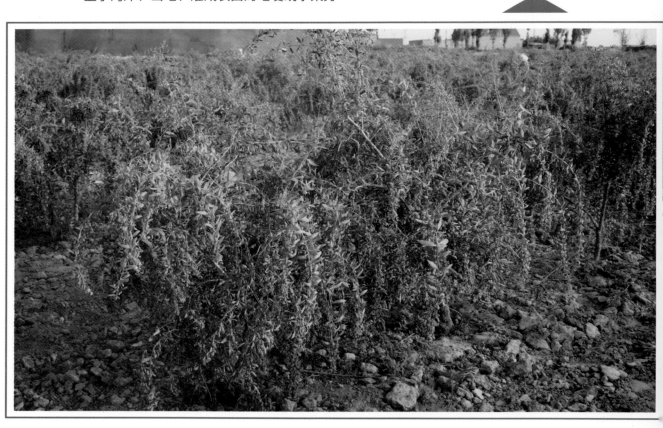

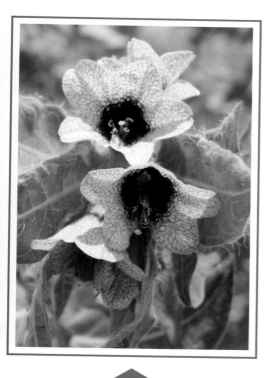

茄 科 | Solanaceae

天仙子

Hyoscyamus niger L.

天仙子属
Hyoscyamus

蒙文名称： 特讷格 - 额布斯

俗　　名： 山烟子、薰牙子

药用部位： 种子或全草入中药；种子入蒙药

中医功效： 镇痛解痉，安神，止咳

蒙医功效： 解痉，杀虫，止痛，消"奇哈"

生　　境： 野生，中生杂草。生于村舍、路边及田野

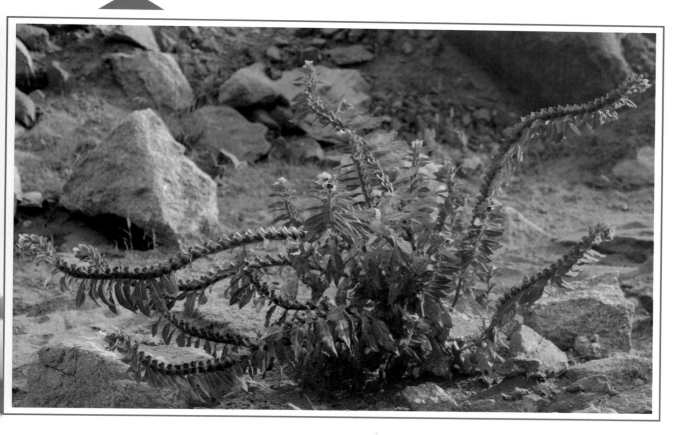

茄 科 | Solanaceae

辣椒

Capsicum annuum L.

辣椒属
Capsicum

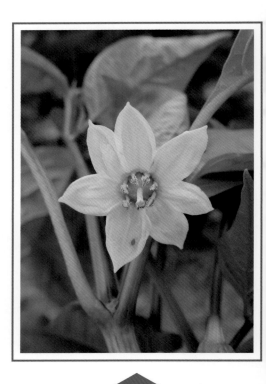

蒙文名称： 辣著

俗　　名： 牛角椒、长辣椒、辣子

药用部位： 果实、根及根茎入中药；果实入蒙药

中医功效： 果实：温中散寒，健胃消食。根及根茎：活血消肿

蒙医功效： 温胃，消肿，消"奇哈"，化痞，杀虫

生　　境： 常见蔬菜，适于生长在排水良好、排灌方便、能够
深耕的土地上。本地区大量栽培

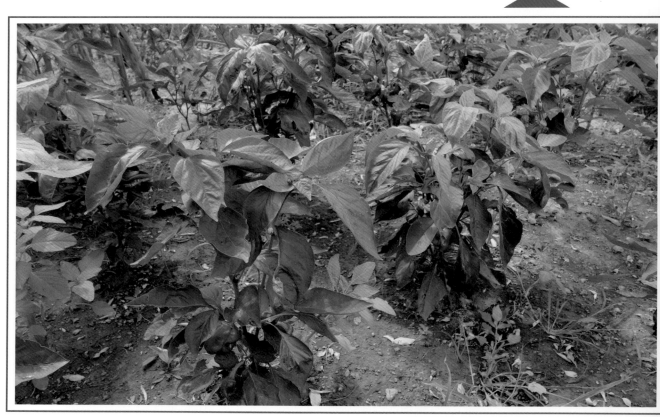

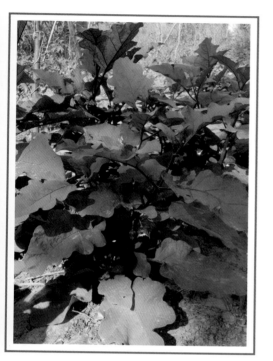

茄

Solanum melongena L.

茄属
Solanum

蒙文名称：	哈西
俗　　名：	矮瓜、吊菜子、茄子
药用部位：	根、茎、叶及花入药
中医功效：	清热利湿，活血消肿，止咳
生　　境：	常见蔬菜，适于生长在富含有机质、保水保肥能力强的土壤中。本地区大量栽培

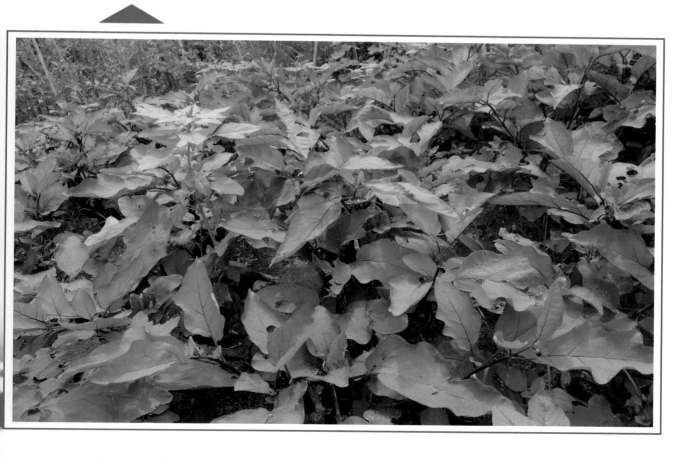

茄 科 | Solanaceae

龙葵

Solanum nigrum L.

茄属
Solanum

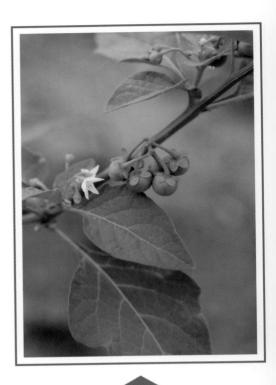

蒙文名称： 闹害音 - 乌吉马

俗　　名： 天茄子

药用部位： 地上部分入药

中医功效： 清热解毒，利水消肿，活血散瘀，止咳祛痰

蒙医功效： 清热，解毒，止血，止咳，消肿

生　　境： 野生，中生杂草。生于路旁、村边、水沟边

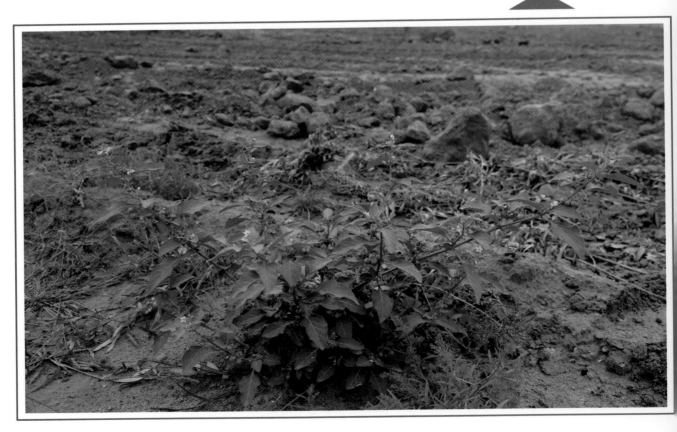

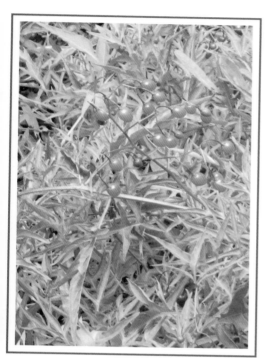

青杞

Solanum septemlobum Bunge

茄属
Solanum

蒙文名称：烘 - 和日烟 - 尼都

俗　　名：蜀羊泉、野枸杞、野茄子、红葵

药用部位：全草入药

中医功效：清热解毒，消肿止痛

蒙医功效：清热解毒

生　　境：野生，中生杂草。生于路旁、林下及水边

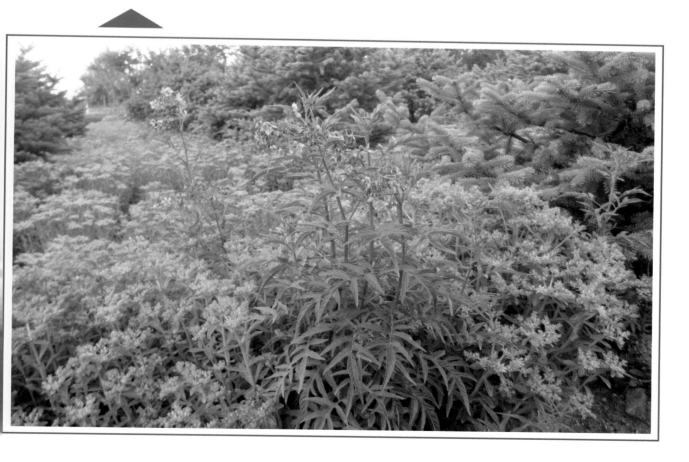

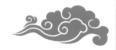

茄 科 | Solanaceae

洋芋

Solanum tuberosum L.

茄属
Solanum

蒙文名称： 图木苏

俗　　名： 马铃薯、土豆、山药蛋

药用部位： 块茎入药

中医功效： 和胃调中，健脾益气

蒙医功效： 生津，健胃健腹

生　　境： 常见蔬菜，适于生长在疏松透气、凉爽湿润的土壤
中。本地区大规模栽培

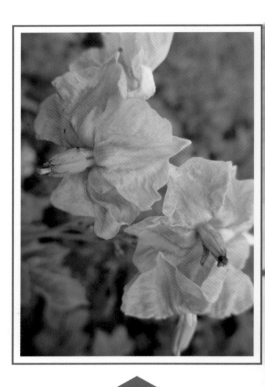

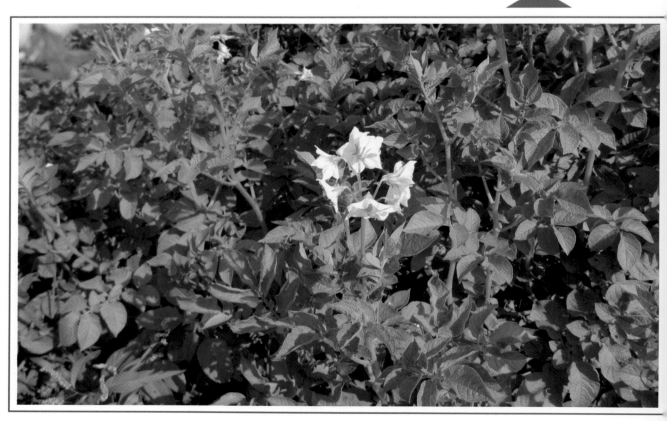

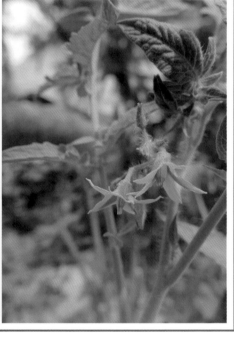

番茄

Lycopersicon esculentum Mill.

番茄属
Lycopersicon

蒙文名称： 图伯德 - 哈西

俗　名： 西红柿、洋柿子

药用部位： 果实入药

中医功效： 生津止渴，健胃消食，清
　　　　　热消暑，补肾利尿

生　境： 常见蔬菜，适于生长在土
　　　　　层深厚、排水良好、富含
　　　　　有机质的肥沃壤土上。本
　　　　　地区大量栽培

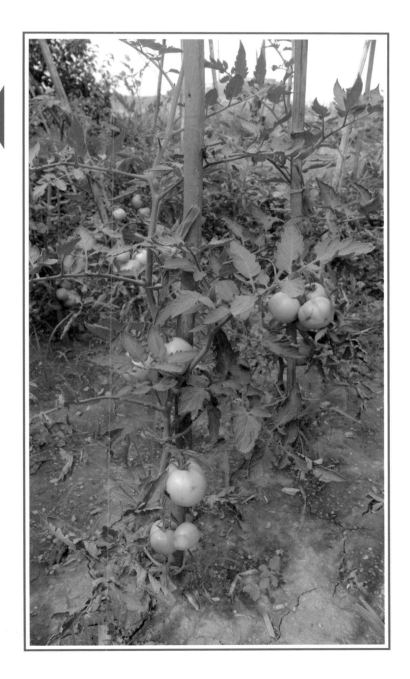

茄 科 | Solanaceae

曼陀罗

Datura stramonium L.

曼陀罗属
Datura

蒙文名称： 满得乐特 - 其其格

俗　　名： 耗子阎王

药用部位： 花、全草及种子入中药；种子入蒙药

中医功效： 平喘止咳，祛风湿，止痛

蒙医功效： 解痉，消"奇哈"，止痛，杀虫

生　　境： 野生，中生杂草。生于住宅旁、路边或草地上

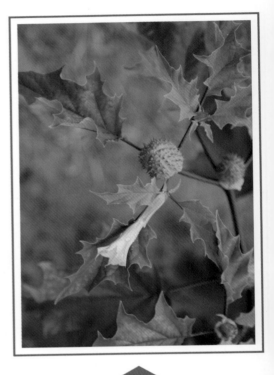

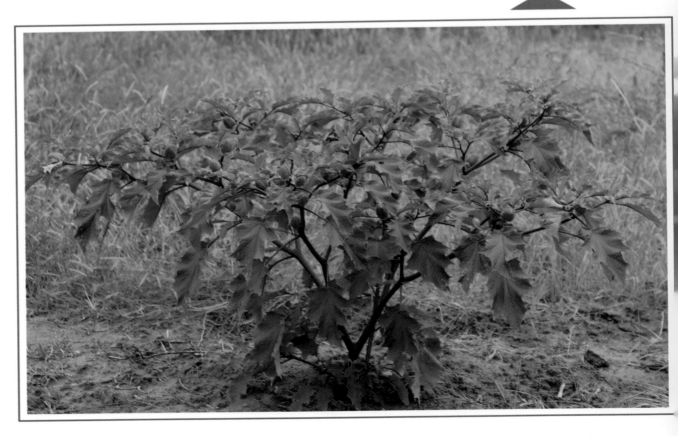

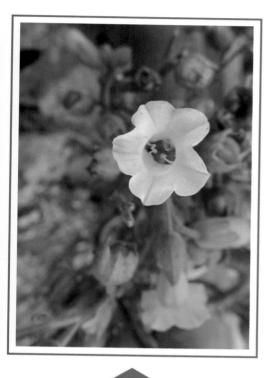

烟草

Nicotiana tabacum L.

烟草属
Nicotiana

蒙文名称： 希日 - 达麻嘎

俗　　名： 烟叶

药用部位： 全草入药

中医功效： 消肿，解毒，杀虫

生　　境： 经济作物，适于生长在肥厚、疏松、排水性好的土
地上。本地区小规模栽培

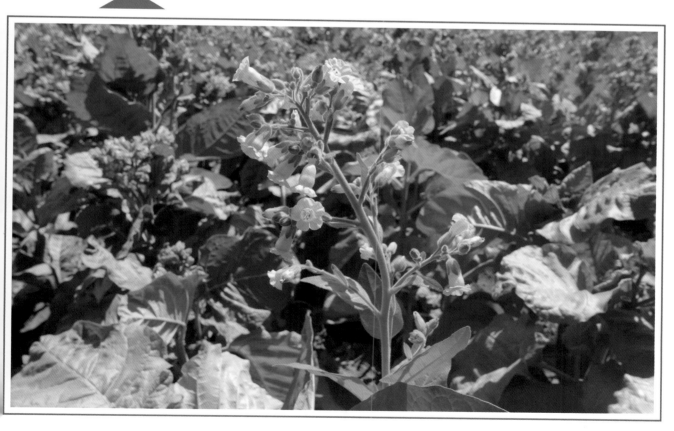

玄参科 | Scrophulariaceae

砾玄参

玄参属
Scrophularia

Scrophularia incisa Weinm.

蒙文名称： 海日音 - 哈日 - 奥日呼代

药用部位： 全草入蒙药

蒙医功效： 清热，解毒，透疹，通脉

生　　境： 野生，旱生植物。生于荒漠草原及典型草原带的砂
　　　　　　砾石地及山地岩石处

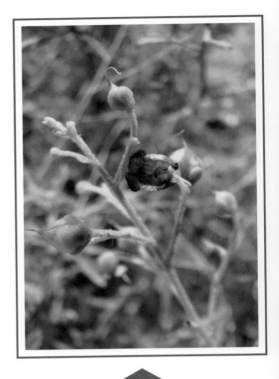

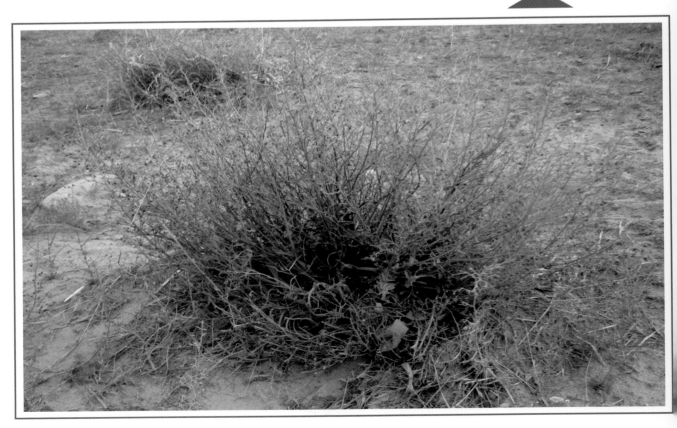

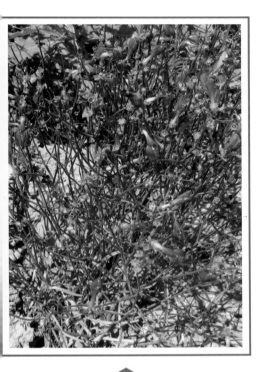

玄参科 | **Scrophulariaceae**

野胡麻

Dodartia orientalis L.

野胡麻属
Dodartia

蒙文名称：	呼热立格 - 其其格
俗　　名：	紫花草、倒打草、多德草、紫花秧
药用部位：	全草入药
中医功效：	清热解毒，祛风止痒
蒙医功效：	清热，解毒
生　　境：	野生，旱生植物。生于荒漠化草原及草原化荒漠地带的石质山坡、沙地、盐渍地及田野

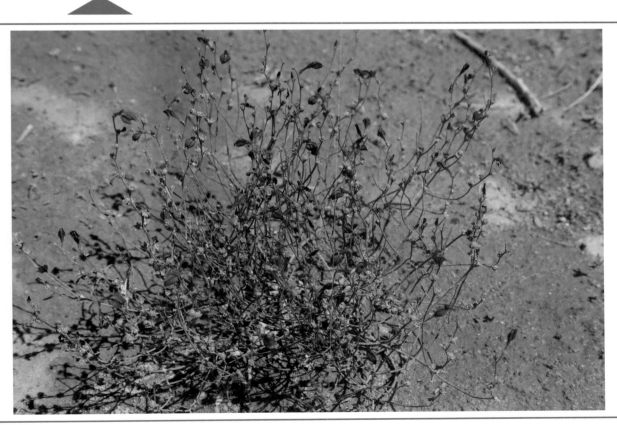

玄参科 | Scrophulariaceae

地黄

Rehmannia glutinosa (Gaert.)
Libosch. ex Fisch. et Mey.

地黄属
Rehmannia

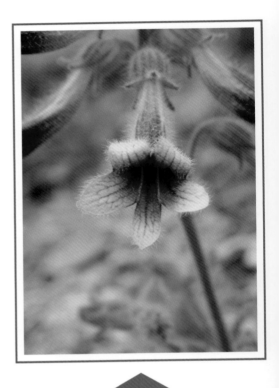

蒙文名称： 呼如古伯亲 - 其其格

俗　　名： 地髓、酒壶花

药用部位： 新鲜块根（鲜地黄）及其加工品（生地黄、熟地黄、
生地黄炭）入药

中医功效： 鲜地黄：清热凉血，生津。生地黄：清热凉血，滋
阴生津，润燥。熟地黄：滋阴补肾，补血调经。生
地黄炭：止血

生　　境： 野生，旱中生杂草。生于砂壤土、荒山坡、山脚、墙
边、路旁等处

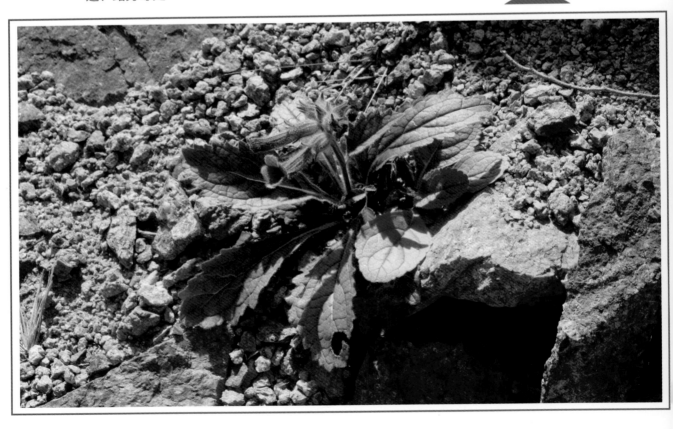

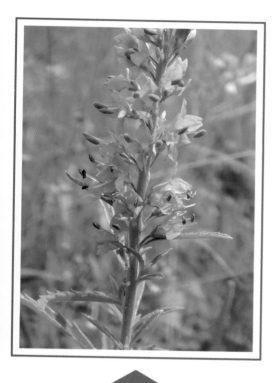

细叶婆婆纳

Veronica linariifolia Pall. ex Link

婆婆纳属
Veronica

蒙文名称：	那林 - 侵达干
药用部位：	全草入中药；地上部分入蒙药
中医功效：	祛风湿，解毒止痛
蒙医功效：	清血热，解毒
生　　境：	野生，旱中生植物。生于草甸、草地、灌丛及疏林下

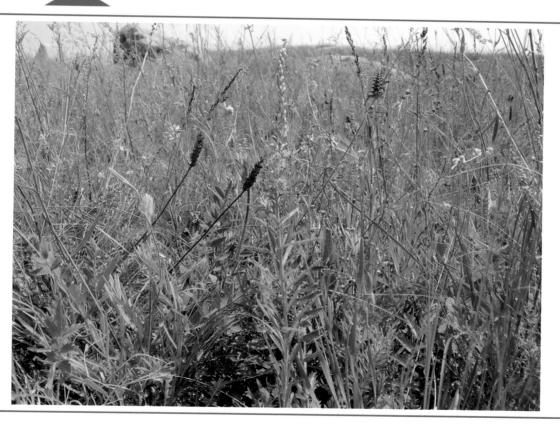

玄参科 | Scrophulariaceae

北水苦荬

Veronica anagallis-aquatica L.

婆婆纳属
Veronica

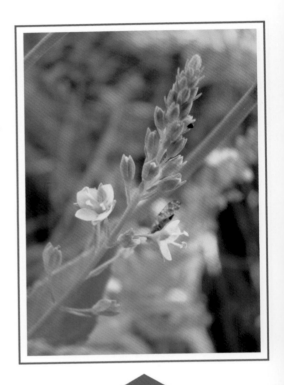

蒙文名称： 奥存 - 侵达干

俗　　名： 珍珠草、秋麻子、水苦荬

药用部位： 全草入药

中医功效： 清热利湿，活血止血，消肿解毒

蒙医功效： 利尿消肿，止痛，止呕，燥"希日乌素"

生　　境： 野生，湿生植物。生于溪水边及沼泽地

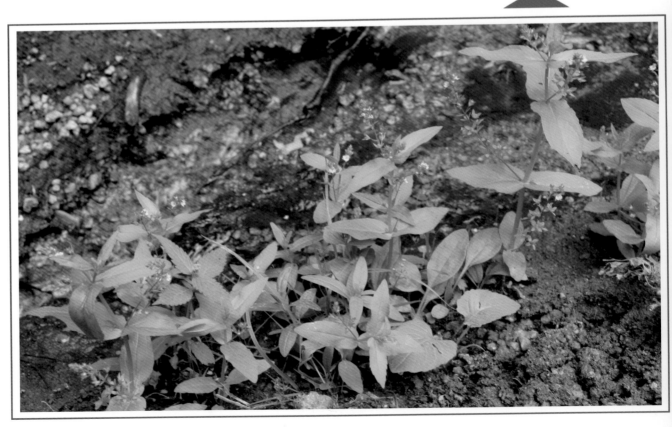

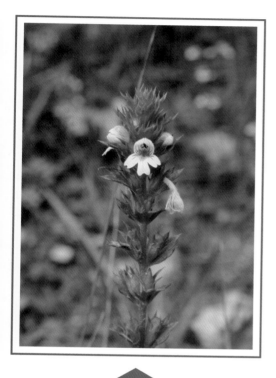

小米草

Euphrasia pectinata Ten.

小米草属
Euphrasia

蒙文名称：　巴希干那

药用部位：　全草入药

中医功效：　清热解毒

蒙医功效：　清热，除烦，利尿

生　　境：　野生，中生植物。生于山地草甸、草甸草原、阴坡
　　　　　　草地、灌丛及林缘

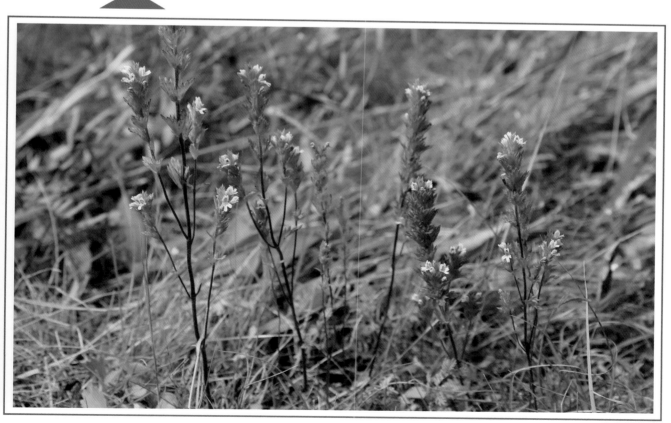

玄参科 | Scrophulariaceae

疗齿草

疗齿草属
Odontites

Odontites serotina (Lam.) Dum.

蒙文名称： 宝日 - 巴西嘎

俗　　名： 齿叶草

药用部位： 全草入药

中医功效： 清热燥湿，凉血止痛

蒙医功效： 清热，凉血，止痛

生　　境： 野生，中生植物。生于低湿草甸及水边

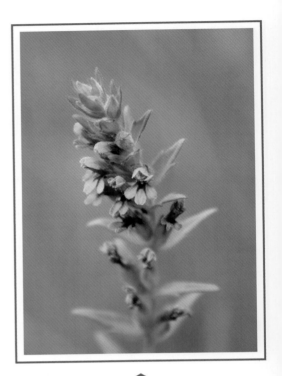

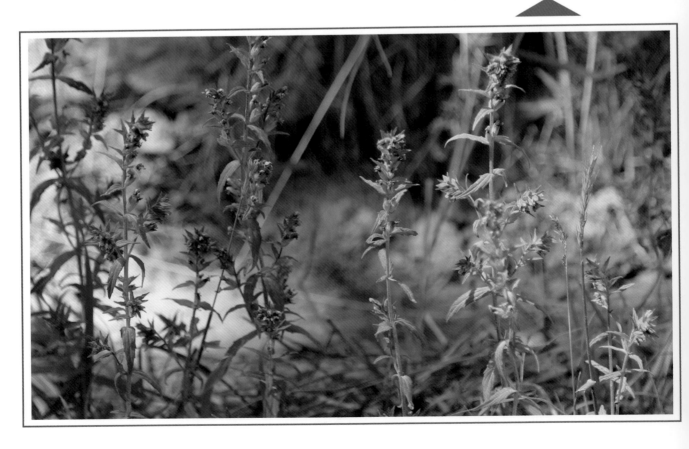

玄参科 | **Scrophulariaceae**

红纹马先蒿

Pedicularis striata Pall.

马先蒿属
Pedicularis

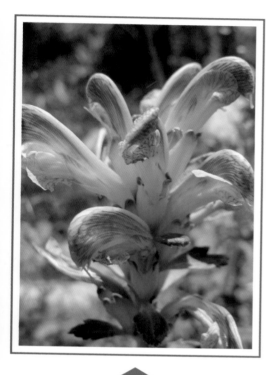

蒙文名称： 乌兰 - 扫达拉特 - 好宁 - 额伯日 - 其其格

俗　　名： 细叶马先蒿

药用部位： 全草入药

中医功效： 清热解毒

蒙医功效： 清热解毒，利水，涩精

生　　境： 野生，中生植物。生于山地草甸草原、林缘草甸或
　　　　　　疏林中

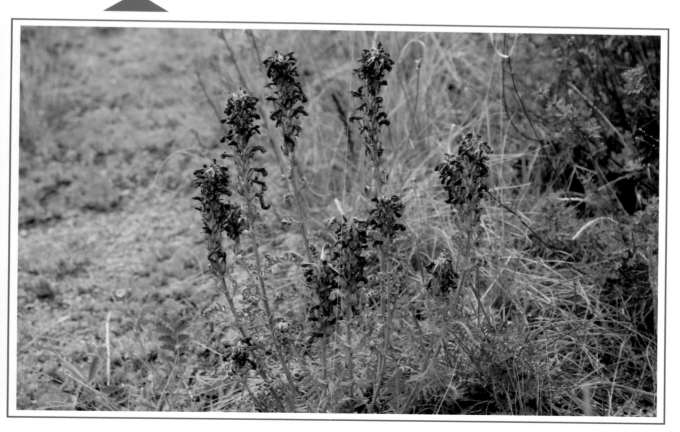

玄参科 | Scrophulariaceae

返顾马先蒿

马先蒿属
Pedicularis

Pedicularis resupinata L.

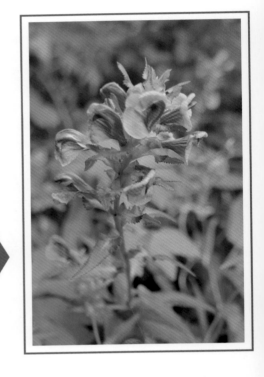

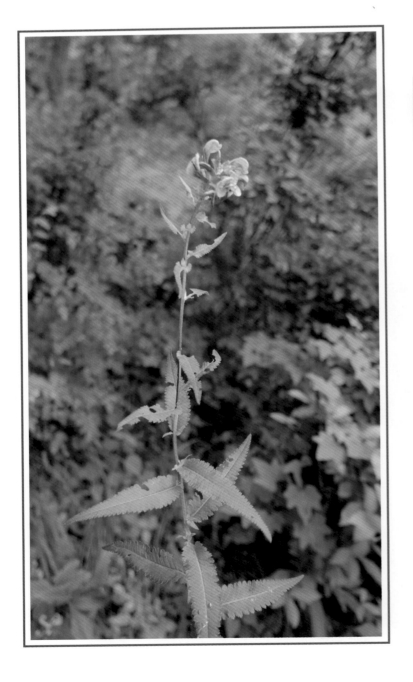

蒙文名称： 好宁 - 额伯日 - 其其格

俗　　名： 马矢蒿、马尿泡

药用部位： 全草入药

中医功效： 祛风湿，利尿

蒙医功效： 清热，解毒

生　　境： 野生，中生植物。生于山地

林下、林缘草甸及沟谷草甸

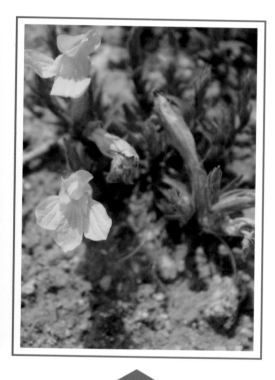

玄参科 | Scrophulariaceae

达乌里芯芭

Cymbaria dahurica L.

芯芭属
Cymbaria

蒙文名称： 兴安奈 - 哈吞 - 额布斯

俗　　名： 芯芭、大黄花、蒿茶、白蒿茶

药用部位： 全草入药

中医功效： 祛风湿，利尿，止血

蒙医功效： 同中医功效

生　　境： 野生，旱生植物。生于典型草原、荒漠草原及山地草原上

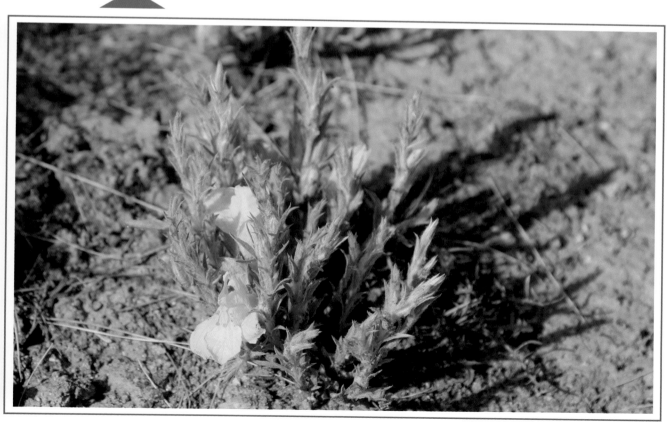

紫葳科 | Bignoniaceae

角蒿

角蒿属
Incarvillea

Incarvillea sinensis Lam.

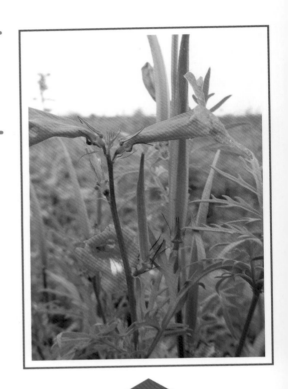

蒙文名称： 乌兰 - 套鲁木

俗　　名： 透骨草、莪蒿、萝蒿、大一枝蒿、羊角蒿

药用部位： 地上部分入中药；种子及全草入蒙药

中医功效： 祛风除湿，活血止痛，解毒

蒙医功效： 止咳，止痛，镇"赫依"，燥"希日乌素"，润肠，
　　　　　 通便

生　　境： 野生，中生杂草。生于草原区的山坡、山地、沙地、
　　　　　 河滩、河谷，也散生于田野、撂荒地及路边、宅旁

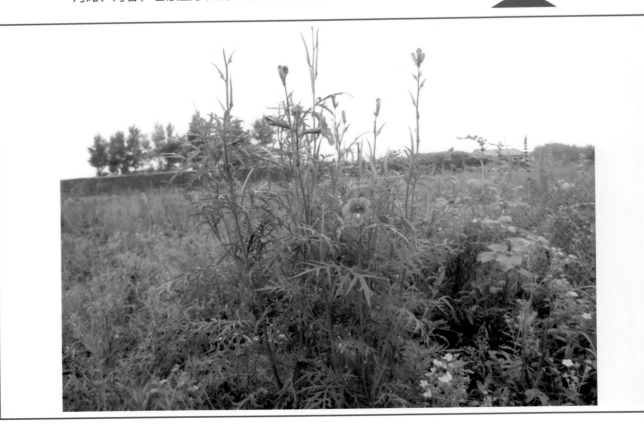

紫葳科 | **Bignoniaceae**

梓

Catalpa ovata G. Don

梓属
Catalpa

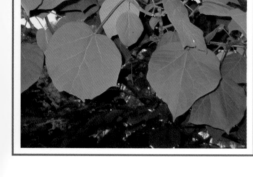

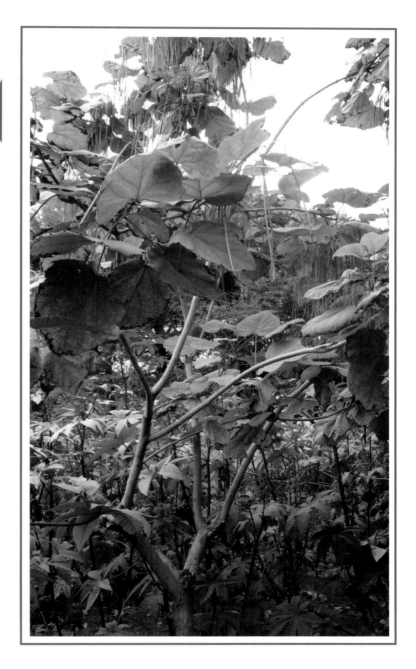

蒙文名称： 朝鲁马盖 - 扎嘎日特 - 毛都

俗　　名： 臭梧桐、黄花楸、筷子树

药用部位： 树皮（梓白皮）和果实（梓实）入药

中医功效： 梓白皮：清热，解毒，杀虫。梓实：利尿，消肿

生　　境： 小乔木，适于生长在深厚、湿润、肥沃的夹沙土上。用于园林绿化，本地区少量栽培

列当科 | Orobanchaceae

列当

Orobanche coerulescens Steph.

列当属
Orobanche

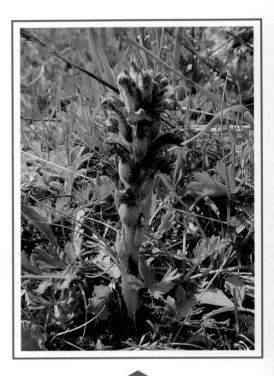

蒙文名称： 特木根 - 苏乐

俗　　名： 兔子拐棍、独根草

药用部位： 全草入药

中医功效： 补肾阳，强筋骨

蒙医功效： 抑"协日"，补肝肾，强筋骨

生　　境： 野生，根寄生植物，寄生在蒿属植物的根上。生于
　　　　　 沙丘、山坡及沟边草地上

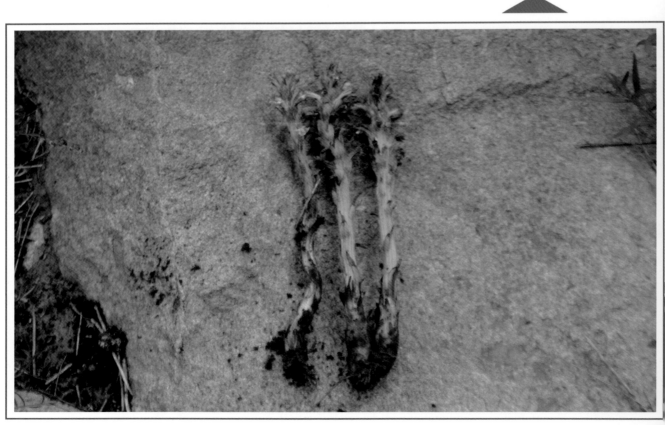

列当科 | Orobanchaceae

黄花列当

Orobanche pycnostachya Hance

列当属
Orobanche

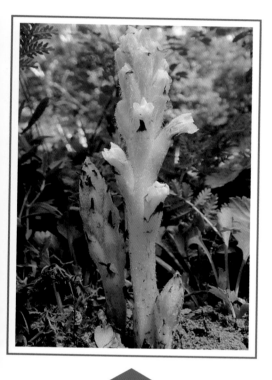

蒙文名称： 希日 - 特木根 - 苏乐

俗　　名： 独根草

药用部位： 全草入药

中医功效： 同列当

生　　境： 野生，根寄生植物，寄生在蒿属植物的根上。生于
沙丘、山坡及草原上

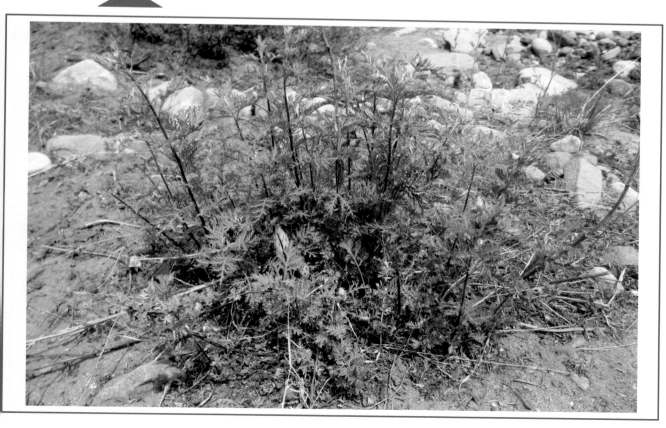

弯管列当

列当属
Orobanche

Orobanche cernua Loefling

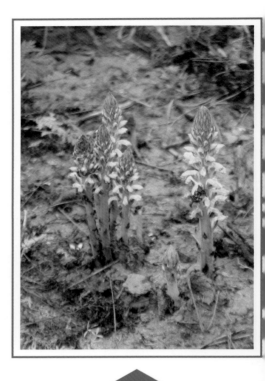

蒙文名称：	阿紫音 - 特木根 - 苏乐
俗　　名：	二色列当、欧亚列当
药用部位：	全草入药
中医功效：	同列当
蒙医功效：	补益，壮筋骨
生　　境：	野生，根寄生植物，寄生在蒿属植物的根上。生于针茅草原、山坡、林下、路边及沙丘上

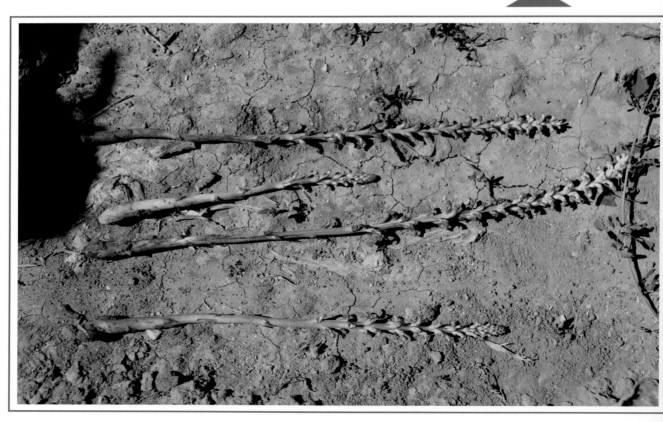

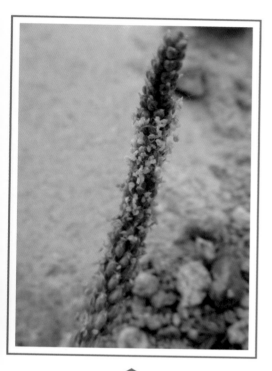

平车前

车前属
Plantago

Plantago depressa Willd.

蒙文名称：	吉吉格 - 乌和日 - 乌日根讷
俗　　名：	车前草、车轱辘菜、车串串
药用部位：	全草入药
中医功效：	利尿，清热，明目
蒙医功效：	通小便淋涩，壮阳
生　　境：	野生，中生植物。生于草地、河滩、沟边、草甸、田间及路旁

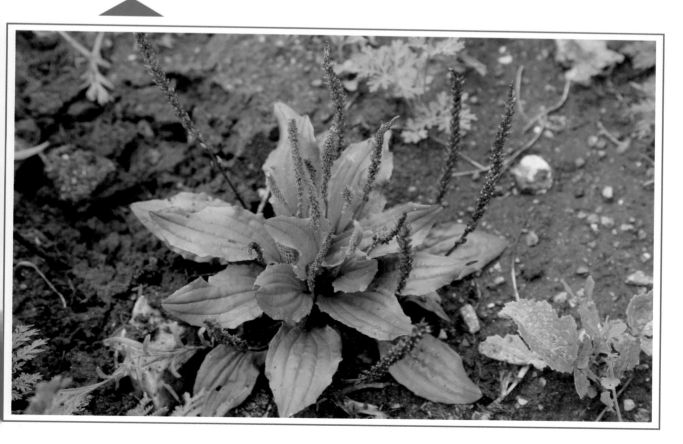

车前科 | **Plantaginaceae**

车前

Plantago asiatica L.

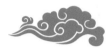

车前属
Plantago

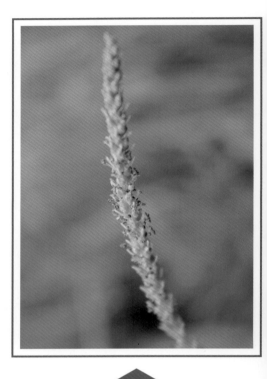

蒙文名称： 乌和日 - 乌日根纳

俗　　名： 车轱辘菜、大车前、车串串

药用部位： 种子（车前子）及全草（车前草）入中药；种子入
　　　　　蒙药

中医功效： 利尿通淋，清肝明目，清肺化痰，止泻

蒙医功效： 止泻，利尿，治伤，止血，燥"希日乌素"

生　　境： 野生，中生植物。生于草地、沟边、河岸湿地、田边、
　　　　　路旁或村边空旷处

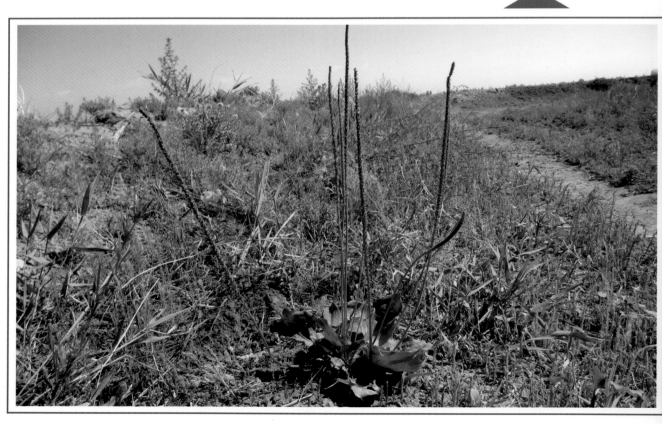

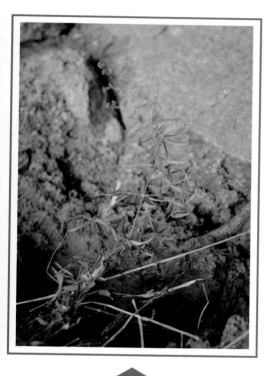

茜草科 | **Rubiaceae**

北方拉拉藤

拉拉藤属
Galium

Galium boreale L.

蒙文名称：	查干 - 乌如木杜乐
俗　　名：	砧草
药用部位：	全草入药
中医功效：	祛风止痛，清热解毒
蒙医功效：	平息"协日"，止血，治伤，接骨，利尿
生　　境：	野生，中生植物。生于山坡、沟旁、草丛、灌丛或林下

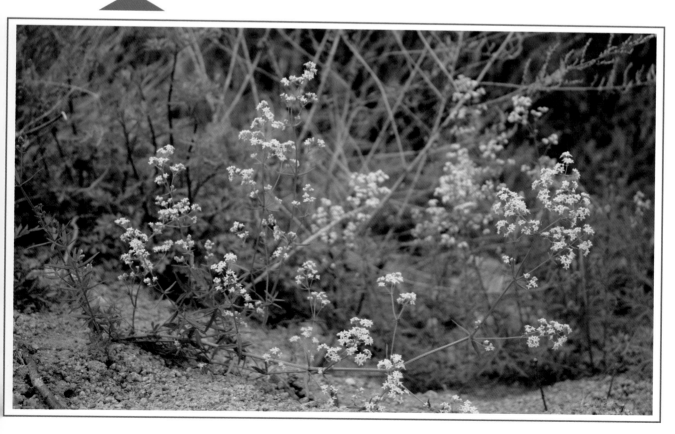

蓬子菜

Galium verum L.

拉拉藤属
Galium

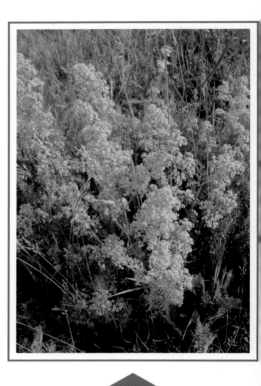

蒙文名称： 乌如木杜乐

俗　　名： 松叶草、疗毒蒿

药用部位： 全草入药

中医功效： 清热解毒，活血通经，除湿止痒

蒙医功效： 清热凉血，活血祛瘀，止血止泻

生　　境： 野生，中生植物。生于草甸草原、杂草类草甸、山
　　　　　　地林缘及灌丛中

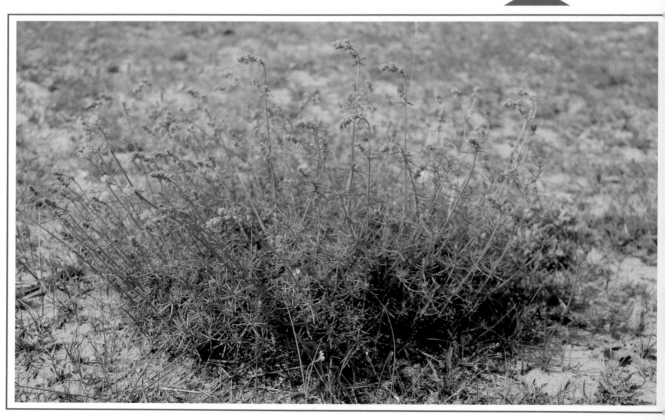

茜草科 | **Rubiaceae**

茜草

Rubia cordifolia L.

茜草属
Rubia

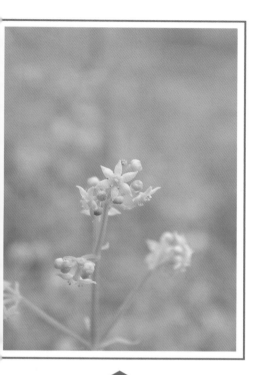

蒙文名称：	马日那
俗　　　名：	红茜草、血见愁
药用部位：	根及根茎（茜草）或全草入中药；根及根茎入蒙药
中医功效：	凉血止血，活血行瘀
蒙医功效：	清血热，止血，止泻
生　　　境：	野生，中生植物。常生于疏林、林缘、灌丛或草地上

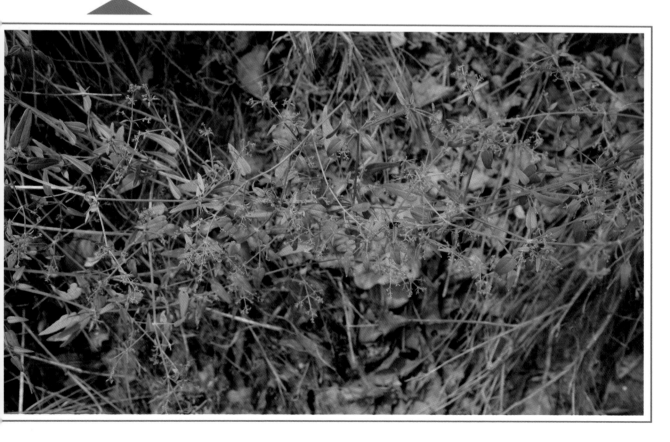

忍冬科 | **Caprifoliaceae**

金银忍冬

忍冬属
Lonicera

Lonicera maackii (Rupr.) Maxim

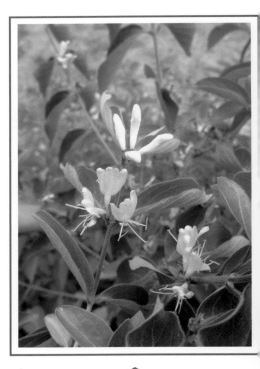

蒙文名称： 达邻 - 哈力苏

俗　　名： 王八骨头、金银木

药用部位： 花及根入中药；果实入蒙药

中医功效： 花：清热解毒。根：祛风解毒，消肿止痛，截疟

蒙医功效： 清热

生　　境： 中生灌木，适于生长在微潮偏干的土壤上。用于园
　　　　　林绿化，本地区少量栽培

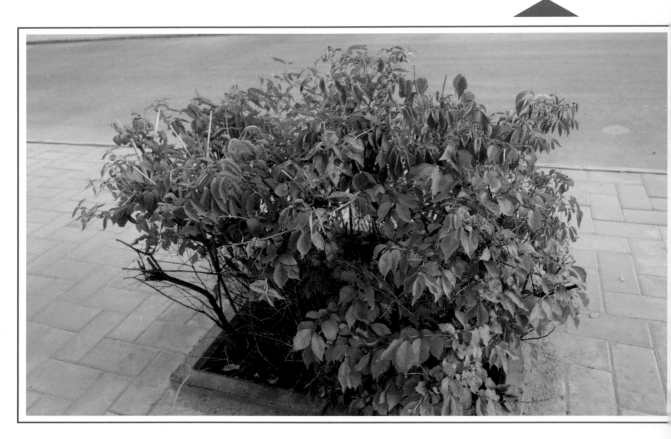

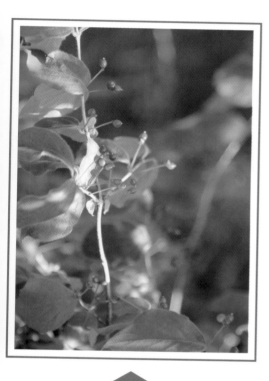

金花忍冬

Lonicera chrysantha Turcz.

忍冬属
Lonicera

蒙文名称：	希日 - 达邻 - 哈力苏
俗　　名：	黄花金银花、黄花忍冬
药用部位：	叶入中药；果实入蒙药
中医功效：	清热解毒
蒙医功效：	清热
生　　境：	野生，中生耐阴性灌木。生于山地、阴坡、杂木林下或沟谷灌丛中

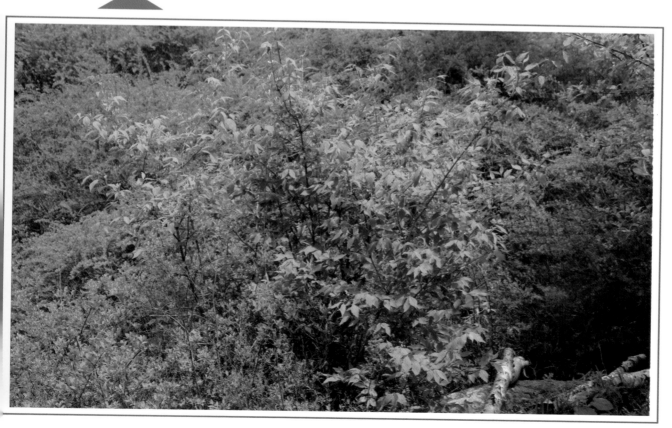

忍冬科 | Caprifoliaceae

鸡树条

忍冬属
Viburnum

Viburnum opulus L. var. *calvescens* (Rehd.) Hara

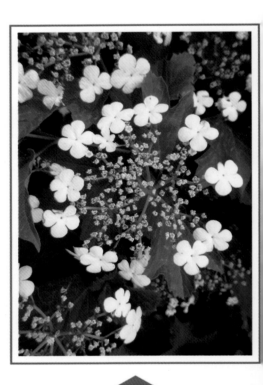

蒙文名称： 乌兰 - 柴日

俗　　名： 鸡树条荚蒾、天目琼花

药用部位： 叶、嫩枝及果实入药

中医功效： 嫩枝、叶：通经活络，祛风止痒。果实：止咳

生　　境： 喜半荫、略微湿润至干爽的气候环境。用于园林绿
　　　　　　化，本地区少量栽培

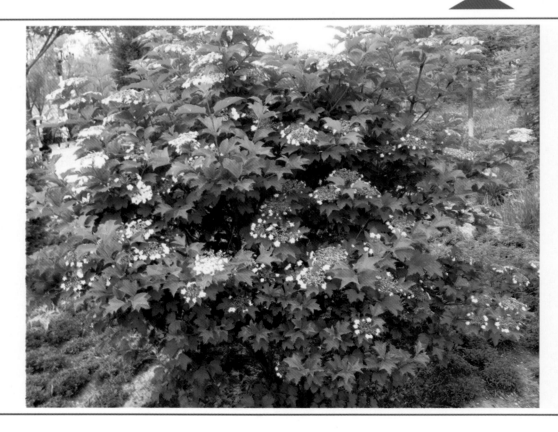

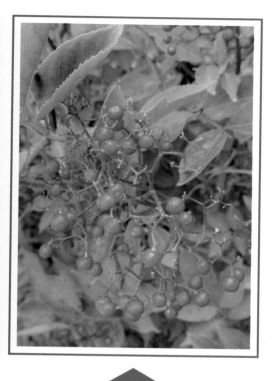

接骨木

Sambucus williamsii Hance

接骨木属
Sambucus

蒙文名称：　宝棍 - 宝拉代

俗　　名：　木蒴藋、续骨草、九节风

药用部位：　全草入中药；茎枝入蒙药

中医功效：　舒筋活血，续筋接骨，祛风湿，利尿

蒙医功效：　祛瘟，清热，止痛

生　　境：　中生灌木，适于生长在肥沃、疏松的土壤上。用于
　　　　　　园林绿化，本地区少量栽培

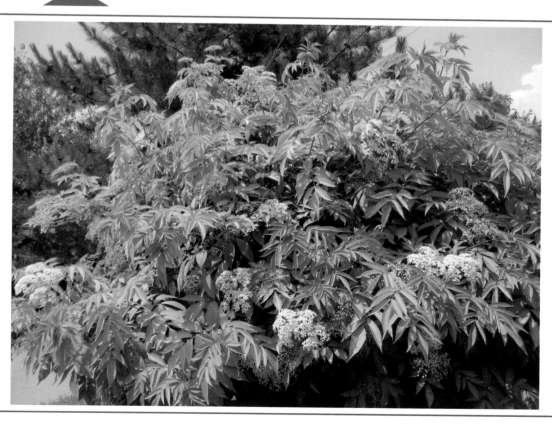

败酱科 | Valerianaceae

缬草

Valeriana officinalis L.

缬草属
Valeriana

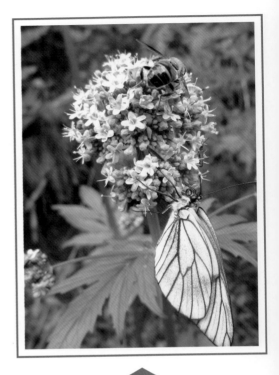

蒙文名称： 巴木柏 - 额布斯

俗　　名： 拔地麻、毛节缬草

药用部位： 根及根茎入药

中医功效： 宁心安神，理气，止痛

蒙医功效： 清热，解毒，消肿，镇静，止痛

生　　境： 野生，中生植物。生山坡草地、林下、沟边

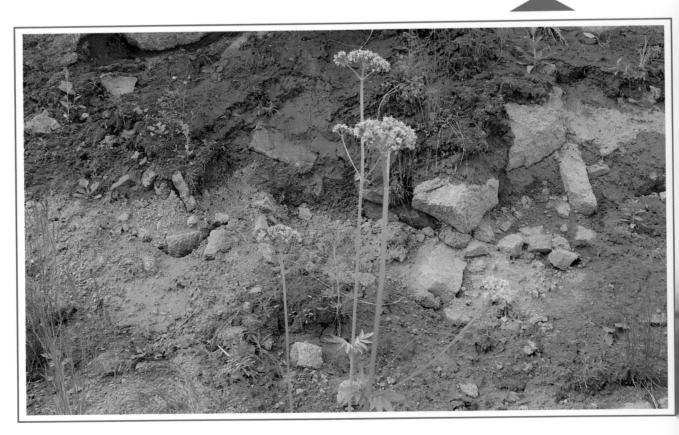

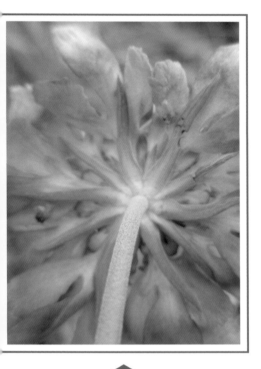

川续断科 | **Dipsacaceae**

华北蓝盆花

蓝盆花属
Scabiosa

Scabiosa tschiliensis Grun.

蒙文名称：	奥木日阿图音 - 套存 - 套日麻
药用部位：	花序入药
中医功效：	清热泻火
蒙医功效：	同中医功效
生　　境：	野生，中旱生植物。生于砂质草原、典型草原及草甸草原群落

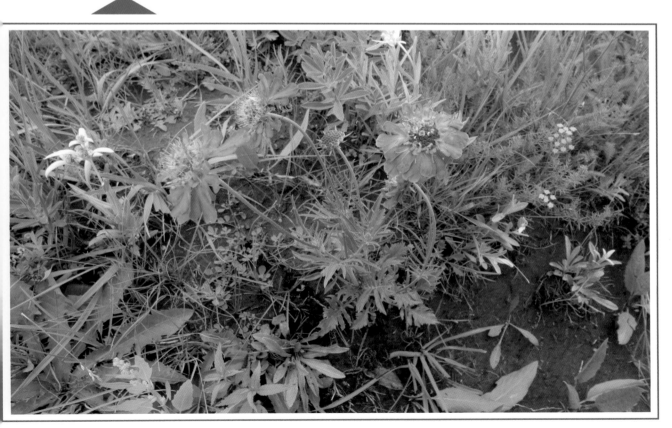

葫芦科 | Cucurbitaceae

南瓜

Cucurbita moschata (Duch. ex Lam.)
Duch.ex Poiret

南瓜属
Cucurbita

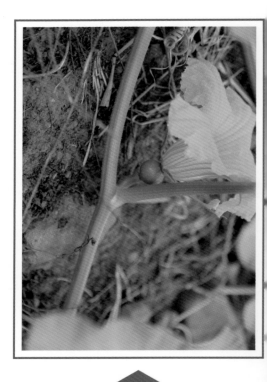

蒙文名称： 朗瓜

俗　　名： 倭瓜、番瓜、北瓜

药用部位： 果实（南瓜）、种子（南瓜子）、果蒂、根及花入中药；
　　　　　 种子入蒙药

中医功效： 南瓜：补中益气，消炎止痛，解毒杀虫。南瓜子：
　　　　　 驱虫。果蒂：清热解毒，安胎。根：清热利湿，解毒，
　　　　　 通乳。花：清湿热，消肿毒

蒙医功效： 杀虫

生　　境： 常见蔬菜，适于生长在肥沃的中性或微酸性砂壤土
　　　　　 上。本地区大规模栽培

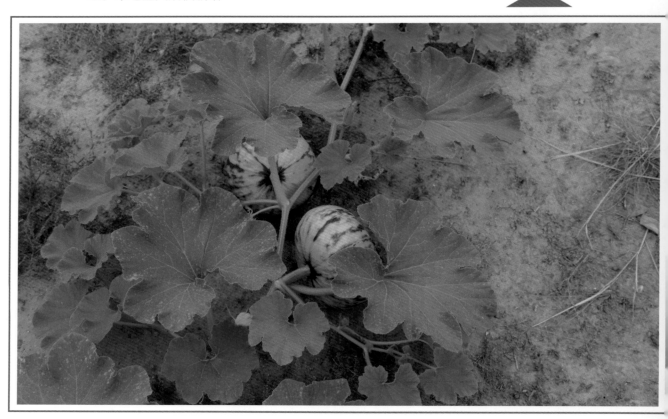

葫芦科 | **Cucurbitaceae**

西葫芦

Cucurbita pepo L.

南瓜属
Cucurbita

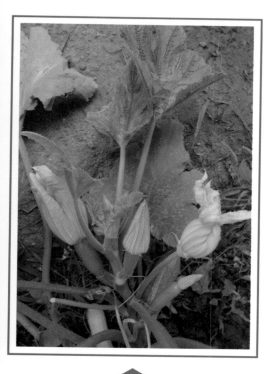

蒙文名称：皎瓜

俗　　名：角瓜、美洲南瓜

药用部位：种子入药

中医功效：驱虫

生　　境：经济作物，对土壤要求不严格，沙土、壤土、黏土
均可栽培，土层深厚的壤土易获高产。本地区大规
模栽培

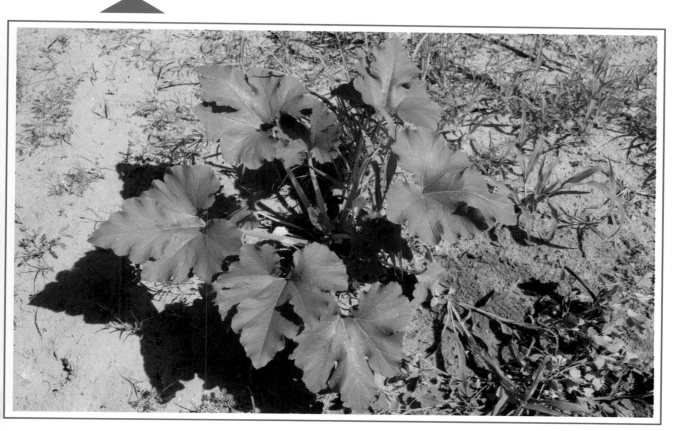

葫芦科 | Cucurbitaceae

西瓜
Citrullus lanatus (Thunb.) Matsum. et Nakai

西瓜属
Citrullus

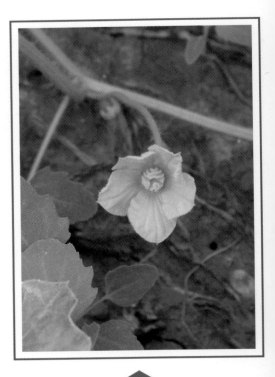

蒙文名称：塔日布斯

俗　　名：寒瓜

药用部位：果皮入药

中医功效：清热解暑，除烦止渴，利尿

蒙医功效：清热解暑，止渴，利尿

生　　境：常见水果，适于生长在土质疏松、土层深厚、排水
　　　　　良好的砂质土上。本地区大规模栽培

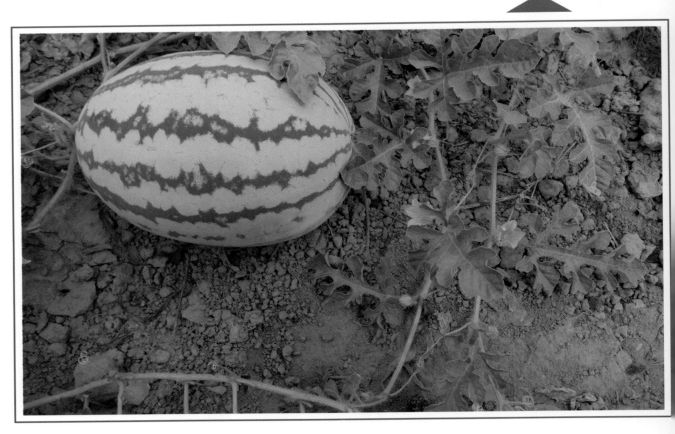

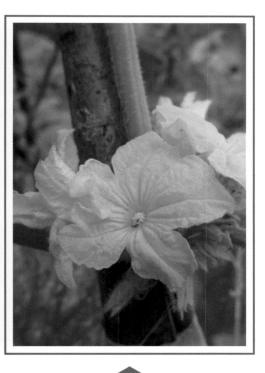

葫芦科 | Cucurbitaceae

黄瓜

Cucumis sativus L.

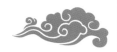

黄瓜属
Cucumis

蒙文名称：乌日格斯图 - 和木和

俗　　名：胡瓜、刺瓜、王瓜

药用部位：茎藤入中药；果实、瓜秧、瓜皮、根入蒙药

中医功效：除热，利水利尿，清热解毒

蒙医功效：治惊风抽搐，高血压，水肿，热痢，咽喉肿痛，筋伤骨折

生　　境：常见蔬菜，适于生长在富含有机质的肥沃土壤上。本地区大规模栽培

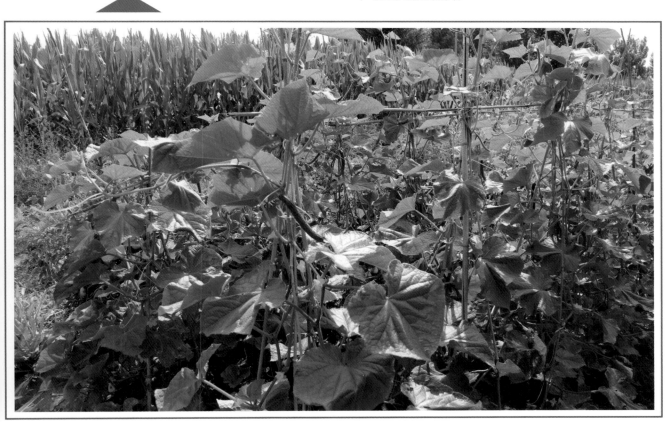

葫芦科 | **Cucurbitaceae**

甜瓜

Cucumis melo L.

黄瓜属
Cucumis

蒙文名称：	阿木他图 - 和木和
俗　　名：	甘瓜、果瓜、香瓜
药用部位：	果蒂（瓜蒂）、果实（甜瓜）及种子（甜瓜子）入中药；种子或果柄入蒙药
中医功效：	瓜蒂：有毒，催吐，消食，退黄。甜瓜：清热解暑，除烦止渴，利小便。甜瓜子：清肺化痰，消瘀散结，排脓，润肠
蒙医功效：	清热排脓，催吐
生　　境：	常见水果，适于生长在排水好的砂壤土上。本地区大规模栽培

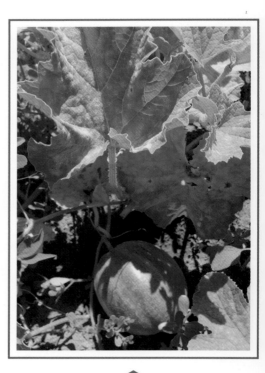

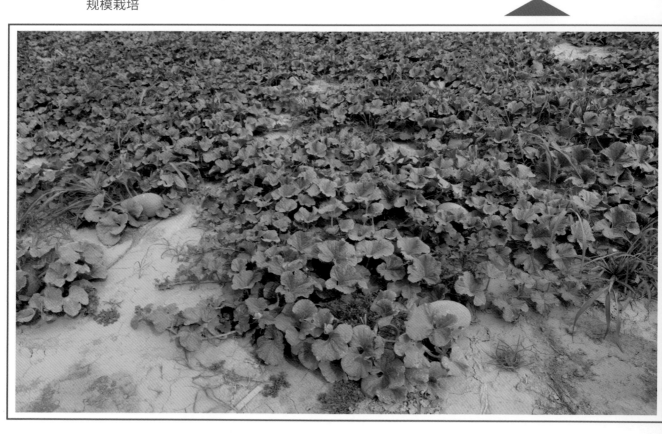

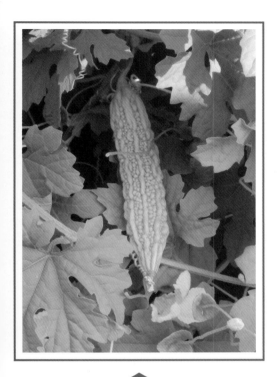

葫芦科 | Cucurbitaceae

苦瓜
Momordica charantia L.

苦瓜属
Momordica

药用部位： 根、藤、叶及果实入药

中医功效： 清热解毒，明目

生　　境： 常见蔬菜，适于生长在肥沃疏松，保土保肥力强的土壤上。本地区少量栽培

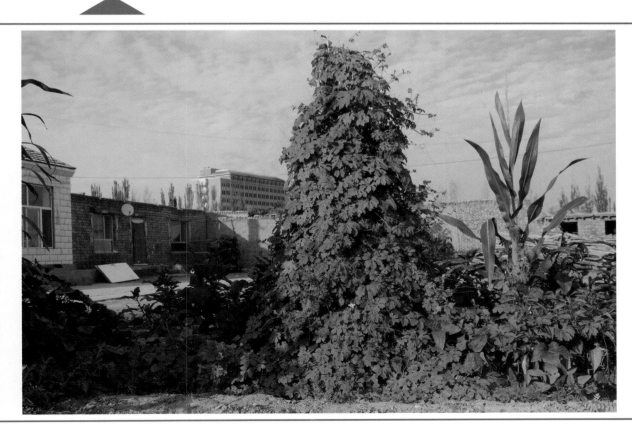

桔梗科 │ **Campanulaceae**

桔梗

Platycodon grandiflorus (Jacq.) A. DC.

桔梗属
Platycodon

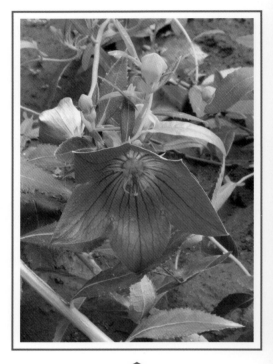

蒙文名称： 狐日盾 - 查干

俗　　名： 铃当花

药用部位： 根入药

中医功效： 宣肺祛痰，利咽，排脓

蒙医功效： 清肺热，止咳，排脓，祛痰

生　　境： 适于生长在半阴半阳的砂壤土中，以富含磷钾肥的中性夹沙土生长较好。用于园林绿化，本地区少量栽培

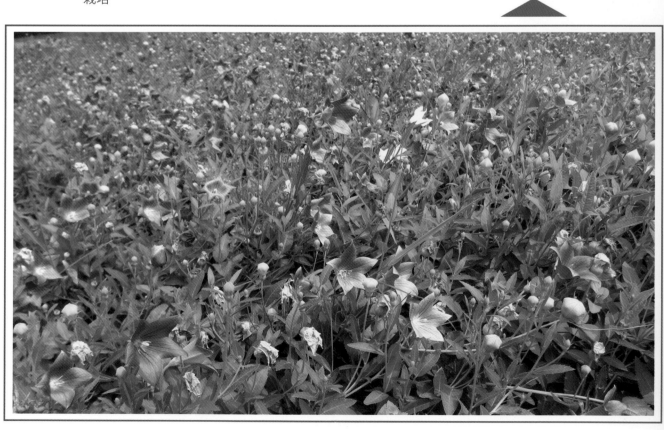

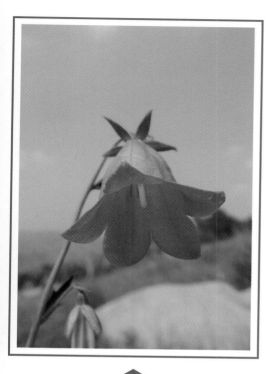

桔梗科 | Campanulaceae

石沙参

Adenophora polyantha Nakai

沙参属
Adenophora

蒙文名称：	哈丹 - 好恩好 - 其其格
俗 名：	糙萼沙参
药用部位：	根入药
中医功效：	养阴清热，润肺化痰，益胃生津
生 境：	野生，旱中生植物。生于石质山坡、山坡草地

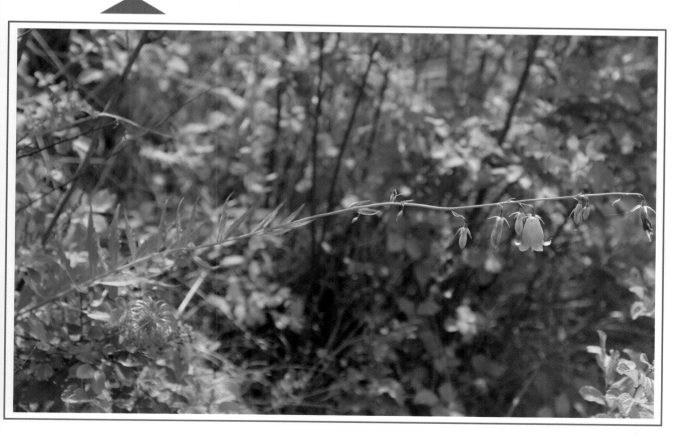

桔梗科 | Campanulaceae

狭叶沙参

沙参属
Adenophora

Adenophora gmelinii (Spreng.) Fisch.

蒙文名称： 那日汗 - 洪呼 - 其其格

俗　　名： 柳叶沙参、厚叶沙参

药用部位： 根入药

中医功效： 养阴清热，润肺化痰，益胃生津

生　　境： 野生，旱中生植物。生于林缘、山地草原及草甸
草原

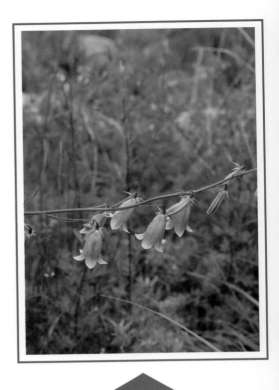

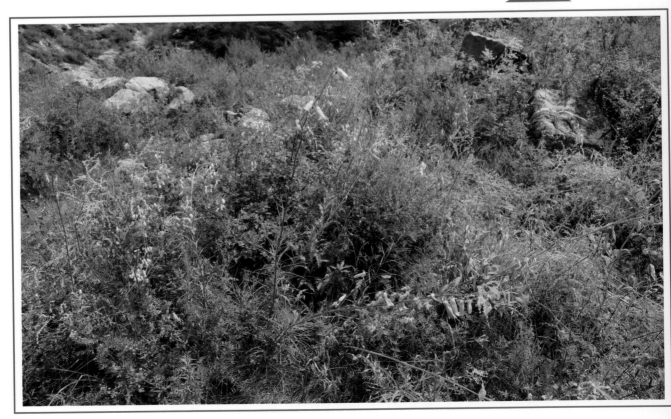

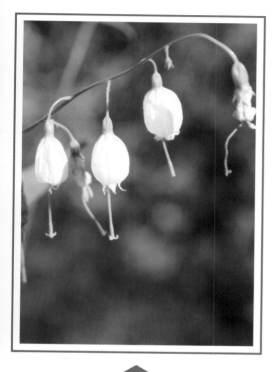

桔梗科 | **Campanulaceae**

齿叶紫沙参

沙参属
Adenophora

Adenophora paniculata Nannf. var. *dentata* Y.Z.Zhao

蒙文名称：　色吉古日特 - 哄呼 - 其其格

药用部位：　根入药

中医功效：　滋补，祛寒热，清肺止咳

生　　境：　野生，中生植物。生于山地林缘、灌丛、沟谷草甸

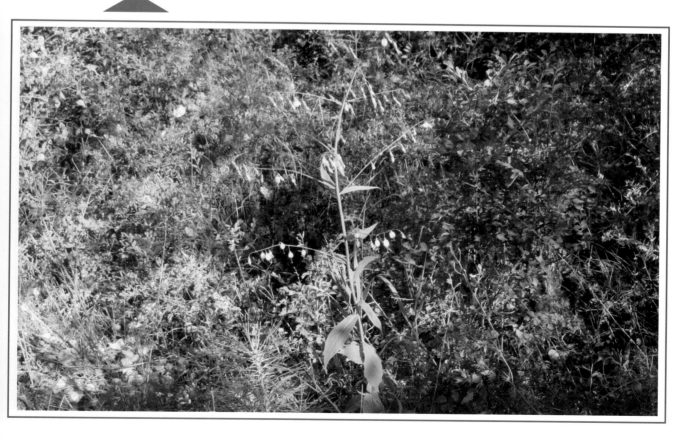

菊科 | Compositae

阿尔泰狗娃花

狗娃花属
Heteropappus

Heteropappus altaicus (Willd.) Novopokr.

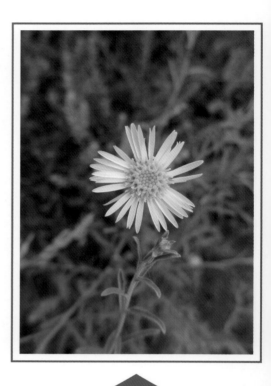

蒙文名称： 阿拉泰音 - 布荣黑

俗　　名： 阿尔泰紫菀

药用部位： 全草或根入中药；头状花序入蒙药

中医功效： 全草：清热解毒，排脓。根：润肺降气，化痰止咳，利尿

蒙医功效： 杀"粘"，清热解毒

生　　境： 野生，中旱生植物。广泛生于干草原与草甸草原带，也生于山地、丘陵坡地、砂质地、路旁及村舍附近等

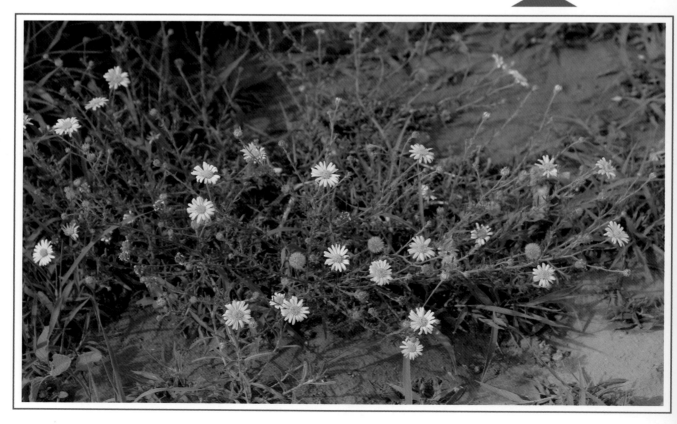

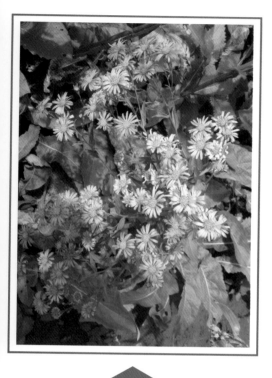

紫菀

Aster tataricus L. f.

紫菀属
Aster

蒙文名称： 敖登 - 其其格

俗　　名： 青菀、紫菀茸

药用部位： 根及根茎入中药；花入蒙药

中医功效： 润肺下气，消痰止咳

蒙医功效： 杀"粘"，清热，解毒，消肿

生　　境： 野生，中生植物。生于森林及草原地带的山地林下、
　　　　　　灌丛或沟边

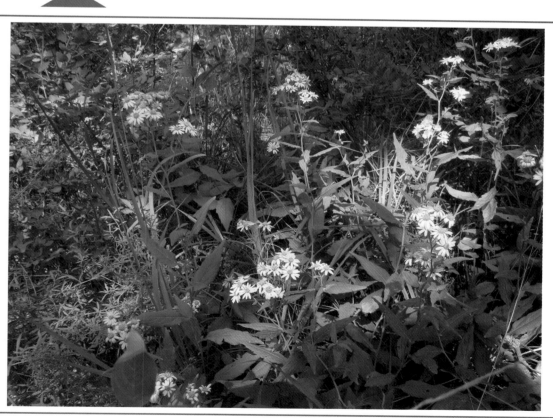

菊 科 | Compositae

飞蓬

Erigeron acer L.

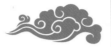

飞蓬属
Erigeron

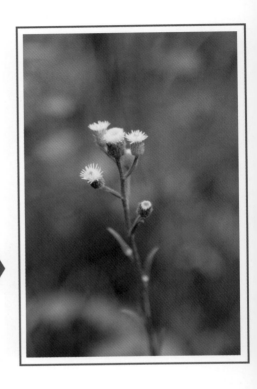

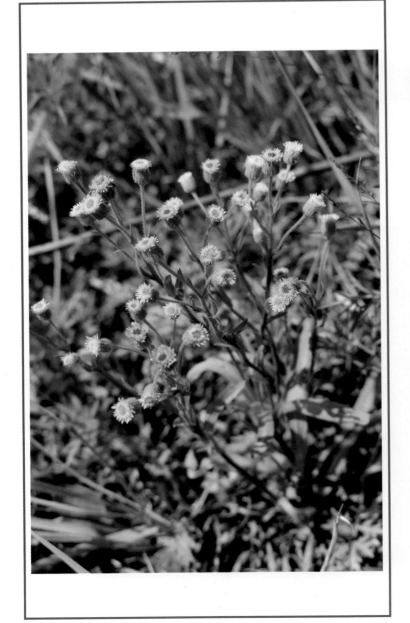

蒙文名称： 车衣力格 - 其其格

俗　　名： 北飞蓬

药用部位： 花入药

中医功效： 清热解毒，除湿

蒙医功效： 同中医功效

生　　境： 野生，中生植物。生于石
　　　　　质山坡、林缘、低地草甸、
　　　　　河岸砂质地、田边

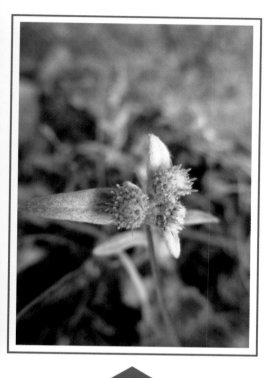

菊 科 | **Compositae**

火绒草

Leontopodium leontopodioides
(Willd.) Beauv.

火绒草属
Leontopodium

蒙文名称： 乌拉 - 额布斯

俗　　名： 火绒蒿、薄雪草、老头草

药用部位： 地上部分入药

中医功效： 清热凉血，利尿

蒙医功效： 清肺止咳，祛痰

生　　境： 野生，旱生植物。生于干旱草原、黄土坡地、石砾
　　　　　地、山区草地，稀生于湿润地，极常见

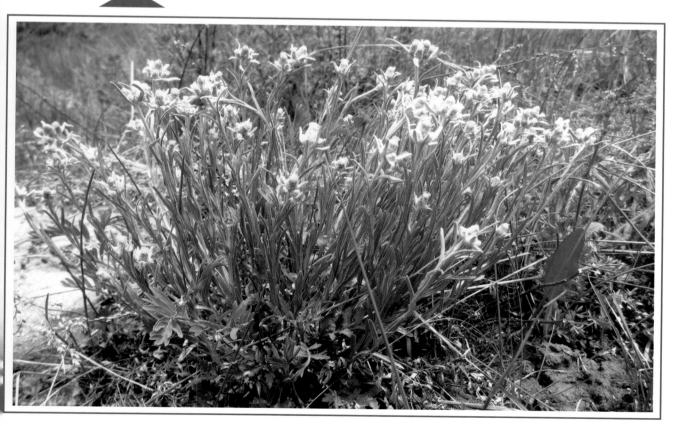

菊科 | **Compositae**

欧亚旋覆花

旋覆花属
Inula

Inula britanica L.

蒙文名称： 阿拉坦 - 导苏乐 - 其其格

俗　　名： 旋覆花

药用部位： 头状花序、全草或根入中药；头状花序入蒙药

中医功效： 头状花序：消痰行水，降气止呕。全草：散风痰，
化痰饮，消肿毒。根：祛风湿，散瘀止痛，止咳
平喘

蒙医功效： 镇刺痛，杀"粘"，燥"希日乌素"，愈伤

生　　境： 野生，中生植物。生于草甸及湿润的农田、地埂和
路旁

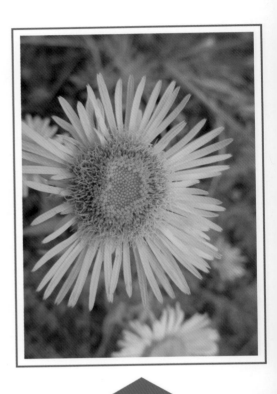

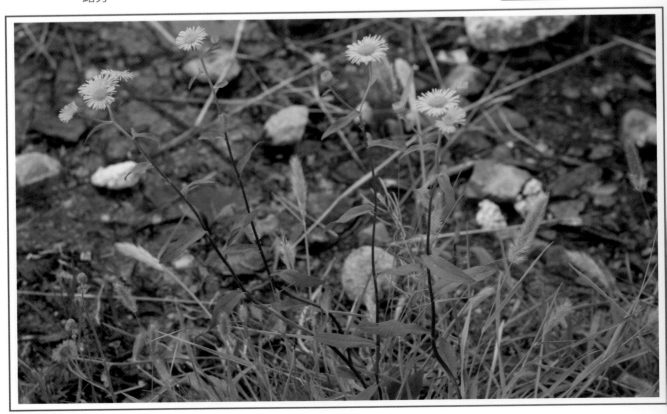

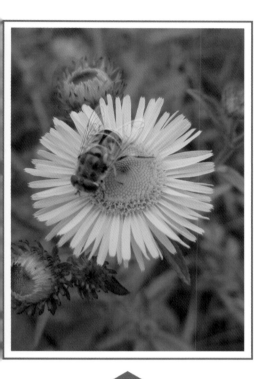

菊科 | Compositae

旋覆花

Inula japonica Thunb.

旋覆花属
Inula

蒙文名称:	阿拉坦 - 导苏乐 - 其其格
俗　　名:	大花旋覆花、金沸草、金佛花
药用部位:	头状花序（旋覆花）、全草（金沸草）或根入中药；头状花序入蒙药
中医功效:	同欧亚旋覆花
蒙医功效:	同欧亚旋覆花
生　　境:	野生，中生植物。生于草甸及湿润的农田、地埂和路旁

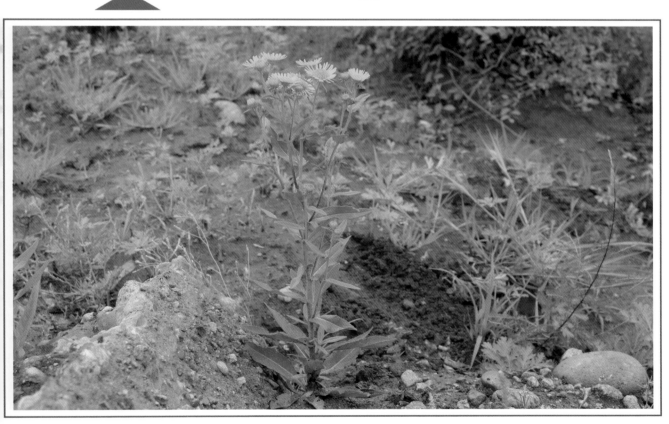

少花旋覆花

旋覆花属
Inula

Inula britanica L. var. *chinensis* (Rupr.) Regel

药用部位： 头状花序、全草或根入中药；头状花序入蒙药

中医功效： 同欧亚旋覆花

蒙医功效： 同欧亚旋覆花

生　　境： 野生，中生植物。生于草甸及湿润的农田、地埂

和路旁

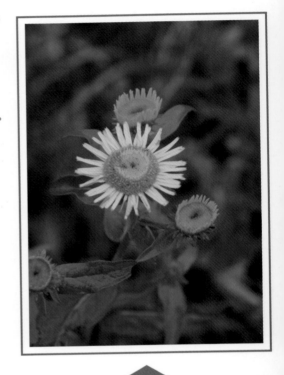

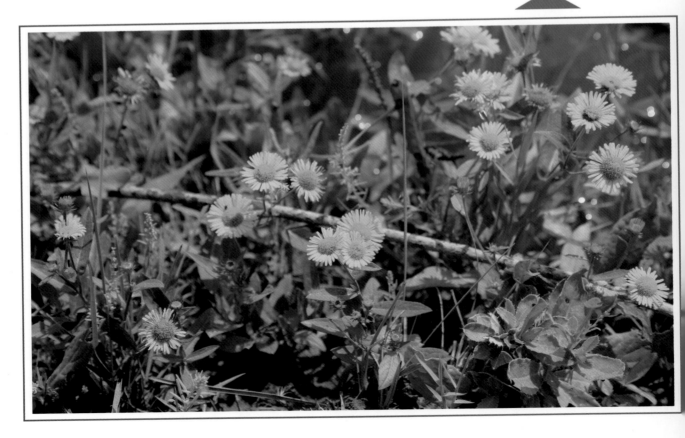

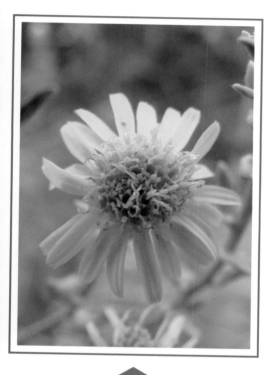

蓼子朴

Inula salsoloides (Turcz.) Ostenf.

旋覆花属
Inula

蒙文名称：	额乐存 - 阿拉坦 - 导苏乐
俗　　名：	绞蛆爬、秃女子草、黄喇嘛、沙地旋覆花
药用部位：	全草入药
中医功效：	清热解毒，利尿，杀虫
生　　境：	野生，旱生植物。生于荒漠草原带及草原带的沙地与砂砾质冲积土，也可进入荒漠带

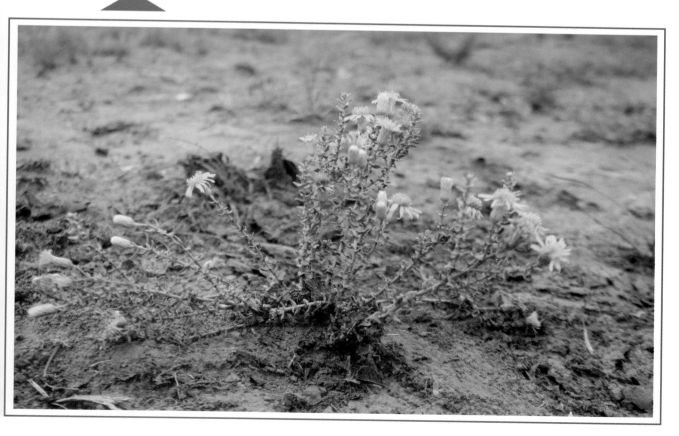

菊 科 | **Compositae**

苍耳

Xanthium sibiricum Patrin ex Widder

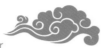

苍耳属
Xanthium

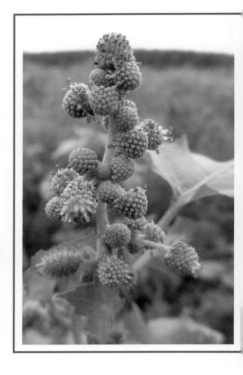

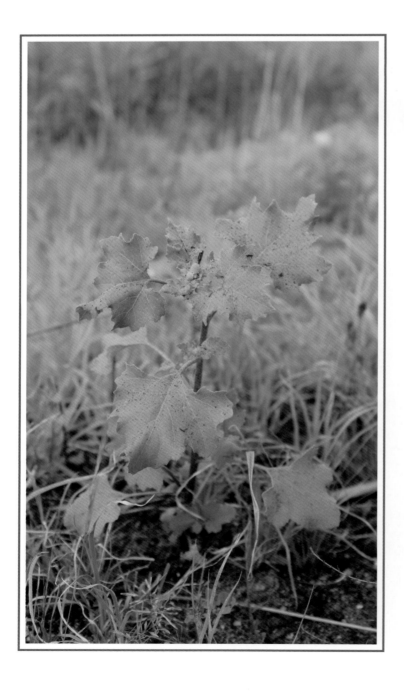

蒙文名称：西伯日 - 好您 - 章古

俗　　名：菜耳、刺儿苗

药用部位：带总苞的果实（苍耳子）、
　　　　　全草（苍耳草）入中药；
　　　　　草入蒙药

中医功效：苍耳子：祛风湿，通鼻窍，
　　　　　止痛。苍耳草：祛风，清热，
　　　　　解毒杀虫

蒙医功效：愈伤

生　　境：野生，中生性田间杂草。生
　　　　　于田野、路边

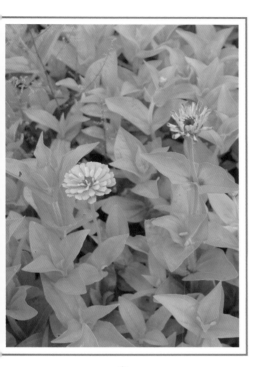

百日菊

Zinnia elegans Jacq.

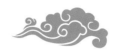

百日菊属
Zinnia

蒙文名称： 呼木格苏

俗　　名： 百日草

药用部位： 全草入药

生　　境： 适于生长在肥沃的深土层土壤中。用于园林绿化，
本地区有少量栽培

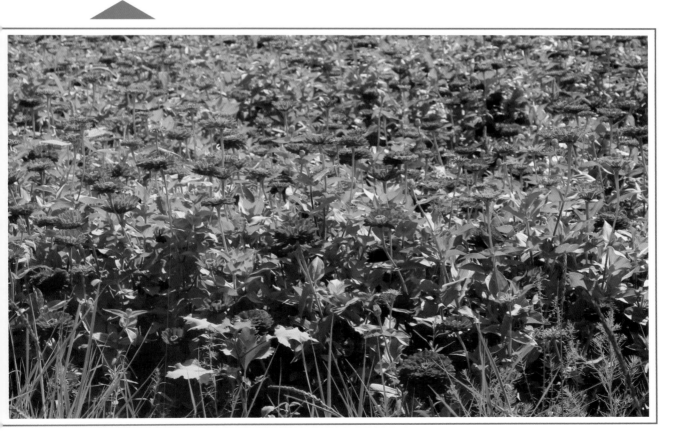

菊 科 | **Compositae**

向日葵

Helianthus annuus L.

向日葵属
Helianthus

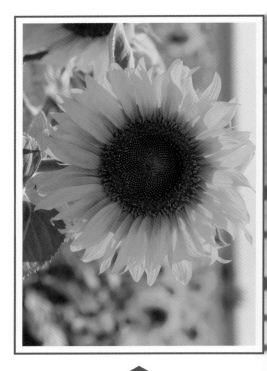

蒙文名称： 那仁 - 其其格

俗　　名： 葵花、朝阳花、望日莲

药用部位： 根、茎髓及花托入中药；茎髓、叶、花及花托入蒙药

中医功效： 根、茎髓：清热利尿，止咳，止痛。花托：养肝补肾，
降血压，止痛

蒙医功效： 茎髓：治血衄，尿路结石，乳糜尿，小便不利。叶：
降压，截疟，解毒。花：治头晕，耳鸣，小便淋沥。
花托：治头痛，目昏牙痛，胃腹痛，妇女月经痛，疮肿

生　　境： 经济作物，对土壤要求较低，在各类土壤上均能生长。
本地区大规模栽培

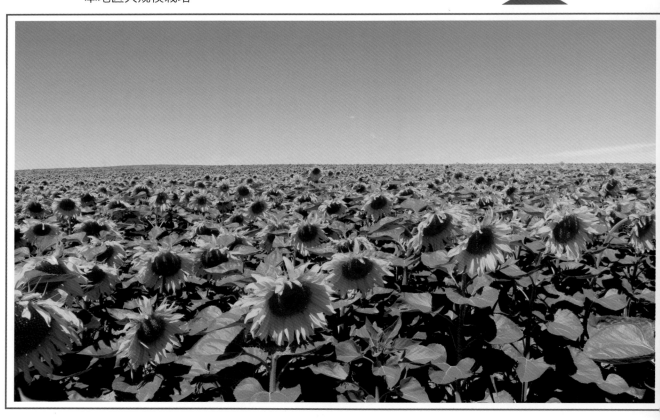

菊 科 | **Compositae**

菊芋

Helianthus tuberosus L.

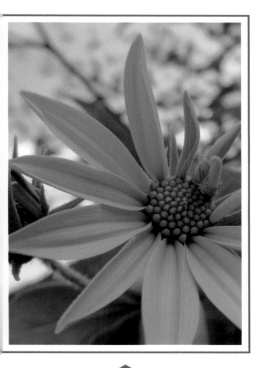

向日葵属
Helianthus

蒙文名称： 那日图 - 图木苏

俗　　名： 洋姜、鬼子姜

药用部位： 块根及茎叶入药

中医功效： 清热凉血，续筋接骨

生　　境： 常见蔬菜，耐瘠薄，对土壤要求不严，除酸性土壤、
沼泽和盐碱地带不宜生长外，一些不宜种植其他作
物的土地，如废墟、宅边、路旁都可生长。本地区
有少量栽培

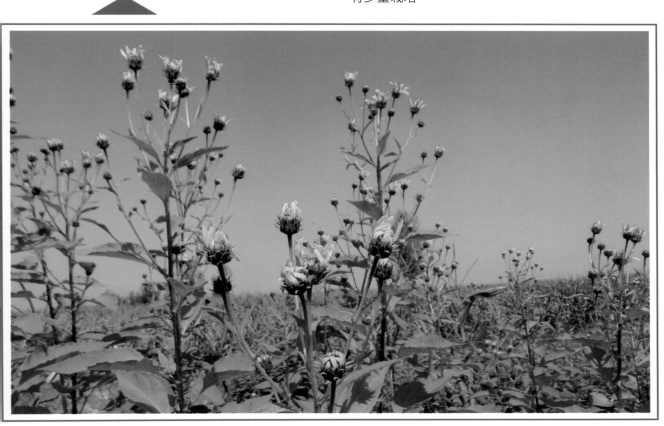

菊 科 | **Compositae**

大丽花

Dahlia pinnata Cav.

大丽花属
Dahlia

蒙文名称： 达力牙 - 其其格

俗　　名： 大理花、萝卜花、西番莲

药用部位： 根入药

中医功效： 清热解毒，消肿

生　　境： 适于生长在土壤疏松、排水良好的肥沃砂壤土中。

用于园林绿化，本地区有少量栽培

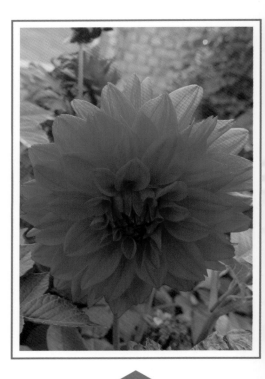

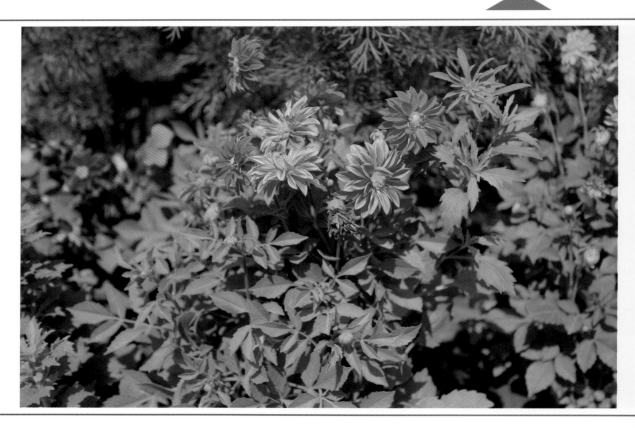

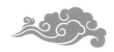

菊科｜ Compositae

秋英

Cosmos bipinnata Cav.

秋英属
Cosmos

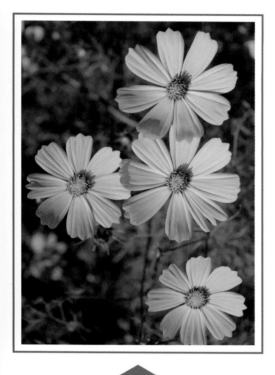

蒙文名称：	希日拉金 - 其其格
俗　　名：	大波斯菊、波斯菊
药用部位：	花序、种子或全草入中药；根部入蒙药
中医功效：	清热解毒，明目化湿
蒙医功效：	补益，养颜，止血，清血热
生　　境：	适于生长在疏松肥沃和排水良好的土壤上。用于园林绿化，本地区少量栽培

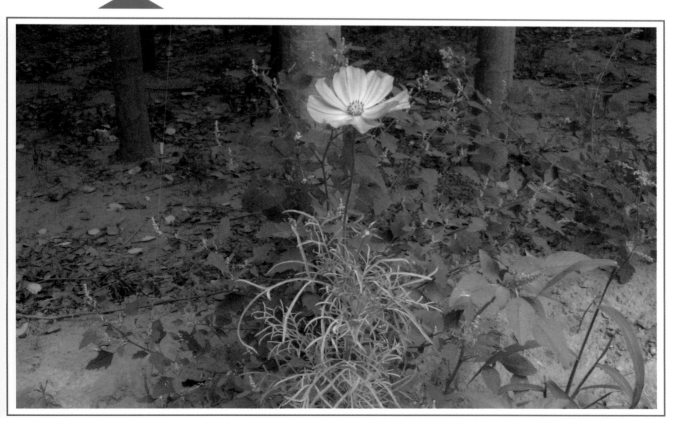

菊 科 | Compositae

孔雀草

Tagetes patula L.

万寿菊属
Tagetes

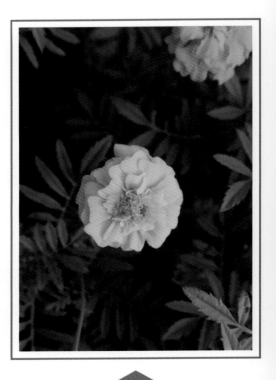

蒙文名称： 吉吉格 - 乌乐吉特 - 乌达巴拉

俗　　名： 小万寿菊、红黄草、西番菊

药用部位： 花、叶入药

中医功效： 清热化痰，补血通经

生　　境： 对土壤要求不严，耐移栽，喜阳光，但在半荫处栽
植也能开花。用于园林绿化，本地区有少量栽培

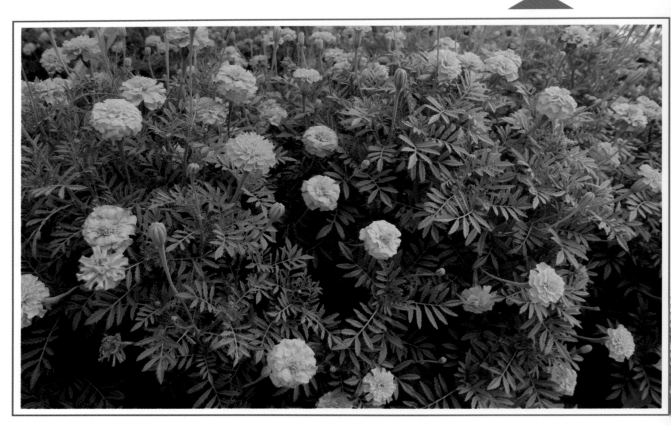

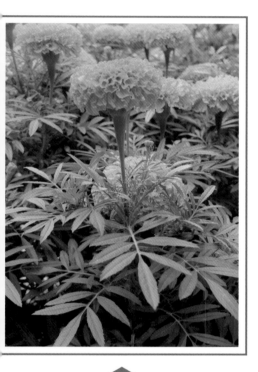

菊 科| Compositae

万寿菊

Tagetes erecta L.

万寿菊属
Tagetes

蒙文名称：	乌乐吉特 - 乌达巴拉
俗　　名：	臭芙蓉
药用部位：	根及花入中药；花入蒙药
中医功效：	根：解毒消肿。花：清热解毒，化痰止咳
蒙医功效：	愈合伤口，润肺
生　　境：	对土壤要求不严，适于生长在肥沃、排水良好的砂壤土上。用于园林绿化，本地区有少量栽培

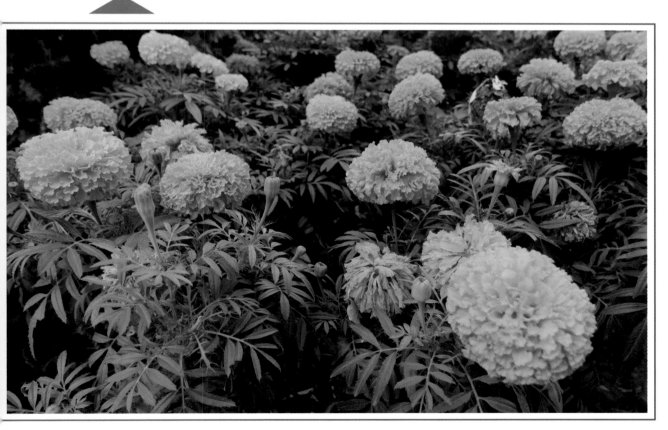

菊 科 | **Compositae**

亚洲蓍

Achillea asiatica Serg.

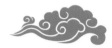

蓍属
Achillea

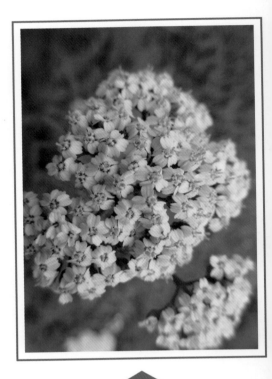

蒙文名称： 阿子音 - 图乐格其 - 额布斯

药用部位： 全草入药

中医功效： 清热解毒，祛风止痛

蒙医功效： 消肿，止痛

生　　境： 野生，中生植物。生于河滩、沟谷草甸及山地草甸

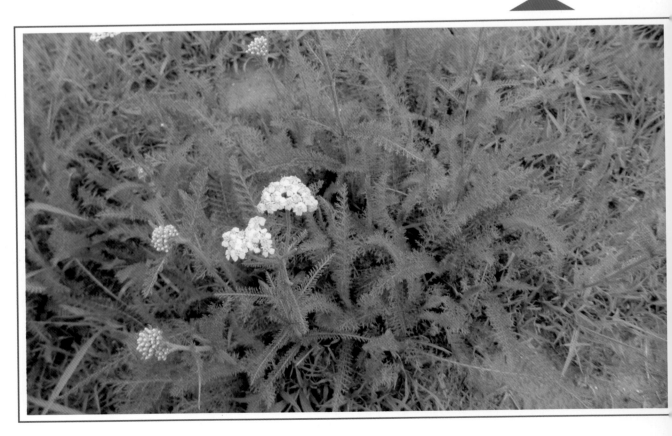

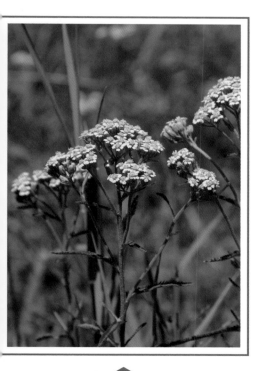

菊 科｜ Compositae

短瓣蓍

Achillea ptarmicoides Maxim.

蓍属
Achillea

蒙文名称： 敖呼日 - 图勒格其 - 额布斯

药用部位： 全草或果实入中药；全草入蒙药

中医功效： 全草：解毒消肿，活血止痛。果实：益气明目

蒙医功效： 消"奇哈"，消肿，止痛

生　　境： 野生，中生植物。生于山地草甸、灌丛间

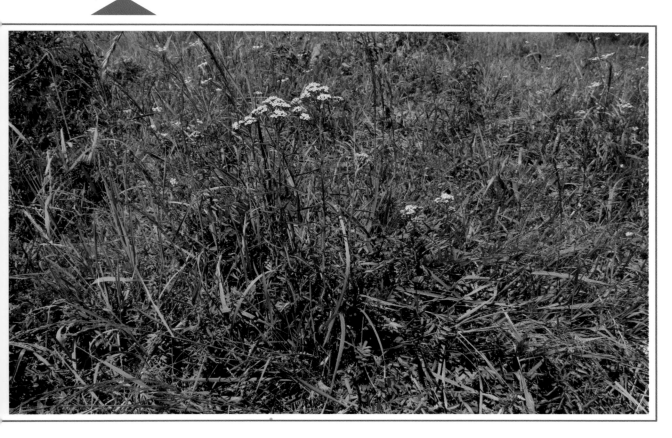

菊科｜ Compositae

蒙菊

Dendranthema mongolicum
(Ling) Tzvel.

菊属
Dendranthema

蒙文名称： 蒙古乐 - 乌达巴拉

药用部位： 头状花序入蒙药

蒙医功效： 清热解毒，燥脓消肿

生　　境： 野生，旱中生植物。生于石质或砾石质山坡

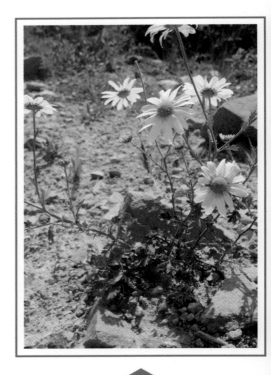

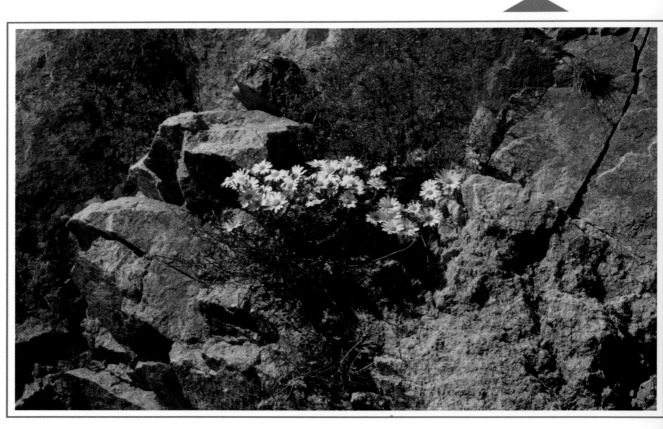

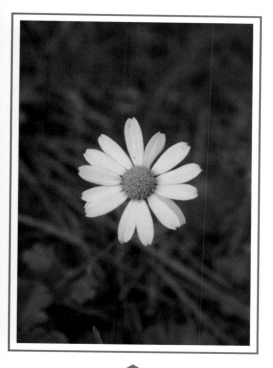

菊 科 | **Compositae**

小红菊

Dendranthema chanetii (Levl.) Shih

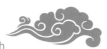

菊属
Dendranthema

蒙文名称：	乌兰 - 乌达巴拉
俗　　名：	山野菊
药用部位：	头状花序入蒙药
蒙医功效：	清热解毒，燥脓消肿
生　　境：	野生，中生植物。生于草原、山坡林缘、灌丛及河滩与沟边

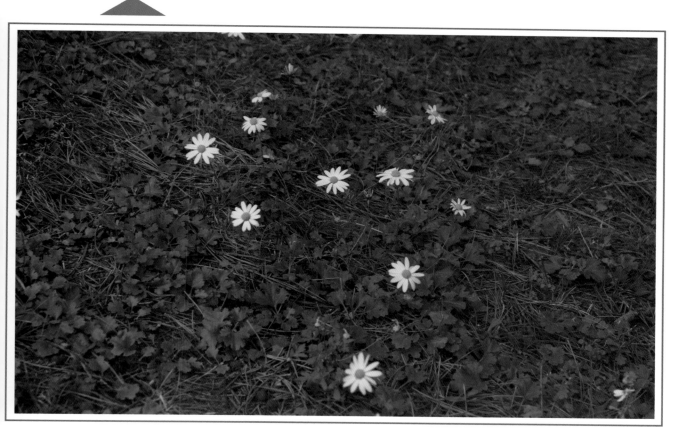

菊 科 | **Compositae**

大籽蒿

蒿属
Artemisia

Artemisia sieversiana Ehrhart ex Willd.

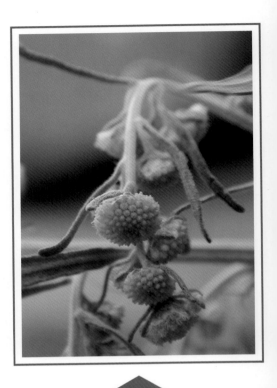

蒙文名称： 额日木

俗　名： 山艾、白蒿

药用部位： 全草或花蕾入中药；全草入蒙药

中医功效： 清热解毒，祛风除湿

蒙医功效： 排脓，消"奇哈"

生　境： 野生，中生杂草。散生或群居于农田、路旁、畜群
　　　　　点或水分较好的撂荒地上

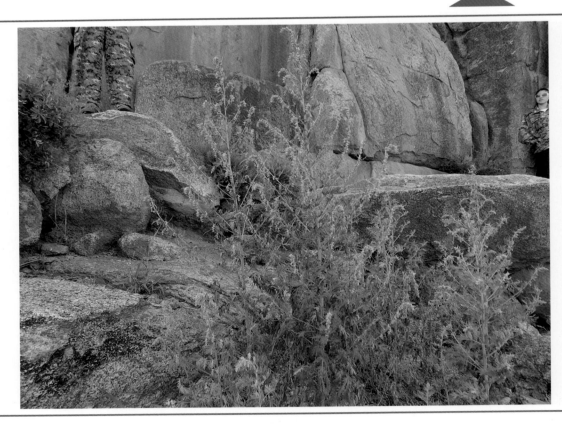

菊 科 | **Compositae**

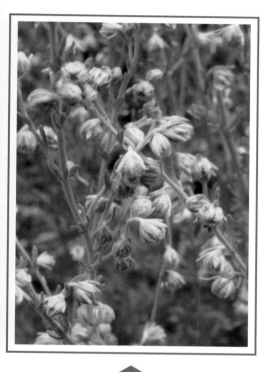

冷蒿

Artemisia frigida Willd.

蒿属
Artemisia

蒙文名称： 阿给

俗　　名： 白蒿、小白蒿

药用部位： 地上部分入药

中医功效： 清热燥湿，利胆退黄，杀虫

蒙医功效： 止血，消肿，消"奇哈"

生　　境： 野生，旱生植物。生于砂质、砂砾质或砾石质土壤上

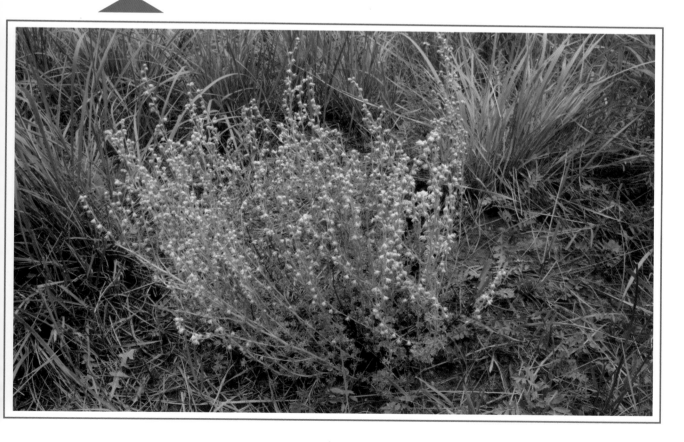

菊科 | Compositae

白莲蒿

蒿属
Artemisia

Artemisia sacrorum Ledeb.

蒙文名称： 矛日音 - 西巴嘎

俗　　名： 铁秆蒿、白蒿、万年蒿、香蒿

药用部位： 全草入药

中医功效： 清热，解毒，祛风，利湿

蒙医功效： 杀"粘"，清热，止血，利尿

生　　境： 野生，中旱生或旱生植物。生于中、低海拔地区的
　　　　　　山坡、路旁、灌丛地及森林草原地区

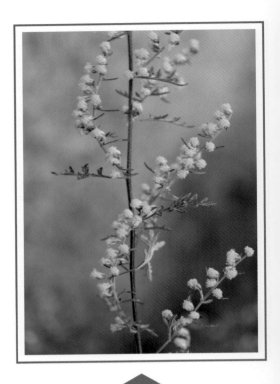

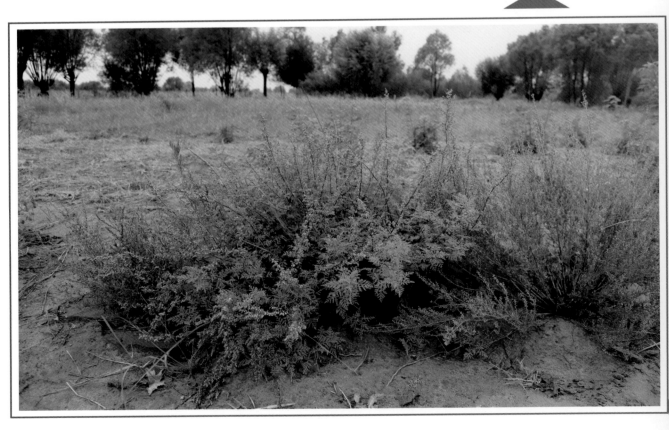

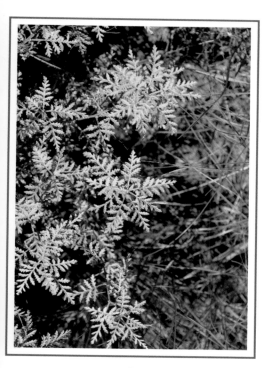

菊 科 | Compositae

密毛白莲蒿

蒿属
Artemisia

Artemisia sacrorum Ledeb. var.
messerschmidtiana (Bess.) Y. R. Ling

俗　　　名：　白万年蒿

药用部位：　全草入药

中医功效：　同白莲蒿

蒙医功效：　同白莲蒿

生　　　境：　野生，生于山坡、丘陵及路旁等处

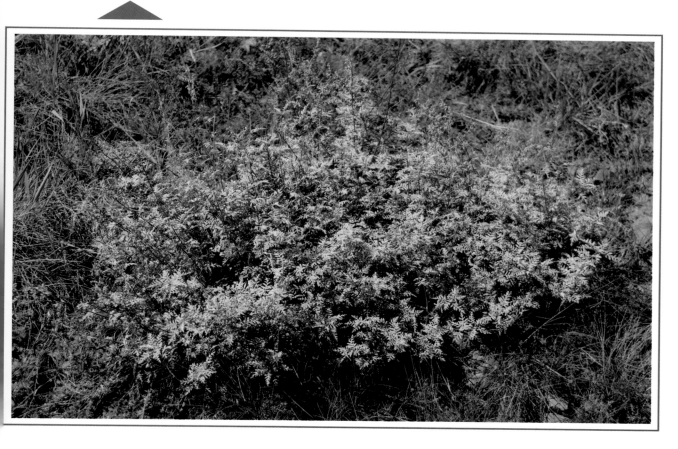

菊 科 | **Compositae**

裂叶蒿

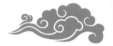

Artemisia tanacetifolia L.

蒿属
Artemisia

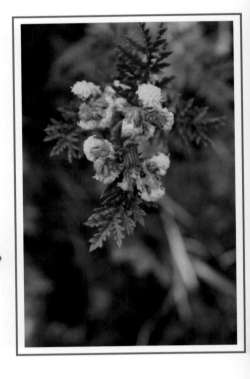

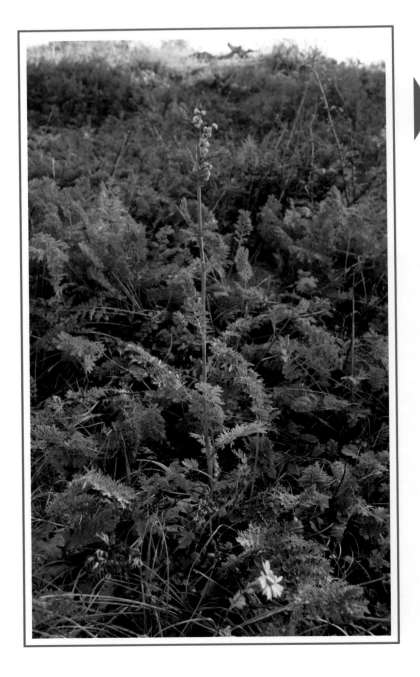

蒙文名称： 萨拉巴日海 - 协日乐吉

俗　　名： 深山菊蒿

药用部位： 叶入药

中医功效： 散寒除湿，止痛

生　　境： 野生，中生植物。生于中、低海拔地区的森林草原、草原、草甸、林缘或疏林中以及盐土性草原、草坡及灌丛等

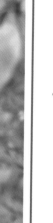

黄花蒿

Artemisia annua L.

蒿属

Artemisia

蒙文名称：	矛仁 - 希日勒吉
俗 名：	臭黄蒿、青蒿
药用部位：	地上部分入药
中医功效：	清热解暑，凉血，退虚热，截疟
蒙医功效：	清热，利咽，消肿
生 境：	野生，中生杂草。生于河边、沟谷或村庄附近

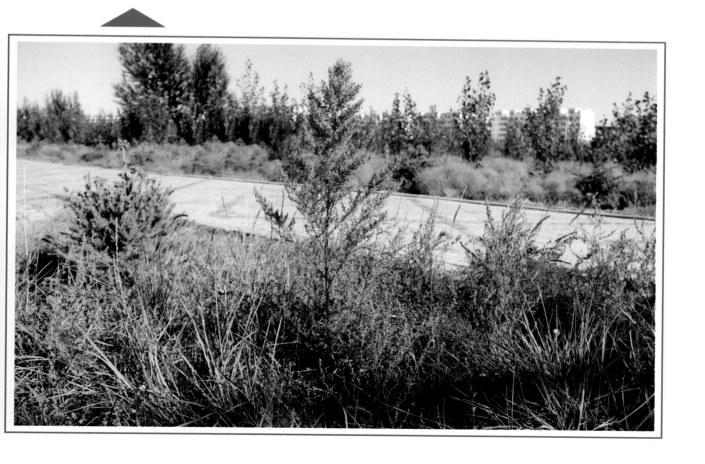

菊 科 | Compositae

山蒿

蒿属
Artemisia

Artemisia brachyloba Franch.

蒙文名称： 哈丹 - 西巴嘎

俗　　名： 岩蒿、骆驼蒿

药用部位： 全草入药

中医功效： 清热燥湿

蒙医功效： 杀"粘"，燥脓、"协日乌素"，清热

生　　境： 野生，旱生植物。生于石质山坡、岩石露头或碎石
质的土壤上

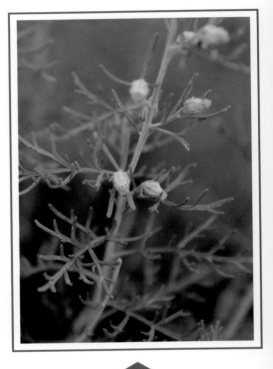

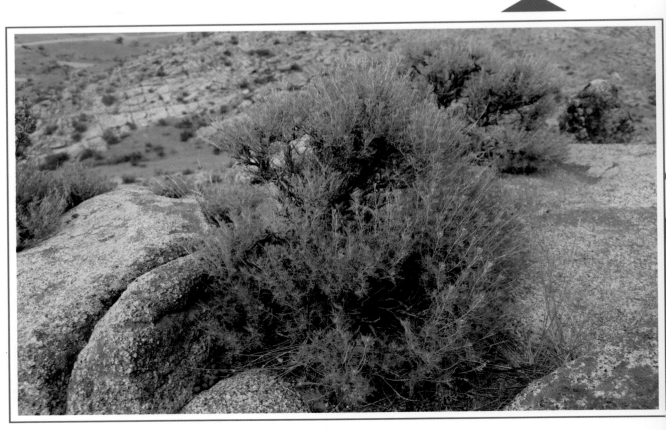

菊 科 | **Compositae**

蒌蒿

蒿属
Artemisia

Artemisia selengensis Turcz. ex Bess. var. *selengensis*

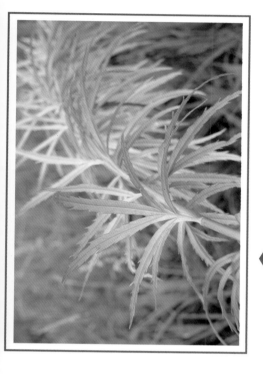

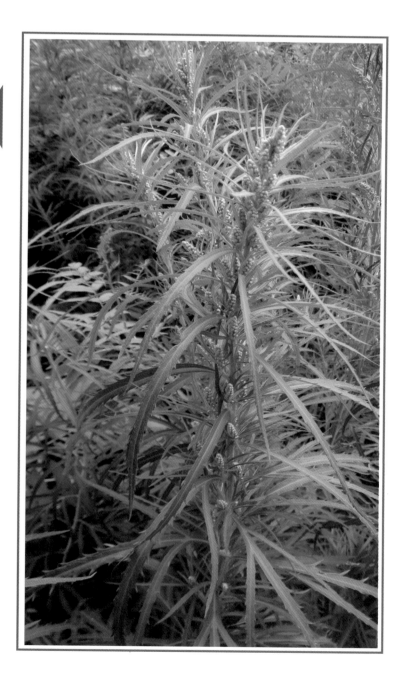

蒙文名称： 奥存 - 协日乐吉

药用部位： 全草入药

中医功效： 止血、消炎、镇咳、化痰

生　　境： 野生，湿中生植物。生于森林
　　　　　 和森林草原地带、林下、林缘、
　　　　　 山沟和河谷两岸

菊 科 | Compositae

野艾蒿

Artemisia lavandulaefolia DC.

蒿属
Artemisia

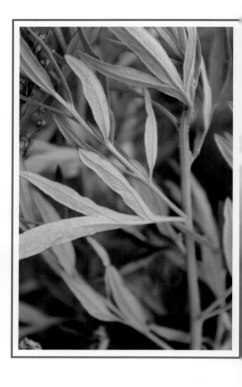

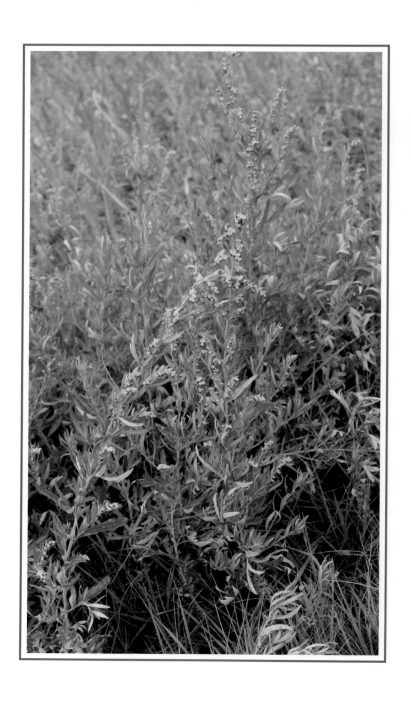

蒙文名称： 哲日力格 - 荽哈

俗　　名： 荫地蒿、野蒿

药用部位： 叶入药

中医功效： 温经止血，散寒止痛，安胎

蒙医功效： 消肿，消"奇哈"，止血

生　　境： 野生，中生植物。散生于林缘、
灌丛、河湖滨草甸，作为杂
草也进入农田、路旁、村庄
附近

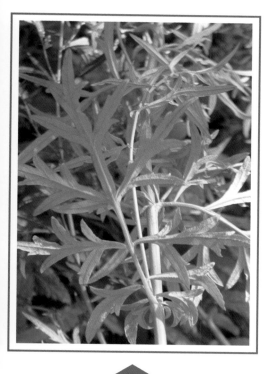

菊 科 | **Compositae**

蒙古蒿

蒿属
Artemisia

Artemisia mongolica (Fisch. ex Bess.) Nakai

蒙文名称： 蒙古乐 - 协日乐吉

俗　　　名： 狼尾蒿

药用部位： 叶入药

中医功效： 散寒止痛，止血

蒙医功效： 同中医功效

生　　境： 野生，中生植物。生于沙地、河谷及撂荒地上，作
　　　　　　为杂草常侵入到耕地、路旁，有时也侵入到草甸群
　　　　　　落中

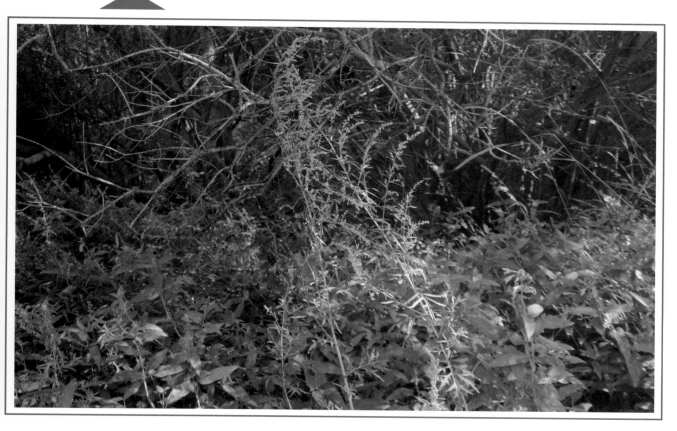

菊科 | **Compositae**

龙蒿

Artemisia dracunculus L.

蒿属
Artemisia

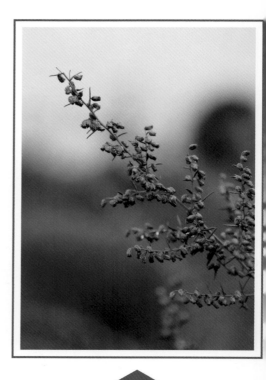

蒙文名称： 伊西根 - 协日乐吉

俗　　名： 椒蒿、狭叶青蒿

药用部位： 全草入药

中医功效： 治暑湿发热，虚劳

生　　境： 野生，中生植物。生于砂质、疏松的土壤，散生或形
成小群聚，作为杂草也进入撂荒地和村舍、路旁

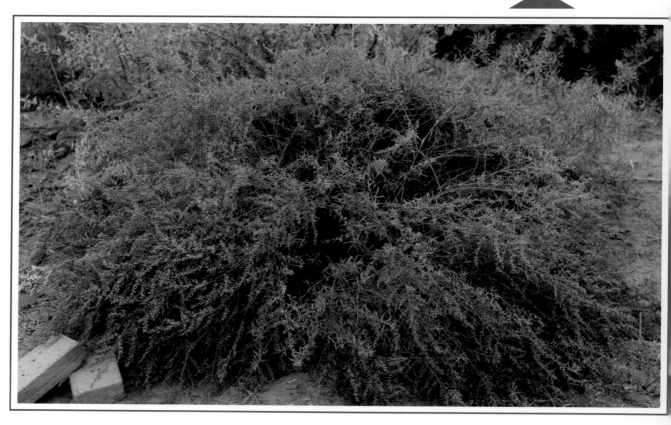

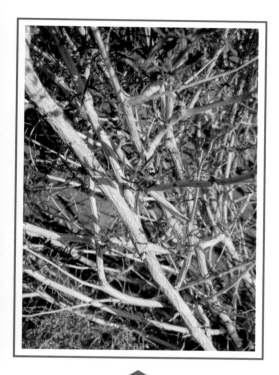

白莎蒿

Artemisia blepharolepis Bge.

蒿属
Artemisia

蒙文名称： 查干 - 西巴嘎

俗　　名： 糜蒿、白沙蒿、白里蒿、籽蒿

药用部位： 种子入药

中医功效： 解毒散瘀，利气，杀虫

生　　境： 野生，沙生植物。生于荒漠区及荒漠草原地带的流动或半固定沙丘上

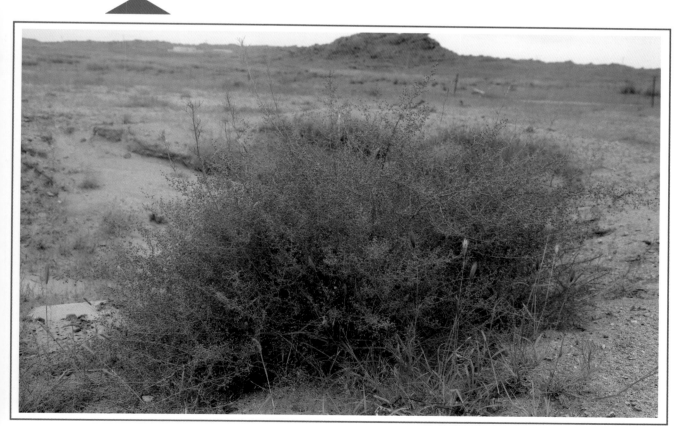

菊科｜Compositae

黑沙蒿

Artemisia ordosica Krasch.

蒿属
Artemisia

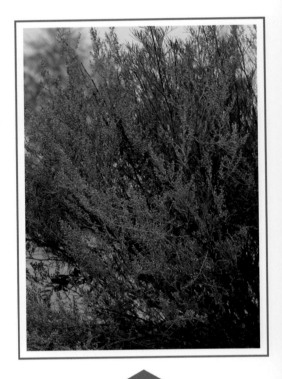

蒙文名称： 西巴嘎

俗　　名： 沙蒿、鄂尔多斯蒿、油蒿

药用部位： 茎叶、花蕾、根及种子入药

中医功效： 茎叶、花蕾：祛风湿，清热消肿，排脓。根：止血。
　　　　　种子：利尿

蒙医功效： 同中医功效

生　　境： 野生，旱生沙生植物。生于固定沙丘、沙地和覆沙
　　　　　土壤

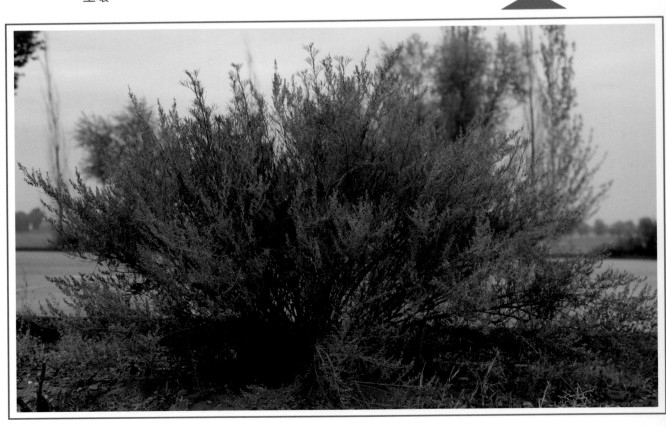

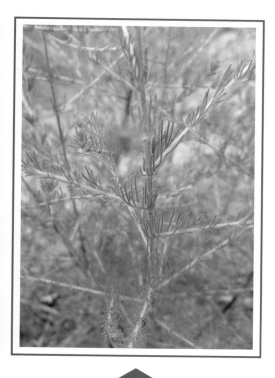

猪毛蒿

蒿属
Artemisia

Artemisia scoparia Waldst. et Kit.

蒙文名称： 伊麻干 - 协日乐吉

俗　　名： 茵陈蒿、滨蒿、米蒿

药用部位： 幼苗及嫩茎叶入药

中医功效： 清热利湿，利胆退黄

蒙医功效： 清肺，止咳，排脓

生　　境： 野生，旱生或中旱生植物。生于砂质土壤

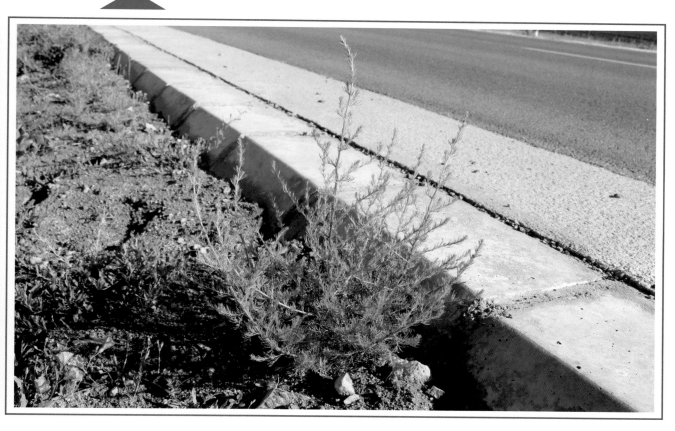

菊 科 | Compositae

南牡蒿

Artemisia eriopoda Bge.

蒿属
Artemisia

蒙文名称： 乌苏力格 - 协日乐吉

俗　　名： 黄蒿

药用部位： 全草入药

中医功效： 祛风除湿，解毒

生　　境： 野生，中旱生植物。生于森林草原或草原带山地

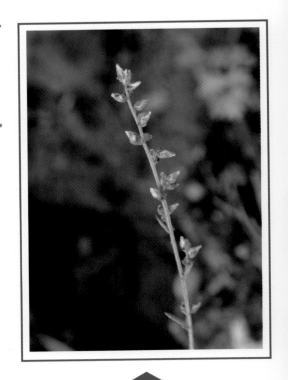

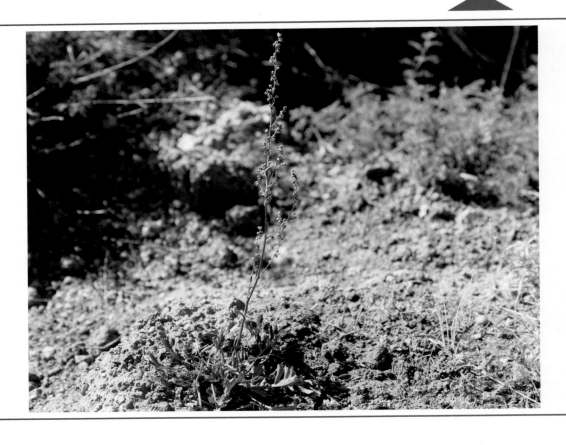

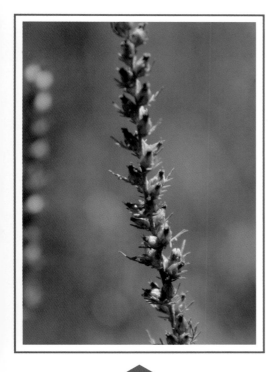

菊 科 | **Compositae**

栉叶蒿

Neopallasia pectinata (Pall.) Poljak.

栉叶蒿属
Neopallasia

蒙文名称：乌合日 - 希鲁黑

俗　　名：篦齿草、臭蒿、粘蒿

药用部位：地上部分入药

中医功效：清肝利胆，消炎止痛

蒙医功效：平息"协日"，利胆，杀虫

生　　境：野生，旱中生植物。生于荒漠、河谷砾石地及山坡
　　　　　荒地

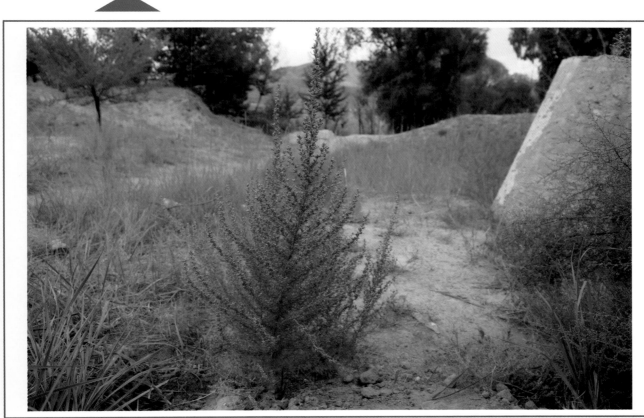

菊 科 | **Compositae**

山尖子

Parasenecio hastatus

蟹甲草属
Parasenecio

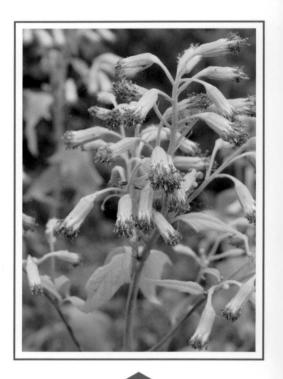

蒙文名称： 伊古新讷

俗　　名： 戟叶兔儿伞、山尖菜

药用部位： 全草入药

蒙医功效： 清热解毒，利尿，泻下

生　　境： 野生，中生植物。生于林下、河滩杂类草草甸

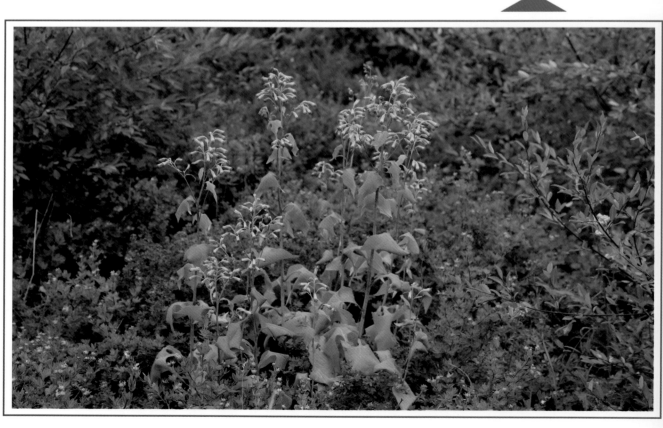

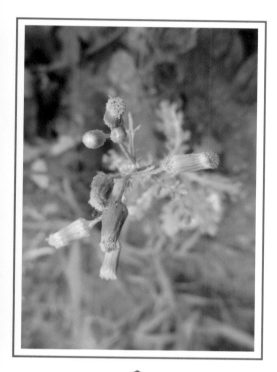

菊 科 | **Compositae**

欧洲千里光

Senecio vulgaris L.

千里光属
Senecio

蒙文名称： 恩格音 - 给其根那

药用部位： 全草入药

中医功效： 清热解毒

蒙医功效： 愈合伤口，接骨，清毒热

生　　境： 野生，中生植物。生于山坡及路旁

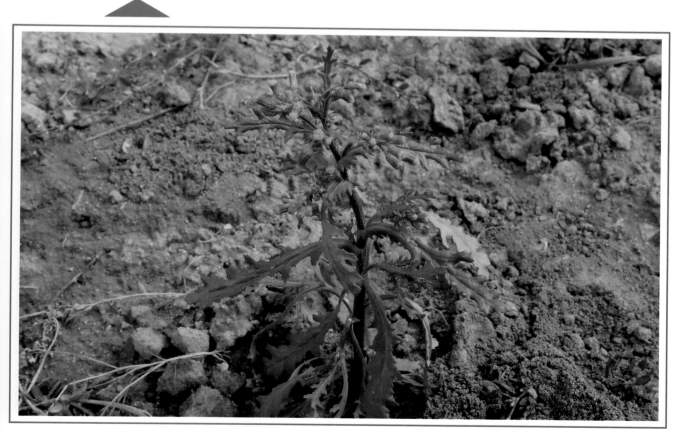

菊科 | Compositae

掌叶橐吾

橐吾属
Ligularia

Ligularia przewalskii (Maxim.) Diels

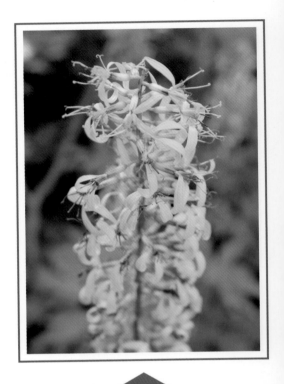

蒙文名称： 阿拉嘎力格 - 扎牙海

俗　　名： 龙少

药用部位： 根、幼叶及花序入中药；全草入蒙药

中医功效： 根：润肺，止咳，化痰。幼叶：催吐。花序：清热利湿，
利胆退黄

蒙医功效： 清热，透疹，愈伤

生　　境： 野生，中生植物。生于山地林缘灌丛、草甸、沟谷
及溪边

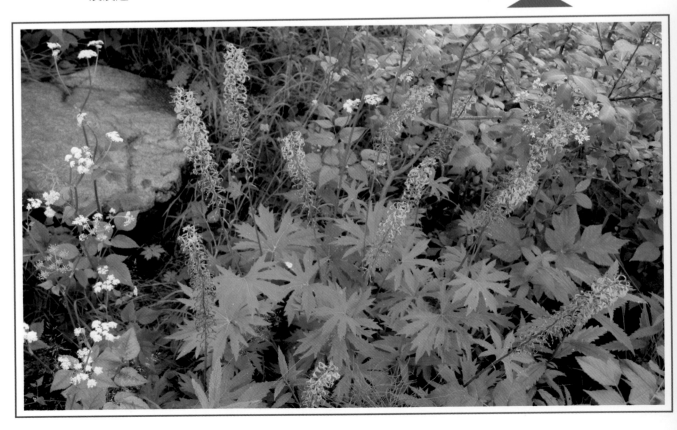

菊 科 | **Compositae**

金盏花

Calendula officinalis L.

金盏花属
Calendula

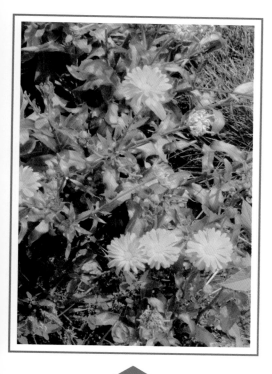

蒙文名称：	阿拉坦 - 混达格 - 其其格
俗　　名：	金盏菊、大金盏花
药用部位：	花及根入药
中医功效：	根：行气活血。花：凉血止血
生　　境：	适于生长在疏松、排水良好、土壤肥沃且适度的土质上。用于园林绿化，本地区少量栽培

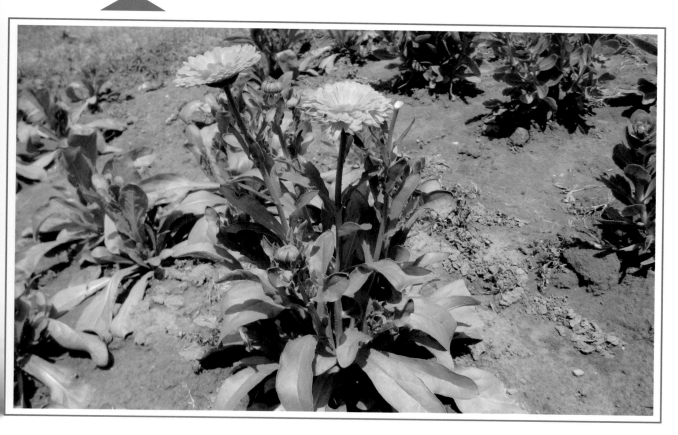

菊科 | **Compositae**

砂蓝刺头

Echinops gmelini Turcz.

蓝刺头属
Echinops

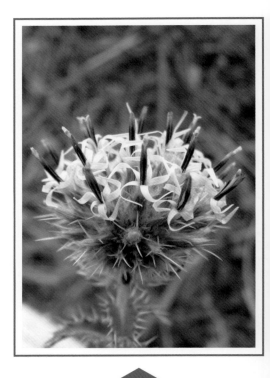

蒙文名称：	额乐存乃 - 扎日阿 - 敖拉
俗　　名：	火绒草、刺头
药用部位：	根入药
中医功效：	清热解毒，消痈，下乳，舒筋脉
蒙医功效：	强筋接骨，愈伤，清热止痛
生　　境：	野生，旱生植物。生于山坡砾石地、荒漠草原、黄土丘陵或河滩沙地

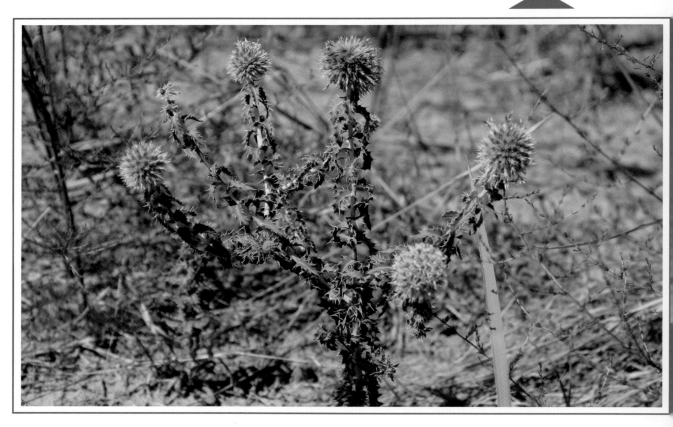

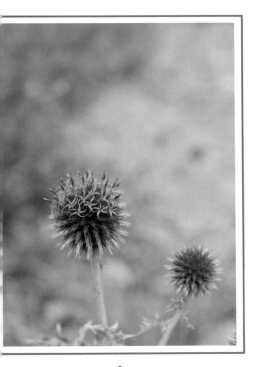

火烙草

Echinops przewalskii Iljin

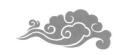

蓝刺头属

Echinops

蒙文名称：斯尔日图 - 扎日阿 - 敖拉

药用部位：头状花序入蒙药

蒙医功效：治筋骨折伤，骨伤热，金创，刺痛证

生　　境：野生，强旱生轴根植物。生于荒漠草原、草原化荒
漠及荒漠地带石质戈壁、砂质山地

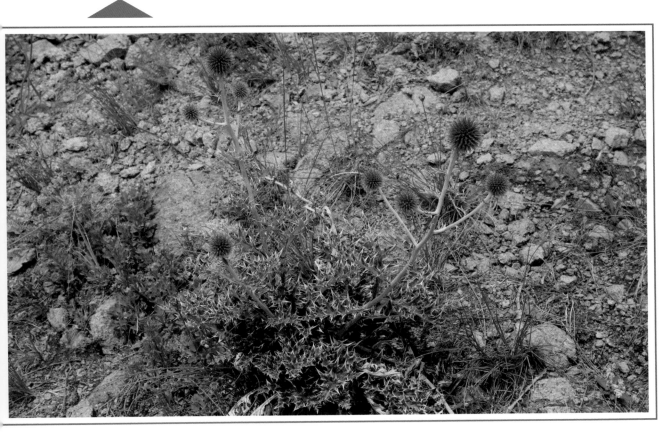

菊 科 | **Compositae**

风毛菊

Saussurea japonica (Thunb.) DC.

风毛菊属
Saussurea

蒙文名称： 哈拉特日干纳

俗　　名： 日本风毛菊

药用部位： 全草入药

中医功效： 祛风活络，散瘀止痛

蒙医功效： 清热，平息"协日"，凉血，止血

生　　境： 野生，中生植物。生于草原地带山地、草甸草原、
河岸草原，路旁及撂荒地

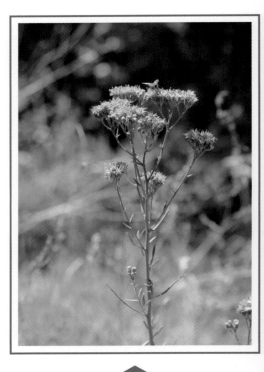

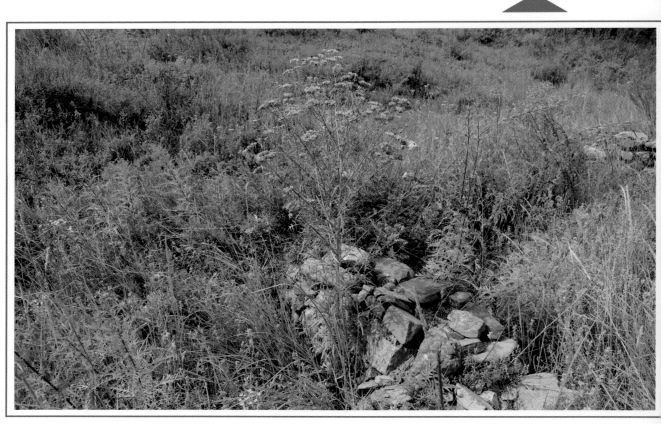

菊科│ **Compositae**

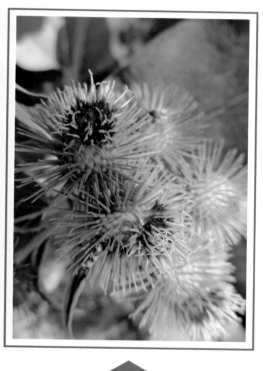

牛蒡

Arctium lappa L.

牛蒡属
Arctium

蒙文名称：得格个乐吉

俗　　　名：恶实、大力子、鼠粘草

药用部位：果实（牛蒡子）及根入中药；果实入蒙药

中医功效：牛蒡子：疏散风热，宣肺透疹，消肿解毒。根：清
　　　　　热解毒，利咽消肿

蒙医功效：化痞，利尿

生　　境：中生杂草，适于生长在土层深厚、疏松的砂壤土。
　　　　　用于园林绿化，本地区少量栽培

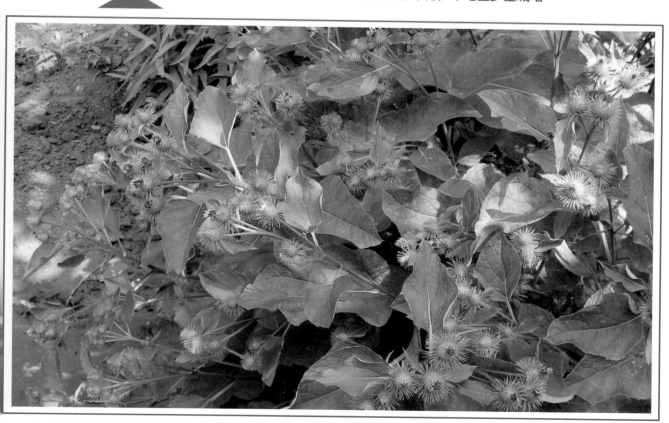

菊 科 | **Compositae**

顶羽菊

Acroptilon repens (L.) DC.

顶羽菊属
Acroptilon

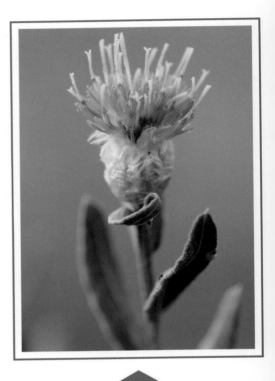

蒙文名称： 牙干 - 图如古

俗　　名： 苦蒿、灰叫驴

药用部位： 地上部分入药

中医功效： 清热解毒，活血消肿

生　　境： 野生，强旱生植物。荒漠草原地带和荒漠地带芨芨
　　　　　草盐化草甸中常见伴生种，也生于灌溉的农田

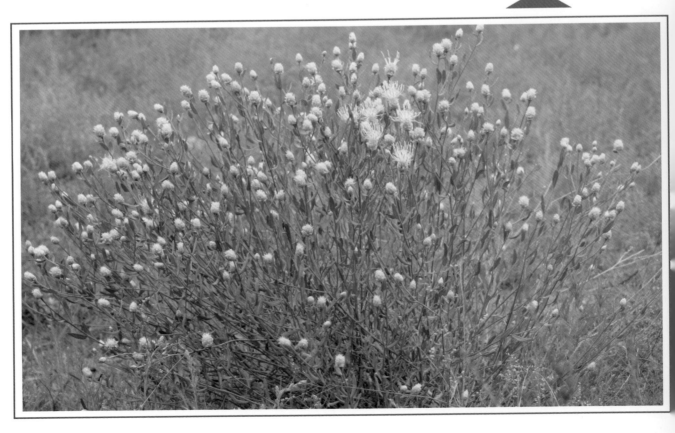

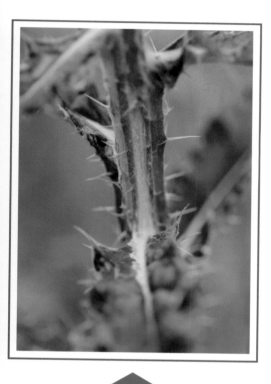

菊 科 | Compositae

蝟菊

Olgaea lomonosowii (Trautv.) Iljin

蝟菊属
Olgaea

蒙文名称：	扎日阿嘎拉吉
俗　　名：	火媒草
药用部位：	全草入药
中医功效：	清热解毒，化瘀止血
蒙医功效：	催吐
生　　境：	野生，中旱生植物。生于砂质、砾质栗钙土，也生于西部山地阳坡草原石质土上

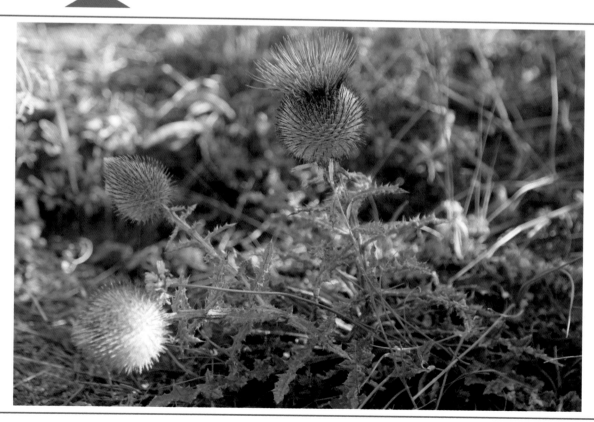

菊科 | **Compositae**

火媒草

蝟菊属
Olgaea

Olgaea leucophylla (Turcz.) Iljin

蒙文名称： 洪古日朱拉

俗　　名： 白山蓟、白背、鳍蓟

药用部位： 全草入药

中医功效： 清热解毒，消痰散结，凉血止血

生　　境： 野生，旱生植物。生于砂质栗钙土、棕钙土及固定
　　　　　　沙地

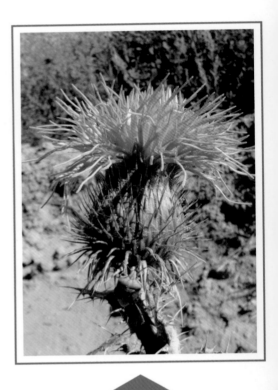

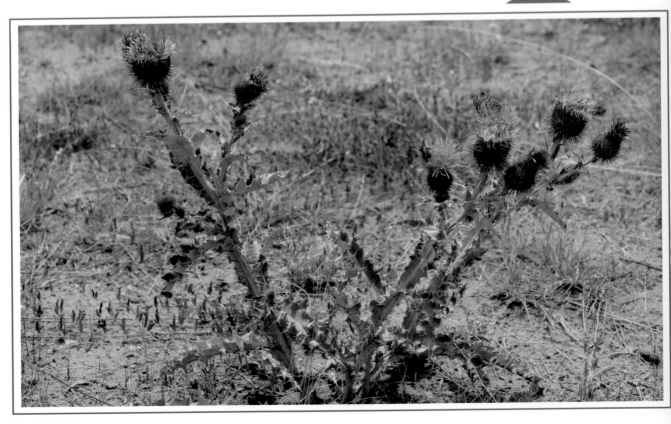

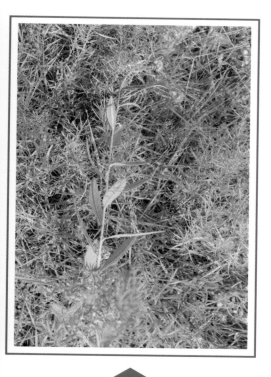

菊 科 | Compositae

刺儿菜

Cirsium setosum (wild.) MB.

蓟属
Cirsium

蒙文名称：	巴嘎 - 阿扎日干纳
俗　　名：	小蓟、刺蓟
药用部位：	地上部分及根入药
中医功效：	凉血止血，消肿
蒙医功效：	催吐，消"奇哈"，消肿，止血
生　　境：	野生，中生杂草。生于田间、荒地和路旁

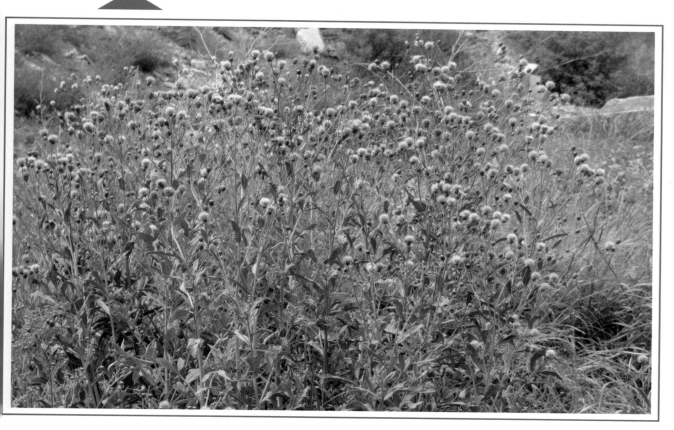

菊 科 | **Compositae**

大刺儿菜

Cirsium japonicum Fisch. ex DC.

蓟属
Cirsium

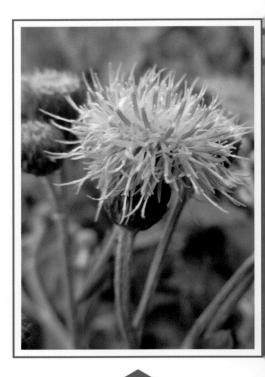

蒙文名称： 阿古拉音 - 阿扎日干纳

俗　　名： 蓟、刺儿菜、刻叶刺儿菜

药用部位： 地上部分或根入药

中医功效： 凉血止血，解毒，消痈肿

蒙医功效： 催吐，消"奇哈"，消肿，止血

生　　境： 野生，中生杂草。生于山坡林中、林缘、灌丛、草
地、荒地、田间、路旁或溪旁

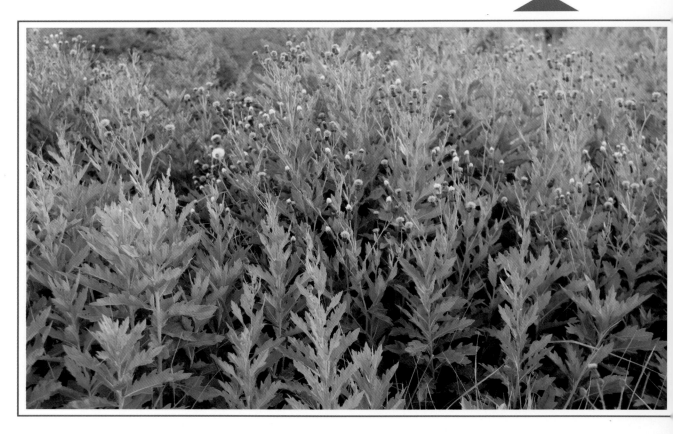

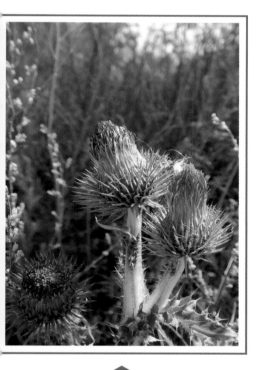

菊 科 | Compositae

丝毛飞廉

Carduus crispus L.

飞廉属
Carduus

蒙文名称：	侵瓦音 - 乌日格苏
俗　　名：	老牛锉
药用部位：	全草入中药；地上部分入蒙药
中医功效：	散瘀止血，祛风清热，解毒消肿
蒙医功效：	催吐，消"奇哈"，止血，消肿
生　　境：	野生，中生杂草。生于路旁、田边

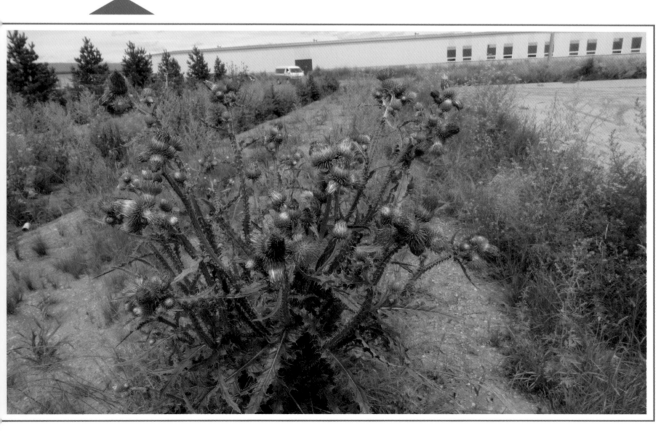

菊 科 | **Compositae**

漏芦

Stemmacantha uniflora (L.) Dittrich

漏芦属
Stemmacantha

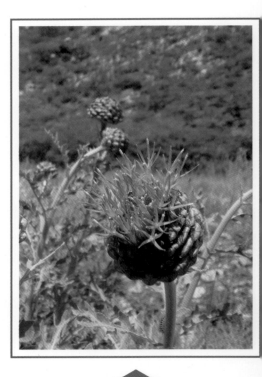

蒙文名称： 洪古乐 - 珠日

俗　　名： 祁州漏芦

药用部位： 根入中药；花序入蒙药

中医功效： 清热解毒，消痈，下乳，舒筋脉

蒙医功效： 清热解毒，止痛，杀"粘"

生　　境： 野生，中旱生植物。生于山地草原、山地森林草原
　　　　　地带石质干草原

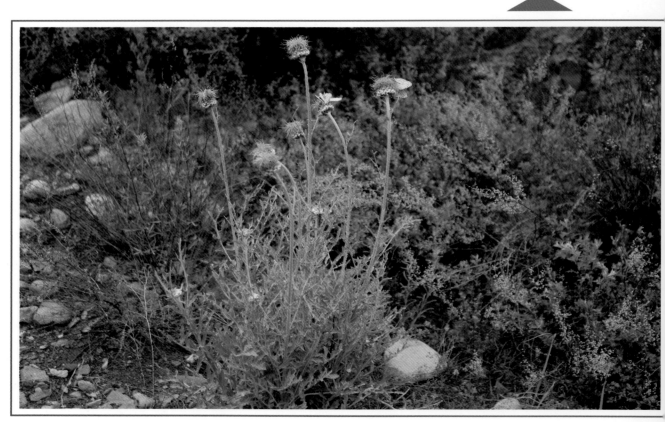

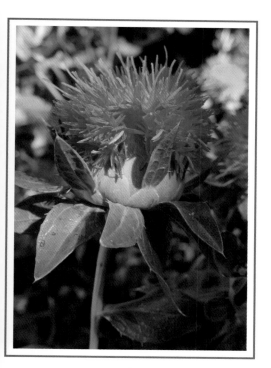

菊科 | **Compositae**

红花

Carthamus tinctorius L.

红花属
Carthamus

蒙文名称： 古日呼木

俗　　名： 草红花、红蓝花

药用部位： 花入药

中医功效： 活血通经，散瘀止痛

蒙医功效： 清肝，止血，调经，消肿，止痛

生　　境： 中生植物，适于生长在排水良好、中等肥沃的砂壤
土上，为我国常用中药，亦用作园林绿化，本地区
小规模栽培，新疆、云南等地大面积栽培

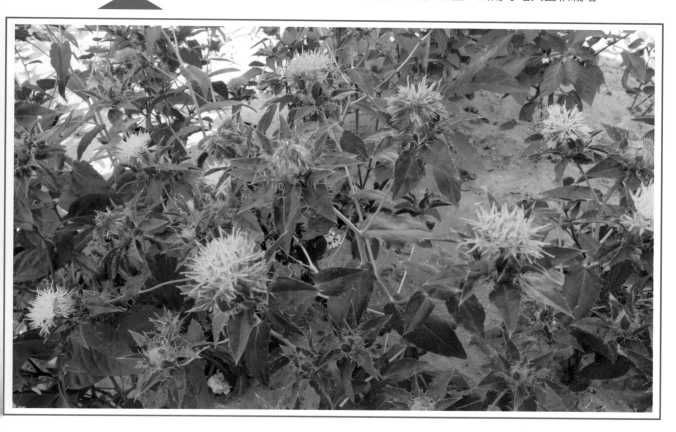

菊 科 | **Compositae**

拐轴鸦葱

鸦葱属
Scorzonera

Scorzonera divaricata Turcz.

蒙文名称： 冒瑞 - 哈比斯干纳

俗　　名： 苦葵鸦葱、女苦奶

药用部位： 鲜汁液入中药；根入蒙药

中医功效： 消肿散结

蒙医功效： 清热，解毒，催乳

生　　境： 野生，旱生植物。生于荒漠草原、草原化荒漠群落
及荒漠地带的干河床沟谷、砂质及砂砾质土壤上

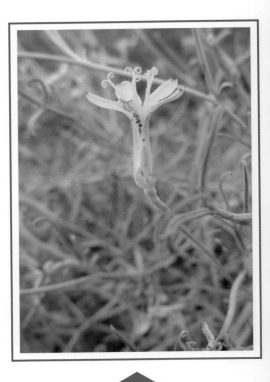

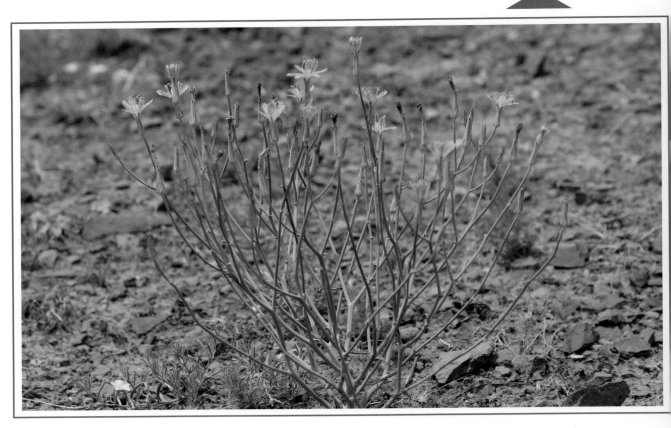

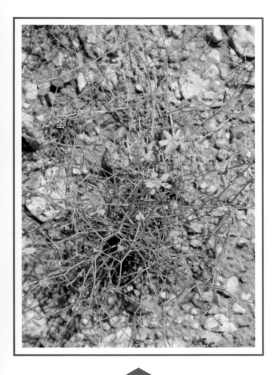

帚状鸦葱

Scorzonera pseudodivaricata Lipsch.

鸦葱属
Scorzonera

蒙文名称：	疏日利格 - 哈比斯干纳
俗　　名：	假叉枝鸦葱
药用部位：	根及全草入中药；根入蒙药
中医功效：	清热解毒，消肿，通乳
蒙医功效：	清热，解毒，催乳
生　　境：	野生，强旱生植物。生于荒漠草原至荒漠地带的石质残丘上

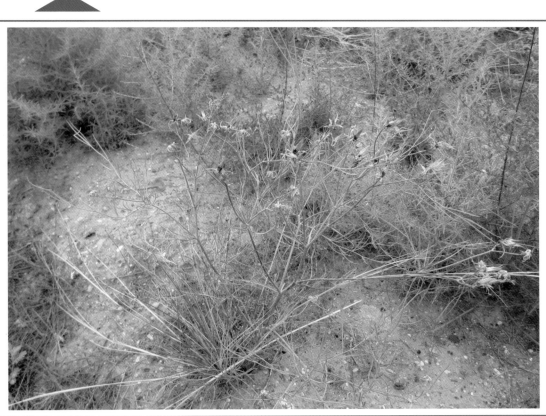

蒙古鸦葱

鸦葱属
Scorzonera

Scorzonera mongolica Maxim.

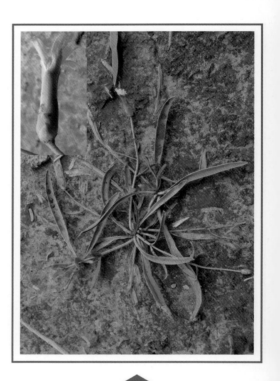

蒙文名称：	蒙古乐 - 哈比斯干纳
俗　　名：	羊角菜
药用部位：	全草入中药；根入蒙药
中医功效：	清热解毒，利尿
蒙医功效：	清热，解毒，催乳
生　　境：	野生，旱中生植物。生于盐化草甸、盐化沙地、盐碱地、干湖盆、湖盆边缘、草滩及河滩地

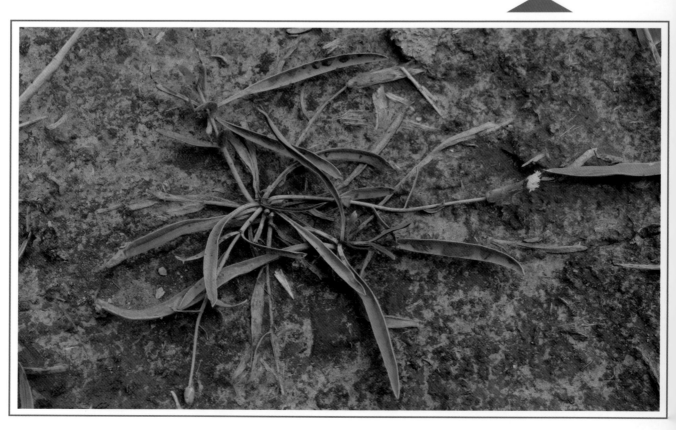

菊 科 | Compositae

桃叶鸦葱

Scorzonera sinensis Lipsch. et Krasch. ex Lipsch.

鸦葱属
Scorzonera

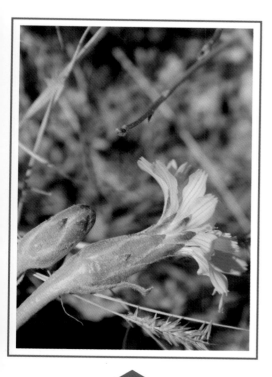

蒙文名称：	矛日音 - 哈比斯干纳
俗　　名：	老虎嘴
药用部位：	根入药
中医功效：	清热解毒，疗疮
蒙医功效：	同中医功效
生　　境：	野生，中旱生植物。生于草原地带的山地、丘陵与沟谷中

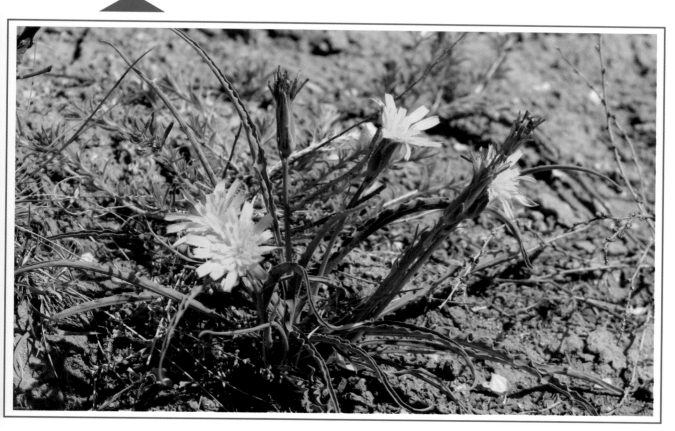

菊 科 | Compositae

毛连菜

Picris hieracioides L.

毛连菜属
Picris

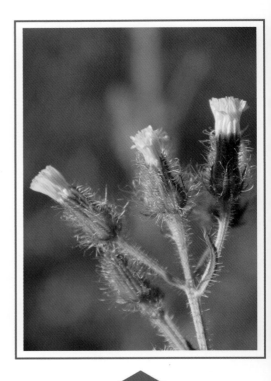

蒙文名称： 查希巴 - 其其格

俗　　名： 枪刀菜

药用部位： 全草入药

中医功效： 泻火解毒，祛瘀止痛，利小便

蒙医功效： 清热解毒，消肿，杀"粘"，止痛

生　　境： 野生，中生植物。生于山坡草地、林下、沟边、田间、撂荒地或沙滩地

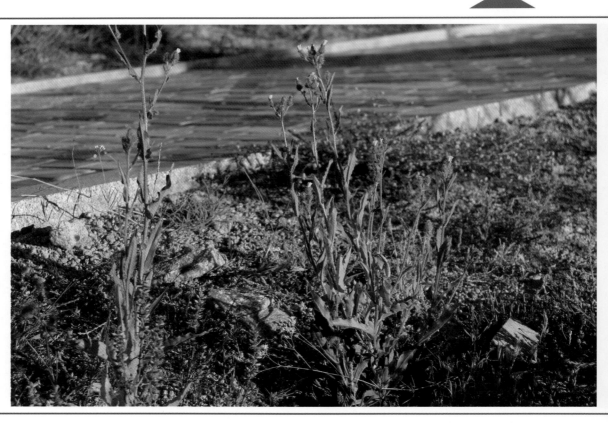

菊 科 | Compositae

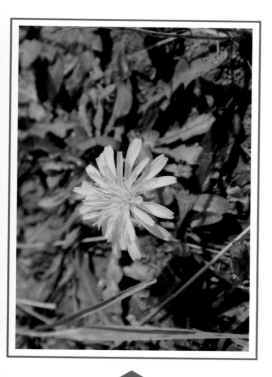

蒲公英

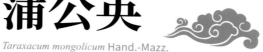

Taraxacum mongolicum Hand.-Mazz.

蒲公英属
Taraxacum

蒙文名称：	巴嘎巴盖 - 其其格
俗　　名：	婆婆丁、姑姑英、蒙古蒲公英
药用部位：	全草入药
中医功效：	清热解毒，消肿散结，利尿通淋
蒙医功效：	清热解毒，平息"协日"
生　　境：	野生，中生杂草。广泛生于山坡草地、路边、田野、河岸砂质地

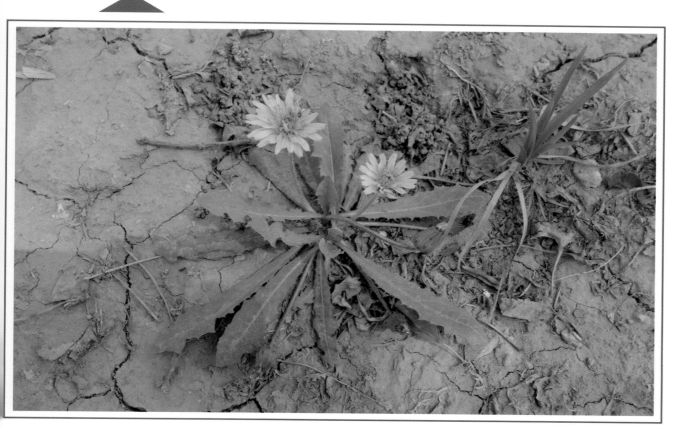

菊 科 | **Compositae**

多裂蒲公英

蒲公英属
Taraxacum

Taraxacum dissectum (Ledeb.) Ledeb.

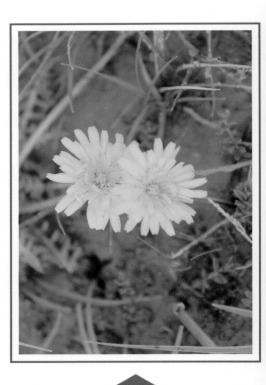

药用部位：　全草入药

中医功效：　清热解毒，通利小便，凉血散结

蒙医功效：　清热，解毒

生　　境：　野生，中生植物。生于草原及荒漠草原地带的盐渍
　　　　　　化草甸、水井边、砾质沙地

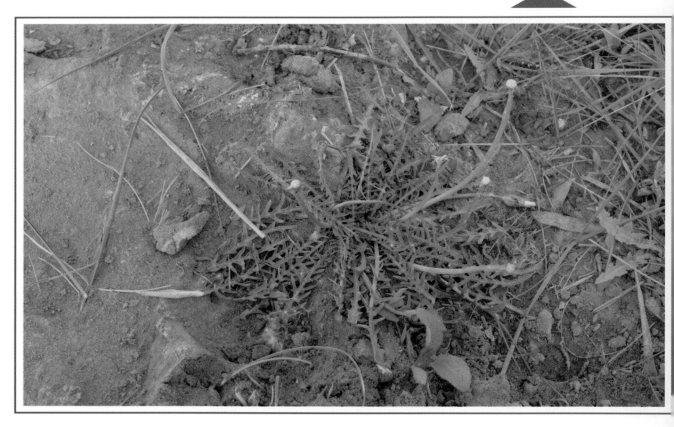

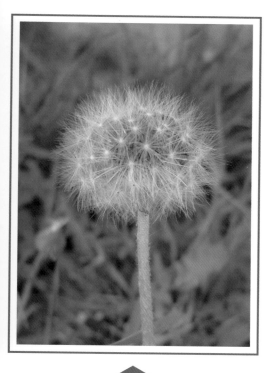

亚洲蒲公英

Taraxacum asiaticum Dahlst.

蒲公英属
Taraxacum

蒙文名称：	阿子音 - 巴格巴盖 - 其其格
俗　　名：	戟叶蒲公英
药用部位：	全草入药
中医功效：	清热解毒，通利小便，凉血散结
蒙医功效：	清热，解毒
生　　境：	野生，中生植物。生于草甸、河滩或林地边缘

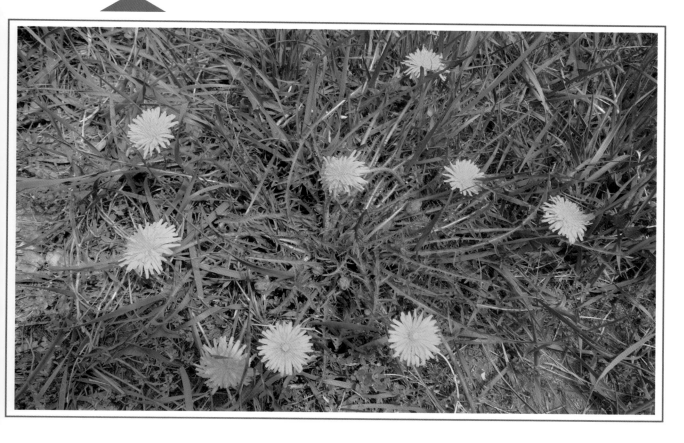

菊 科 | **Compositae**

阴山蒲公英

蒲公英属
Taraxacum

Taraxacum yinshanicum Z.Xu et H.C.Fu

药用部位： 全草入药

中医功效： 清热解毒，消肿散结，利尿通淋

蒙医功效： 清热，解毒

生　　境： 野生，中生植物。生于山地林缘

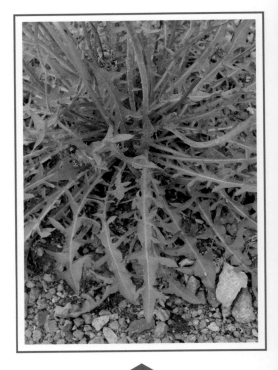

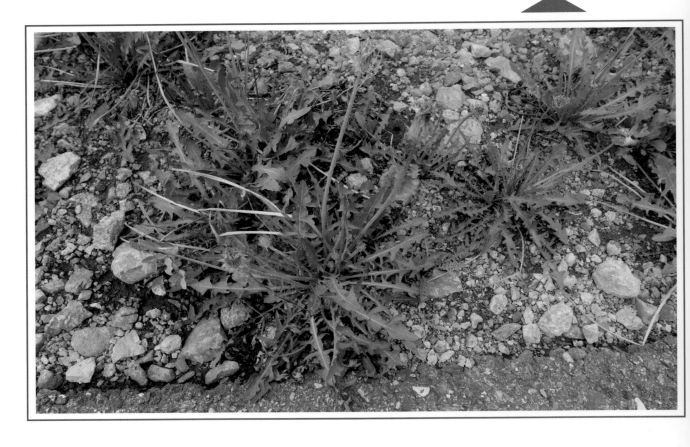

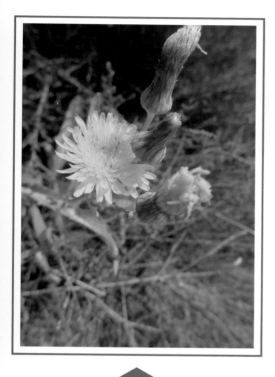

苣荬菜

Sonchus arvensis L.

苦苣菜属
Sonchus

蒙文名称： 嘎希棍 - 诺高

俗　　名： 苦菜、甜苣、曲麻菜

药用部位： 全草入中药；地上部分入蒙药

中医功效： 清热解毒，消肿排脓，祛瘀止痛

蒙医功效： 镇"协日"

生　　境： 野生，中生杂草。生于山坡草地、林间草地、潮湿
地或近水旁、村边及河边砾石滩

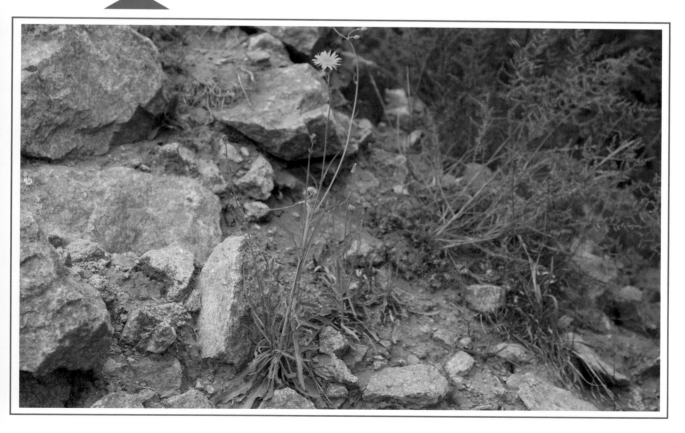

菊科 | Compositae

苦苣菜

Sonchus oleraceus L.

苦苣菜属
Sonchus

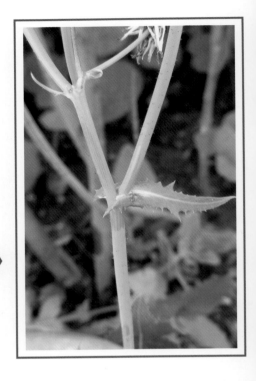

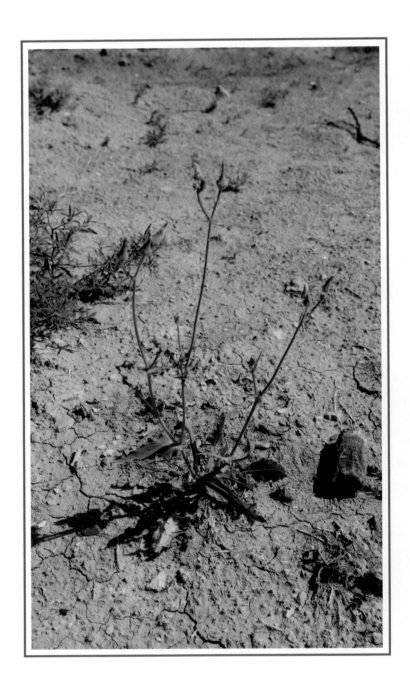

蒙文名称：嘎希棍 - 诺高

俗　　名：苦苣、苦菜、滇苦菜

药用部位：全草入药

中医功效：清热解毒，凉血止血

蒙医功效：清热解毒，平息"协日"，
　　　　　开胃

生　　境：野生，中生杂草。生于田野、
　　　　　路旁、村舍附近

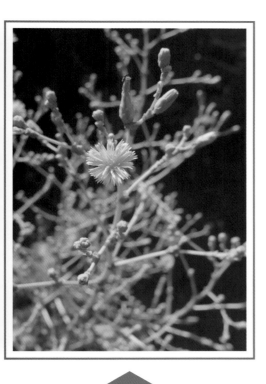

生菜

莴苣属
Lactuca

Lactuca sativa L. var. *ramose* Hort.

蒙文名称： 格日音 - 伊达日阿

药用部位： 茎、叶入药

中医功效： 清热提神，镇痛催眠，清肝利胆，养胃

生　　境： 常见蔬菜，适于生长在肥沃湿润的土壤上。本地区
　　　　　　少量栽培

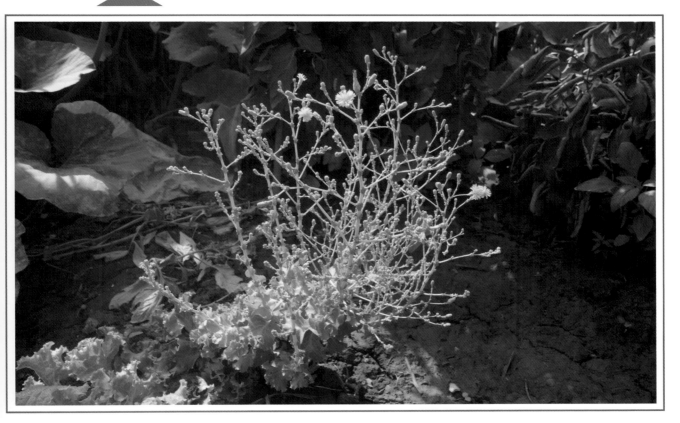

菊 科 | Compositae

莴苣

Lactuca sativa L.

莴苣属
Lactuca

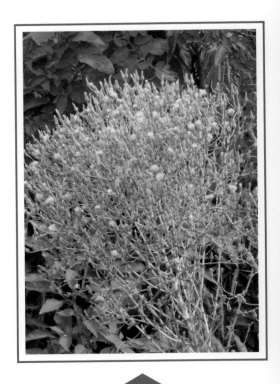

蒙文名称： 西路黑 - 诺高干 - 乌日

俗　　名： 白苣、生菜

药用部位： 茎、叶及种子（巨胜子）入中药；种子入蒙药

中医功效： 茎、叶：生津止渴，利尿，通乳，解毒。巨胜子：
活血祛瘀，通乳

蒙医功效： 清肺热，消食开胃，镇"赫依"

生　　境： 常见蔬菜，适于生长在肥量较大、有机质丰富、保
水保肥的黏壤土或壤土中。本地区少量栽培

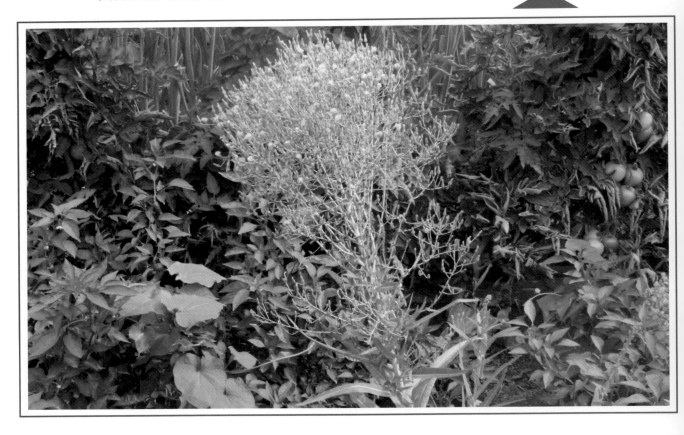

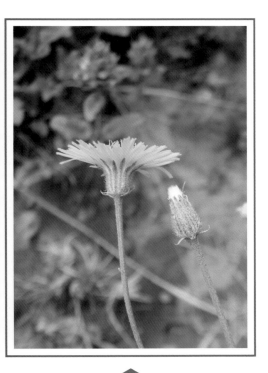

菊 科 | **Compositae**

还阳参

Crepis rigescens Diels

还阳参属
Crepis

蒙文名称： 宝黑 - 额布斯

俗　　名： 屠还阳参、驴打滚儿草

药用部位： 全草入药

中医功效： 益气，止嗽平喘，清热降火

蒙医功效： 清热，清"协日"

生　　境： 野生，中旱生植物。生于山坡林缘、溪边、路边荒地

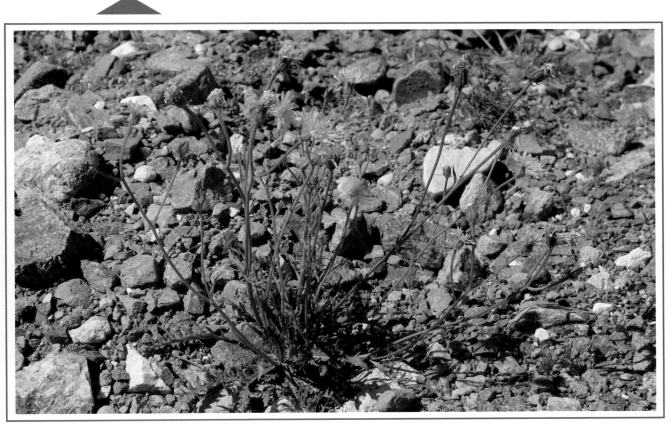

菊 科 | Compositae

碱黄鹌菜

黄鹌菜属
Youngia

Youngia stenoma (Turcz.) Ledeb.

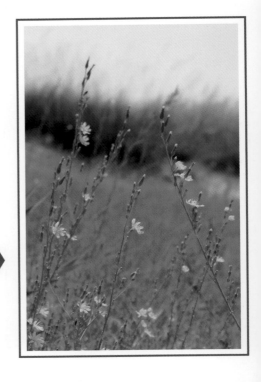

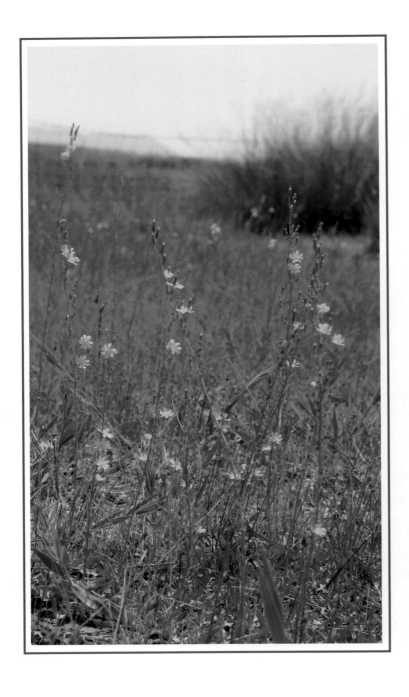

蒙文名称： 好吉日苏格 - 杨给日干纳

俗　　名： 碱黄鹌菜

药用部位： 全草入药

中医功效： 清热解毒，消肿止痛

蒙医功效： 同中医功效

生　　境： 野生，中生植物。生长于盐碱
　　　　　性的低湿地

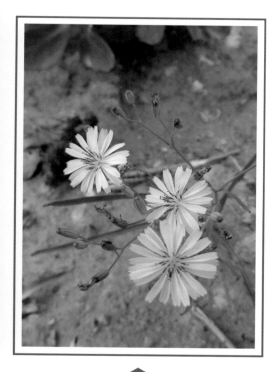

菊 科 | Compositae

中华小苦荬

Ixeridium chinense (Thunb.) Tzvel.

小苦荬属
Ixeridium

蒙文名称： 陶来音 - 伊达日阿

俗　　名： 小苦苣、燕儿尾、萨瑞、苦菜、山苦荬

药用部位： 全草入药

中医功效： 清热解毒，凉血，化瘀

蒙医功效： 平息"协日"，清热

生　　境： 野生，中旱生杂草。生于山坡路旁、田野、河边灌
丛或岩石缝隙中

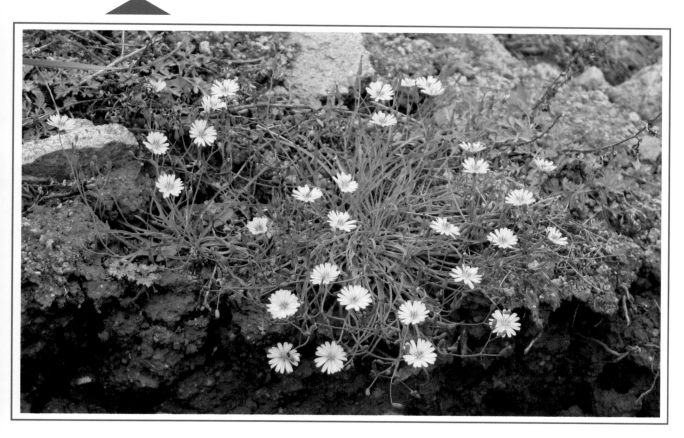

丝叶山苦荬

苦荬菜属
Ixeris

Ixeris chinensis (Thunb.) Nakai var.
graminifolia (Ledeb.) H.C.Fu comb.nov.

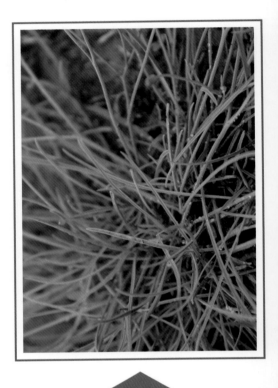

俗　　　名：　丝叶苦菜

药用部位：　全草入中药；地上部分入蒙药

中医功效：　清热解毒，凉血，活血排脓

蒙医功效：　清"协日"，清热，开胃，解毒

生　　　境：　野生，中旱生植物。生于砂质草原、石质山坡或砂
　　　　　　　质地

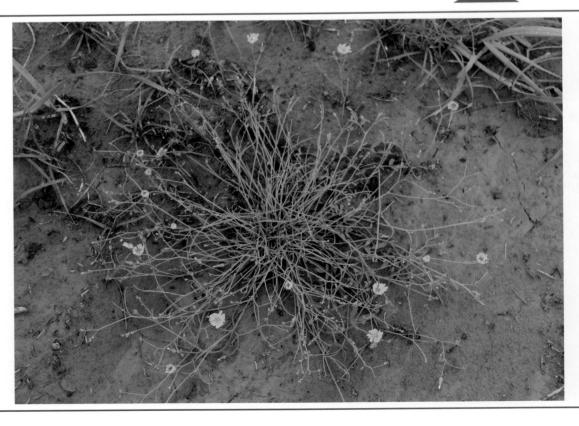

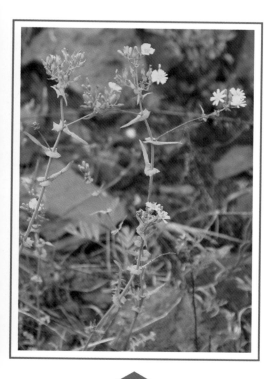

抱茎小苦荬

小苦荬属
Ixeridium

Ixeridium sonchifolium (Maxim.) Shih

蒙文名称： 陶日格 - 陶来音 - 伊达日阿

俗　　名： 抱茎苦荬菜、苦碟子、苦荬菜

药用部位： 全草入药

中医功效： 清热解毒，消肿止痛

蒙医功效： 杀虫，开音

生　　境： 野生，中生杂草。生于草甸、山野、路旁及撂荒地

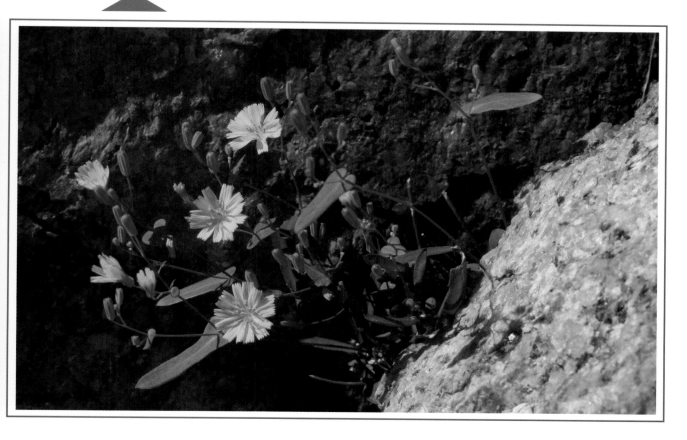

菊 科 | **Compositae**

藿香蓟

Ageratum conyzoides L.

藿香蓟属
Ageratum

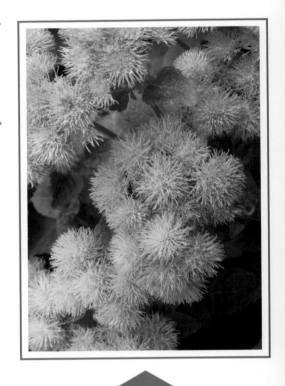

俗　　名：胜红蓟、白花草、重阳草

药用部位：全草入药

中医功效：祛风清热，止痛，止血，排石

生　　境：对土壤要求不严，喜温暖、阳光充足的环境。用于
园林绿化，本地区有少量栽培

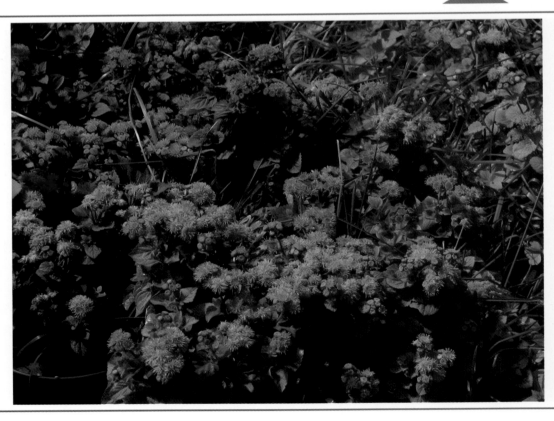

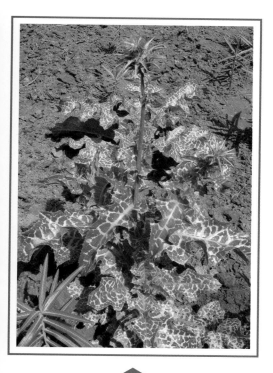

水 飞 蓟

水飞蓟属
Silybum

Silybum marianum (L.) Gaertn.

俗　　名：	水飞雉、奶蓟、老鼠筋
药用部位：	瘦果入药
中医功效：	清热，解毒，保肝利胆
生　　境：	对土壤、水分要求不严，沙滩地、盐碱地均可生长。
	用于园林绿化，本地区少量栽培

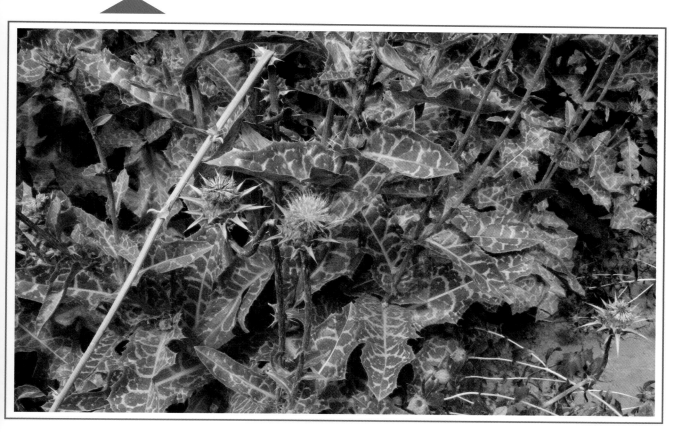

香蒲科 | Typhaceae

水烛

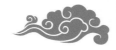

香蒲属
Typha

Typha angustifolia L.

蒙文名称： 毛日音 - 哲格斯

俗　　名： 狭叶香蒲、水蜡烛、蒲草、香蒲、蒲黄

药用部位： 花粉（蒲黄）及全草或根茎入药

中医功效： 生用：行血祛瘀，止痛，利小便。炒炭：收涩止血

蒙医功效： 蒲黄：止血，化瘀，利尿。全草、根状茎：利尿，
　　　　　消肿

生　　境： 野生，水生植物。生于湖泊、河流、池塘浅水处，
　　　　　沼泽、沟渠亦可生长

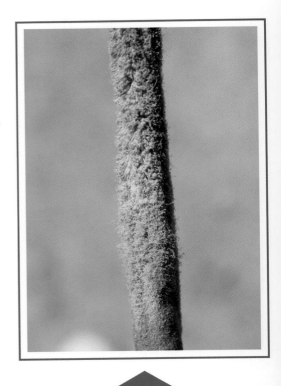

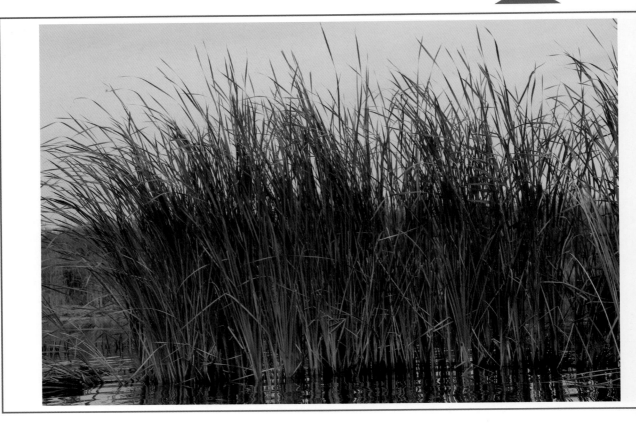

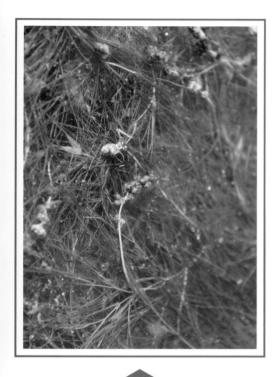

篦齿眼子菜

眼子菜属
Potamogeton

Potamogeton pectinatus L.

蒙文名称： 萨门 - 奥存 - 呼日西

俗　　名： 龙须眼子菜、线性眼子菜

药用部位： 全草入药

中医功效： 清热解毒

蒙医功效： 清肺，愈伤

生　　境： 野生，水生植物。生于浅河、池沼中

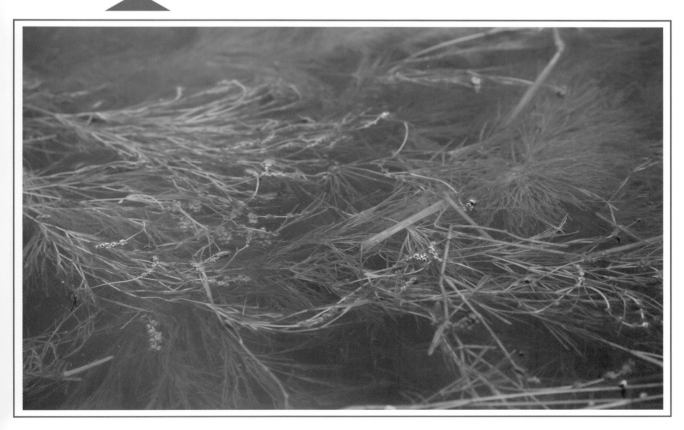

眼子菜科 | **Potamogetonaceae**

水麦冬

Triglochin palustre L.

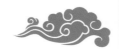

水麦冬属
Triglochin

蒙文名称： 西乐 - 额布苏

俗　　名： 圆果水麦冬

药用部位： 根入药

中医功效： 消炎，止泻

蒙医功效： 常用治眼痛，腹泻

生　　境： 野生，湿生植物。生于河滩及林缘草甸

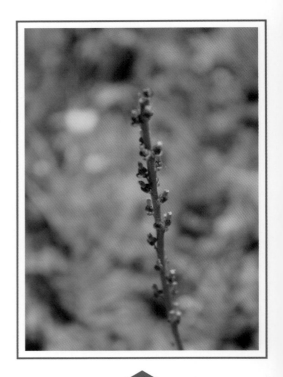

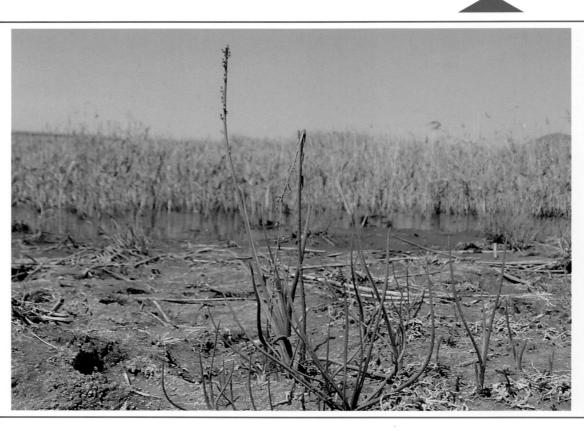

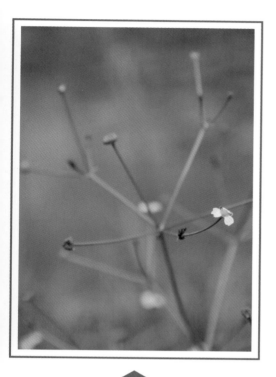

草泽泻

Alisma gramineum Lej.

泽泻属
Alisma

蒙文名称： 那林 - 奥存 - 图如

药用部位： 块茎入药

中医功效： 清热，渗湿，利尿

生　　境： 野生，水生植物。生于沼泽

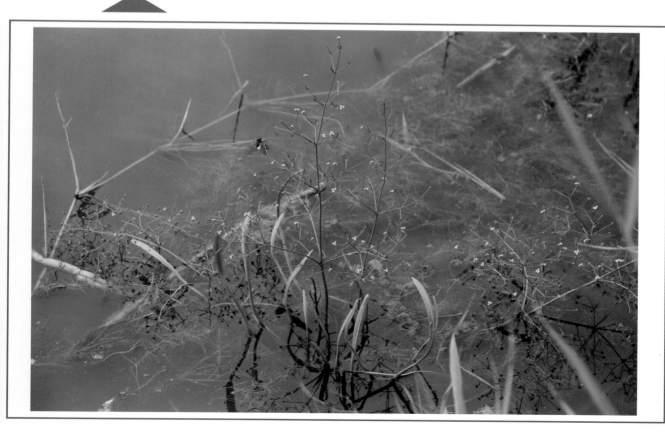

禾本科 | Gramineae

芦苇

Phragmites australis (Cav.) Trin.
ex Steud

芦苇属
Phragmites

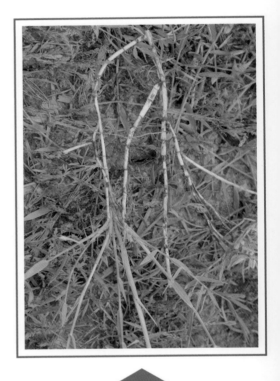

蒙文名称： 呼勒斯

俗　　名： 芦草、苇子

药用部位： 根茎（芦根）、嫩茎及叶入中药；根茎入蒙药

中医功效： 芦根：清热生津，止呕，除烦。嫩茎：清肺热，排脓。
叶：和胃止呕，清热解毒，止血

蒙医功效： 利尿，清热

生　　境： 野生，湿生植物。生于江河湖泽、池塘沟渠沿岸和低
湿地

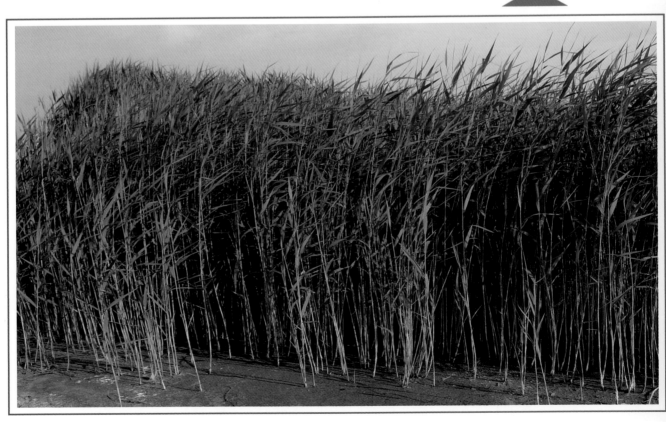

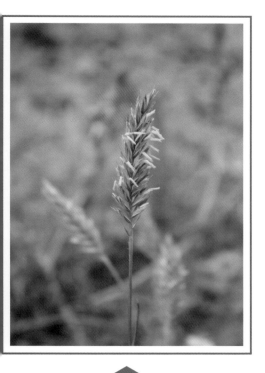

冰草

Agropyron cristatum (L.) Gaertn.

冰草属
Agropyron

蒙文名称：　优日呼格

药用部位：　根入蒙药

蒙医功效：　止血，利尿

生　　境：　野生，生于干燥草地、山坡、丘陵以及沙地

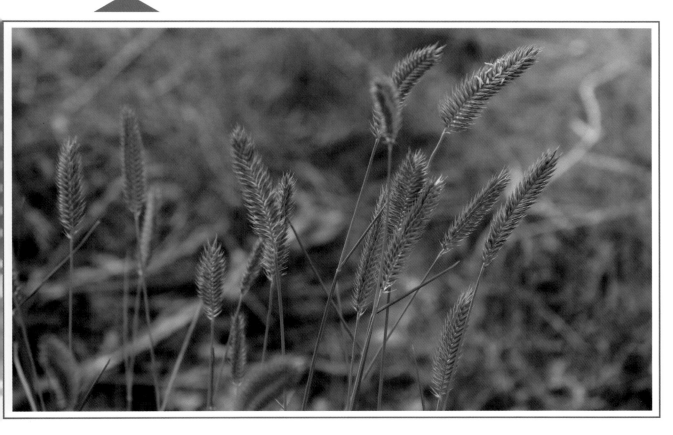

禾本科 | Gramineae

普通小麦

Triticum aestivum L.

小麦属
Triticum

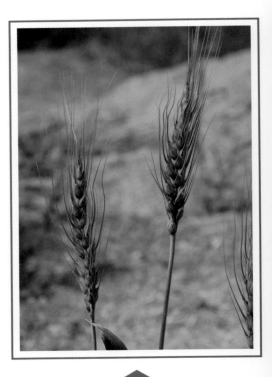

蒙文名称：宝古代

俗　　名：浮小麦

药用部位：成熟果实（小麦）、未成熟果实（浮小麦）入药

中医功效：小麦：养心安神，除烦。浮小麦：益气，除热，止汗

蒙医功效：滋补，接骨，镇"赫依""协日"病

生　　境：杂粮作物，播种于农田里。本地区大规模栽培

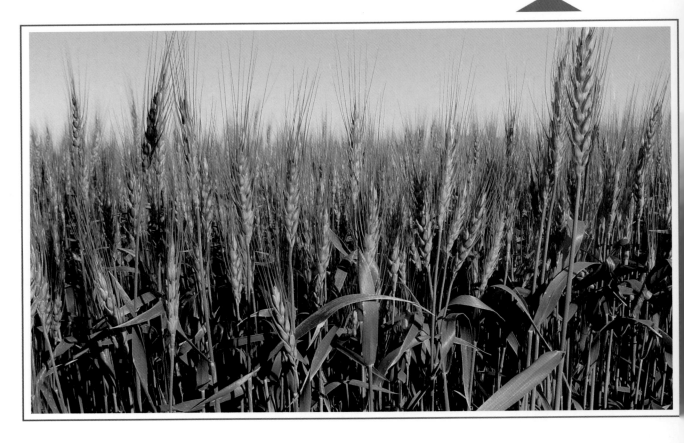

禾本科 | Gramineae

赖草

Leymus secalinus (Georgi) Tzvel.

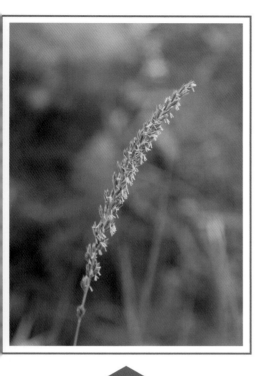

赖草属
Leymus

蒙文名称： 乌伦 - 黑雅嘎

俗　　名： 老披碱、厚穗赖草

药用部位： 全草入药

中医功效： 清热利尿，止血

蒙医功效： 同中医功效

生　　境： 野生，旱中生根茎禾草。生于沙丘、丘陵地、山坡、
田间、路旁，在草原带生于芨芨草盐化草甸和马蔺
盐化草甸群落中

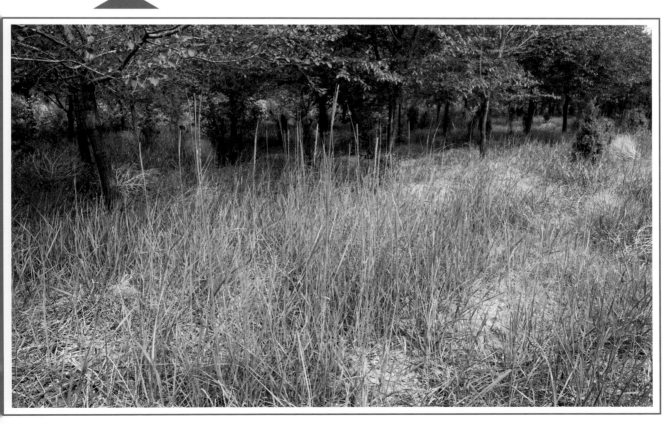

禾本科 | Gramineae

大麦

Hordeum vulgare L.

大麦属
Hordeum

蒙文名称: 阿日白

药用部位: 带稃颖果及发芽带稃颖果入中药；种子入蒙药

中医功效: 带稃颖果：和胃，宽肠，利尿。发芽带稃颖果：消食，
健胃，回乳

蒙医功效: 清"巴达干""希拉"，催产，止痛

生　　境: 杂粮作物，播种于农田里。本地区小规模栽培

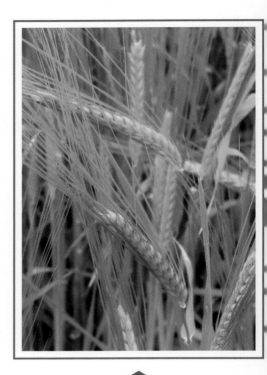

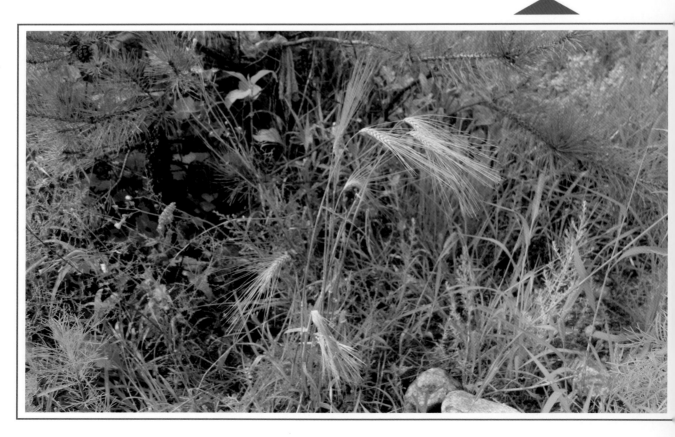

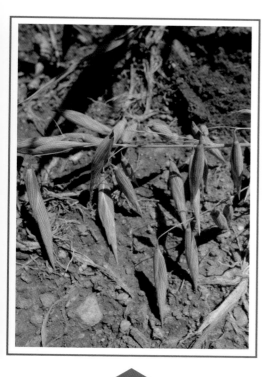

莜麦

Avena chinensis (Fisch.ex Roem.
et schult.) Metzg.

燕麦属
Avena

蒙文名称：　尤麦

俗　　　名：　油麦

药用部位：　种仁（青稞）入中药；种子入蒙药

中医功效：　下气宽中，补虚益气，除湿发汗，止泻

蒙医功效：　破瘀血

生　　　境：　杂粮作物，播种于农田里。本地区大规模栽培

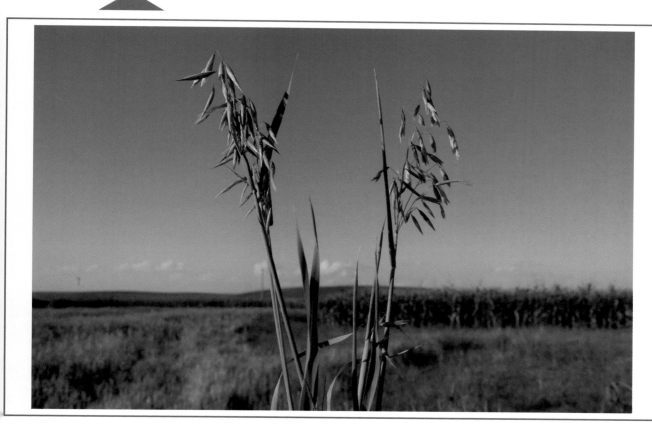

禾本科 | Gramineae

野燕麦

Avena fatua L.

燕麦属
Avena

蒙文名称：哲日力格 - 胡西古 - 希达

俗　　名：燕麦草、乌麦

药用部位：全草或种子入中药，种子入蒙药

中医功效：全草：敛汗，止血。种子：敛汗补虚

蒙医功效：敛汗补虚

生　　境：野生，生于山坡林缘，田间路旁

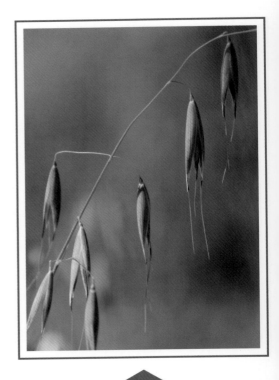

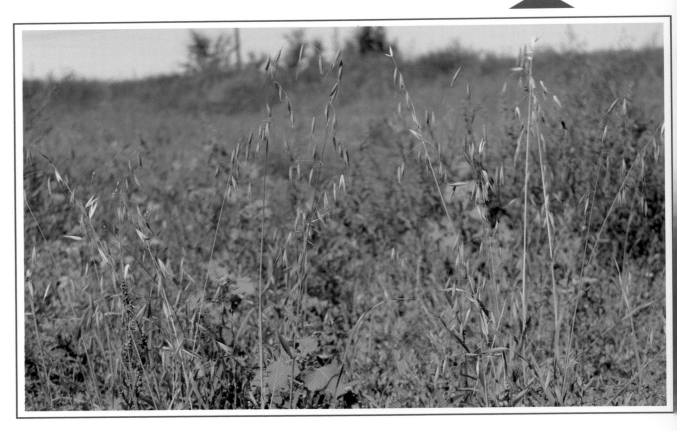

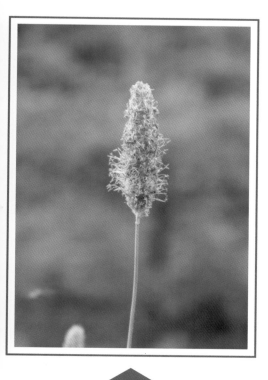

大看麦娘

Alopecurus pratensis L.

看麦娘属
Alopecurus

蒙文名称： 套木 - 乌纳根 - 苏乐

俗　　名： 草原看麦娘、道旁谷

药用部位： 全草入药

中医功效： 利水消肿，解毒

生　　境： 野生，生于河滩草甸、潮湿草地

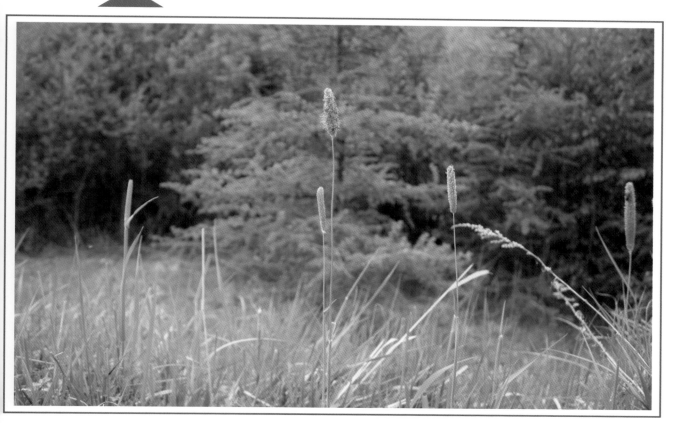

禾本科 | Gramineae

菵草

Beckmannia syzigachne (Steud.) Fern.

菵草属
Beckmannia

蒙文名称： 没乐黑音 - 萨木白

俗　　名： 水稗子

药用部位： 种子入药

中医功效： 清热，利肠胃，益气力

生　　境： 野生，湿中生禾草。生于水边、潮湿之处

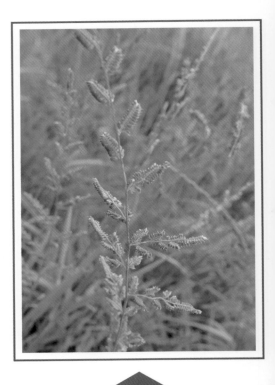

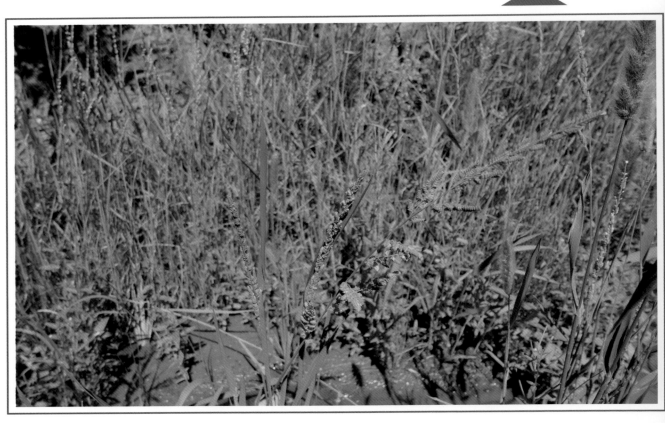

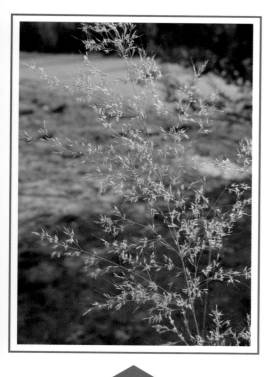

芨芨草

Achnatherum splendens (Trin.) Nevski

芨芨草属
Achnatherum

蒙文名称:	德日苏
俗　　名:	积机草、蓆箕草
药用部位:	茎及花入药
中医功效:	茎: 清热, 利尿。花: 止血
蒙医功效:	同中医功效
生　　境:	野生, 旱中生植物。生于微碱性的草滩及沙土山坡上

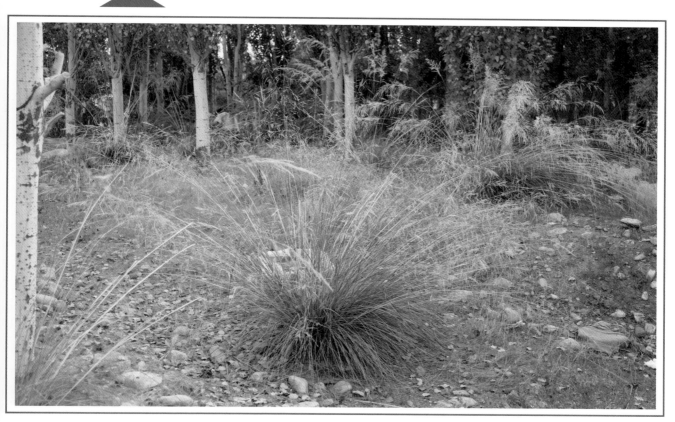

禾本科 | Gramineae

小画眉草

Eragrostis minor Host.

画眉草属
Eragrostis

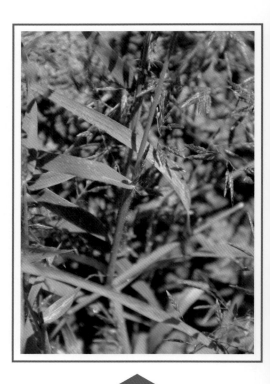

蒙文名称： 吉吉格 - 呼日嘎拉吉

药用部位： 全草或花序入中药；全草入蒙药

中医功效： 全草：疏风清热，排石，利尿。花序：解毒，止痒

蒙医功效： 利尿，清热，解毒

生　　境： 野生，生于田野、路边和撂荒地

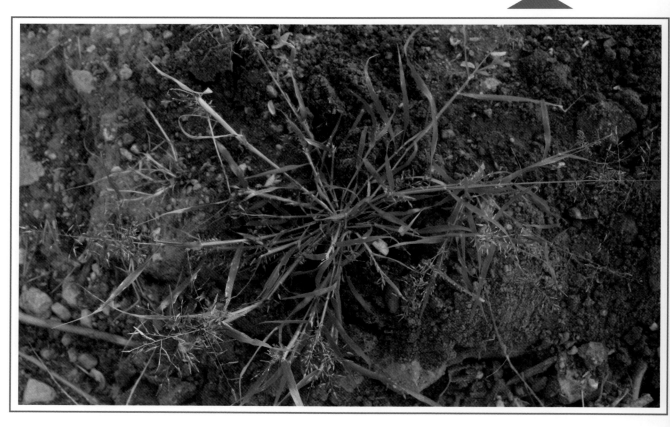

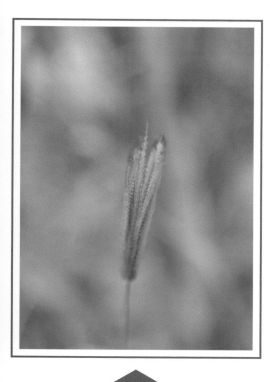

禾本科 ｜ **Grameneae**

虎尾草

Chloris virgata Swa.

虎尾草属
Chloris

蒙文名称：	宝拉根 - 苏乐
俗　　名：	棒锤草
药用部位：	叶及根入药
中医功效：	祛风除湿，解毒杀虫
生　　境：	野生，中生植物。生于路旁荒野、河岸沙地、土墙及房顶上，也可生长在砾石质坡地的径流线上

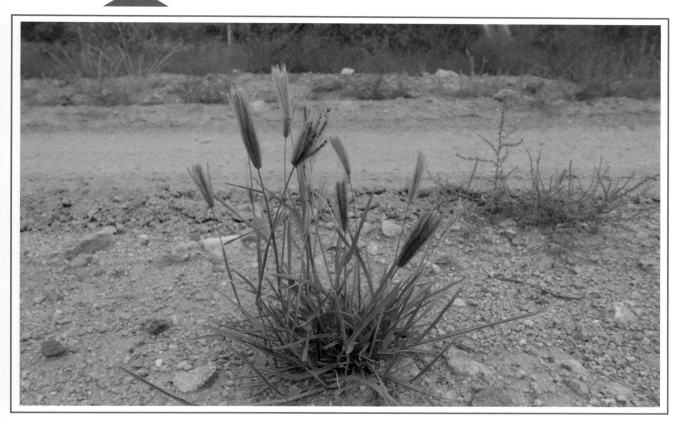

禾本科 | Gramineae

稷

Panicum miliaceum L.

黍属
Panicum

蒙文名称： 蒙古乐 - 阿木、囊给 - 阿木

俗　　名： 黄米、黍、糜子

药用部位： 果实（黍米）、茎及根入中药；种子入蒙药

中医功效： 黍米：益气补中。茎、根：利水消肿，止血

蒙医功效： 清"希拉""巴达干"，增强食欲

生　　境： 杂粮作物，播种于农田里。本地区大规模栽培

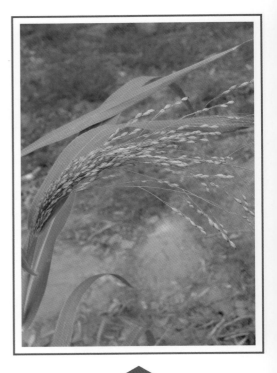

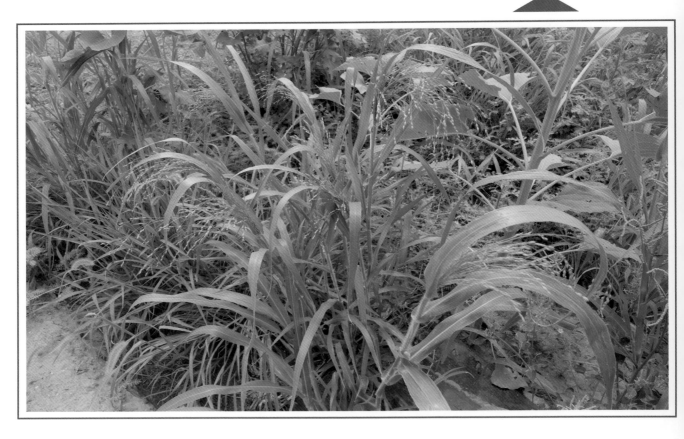

禾本科 | Gramineae

稗

Echinochloa crusgalli (L.) Beauv.

稗属
Echinochloa

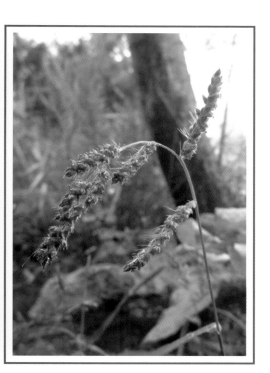

蒙文名称： 奥存 - 好努格

俗　　名： 野稗、稗子、水稗

药用部位： 全草或种子入药

中医功效： 全草：止血，消肿。种子：益气健脾

蒙医功效： 止血

生　　境： 野生，湿生植物，田间杂草。生于田野、耕地旁、
宅旁、路边、沟渠边、水湿地和沼泽地、水稻田中

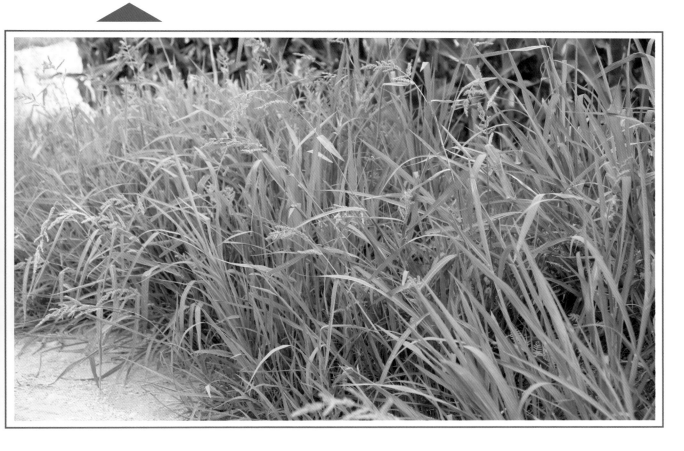

禾本科 | Gramineae

止血马唐

Digitaria ischaemum (Schreb.) Schreb.
ex Muhl.

马唐属
Digitaria

蒙文名称：　哈日 - 巴西棍 - 塔布格

药用部位：　全草入药

中医功效：　凉血止血

生　　境：　野生，中生植物。生于田野、路边、沙地

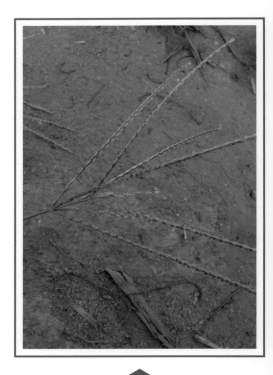

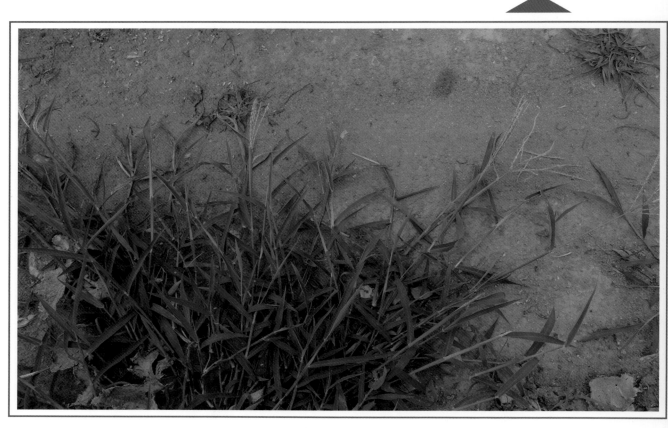

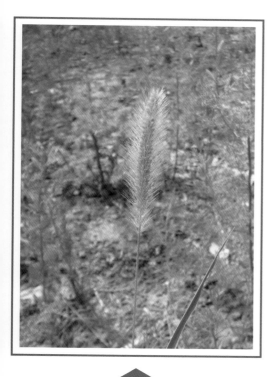

禾本科 | Grameneae

狗尾草

狗尾草属
Setaria

Setaria viridis (L.) Beauv.

蒙文名称：	西日 - 达日
俗　　名：	毛莠莠、光明草
药用部位：	全草入中药；果实入蒙药
中医功效：	祛风明目，清热除湿，利尿，消肿排脓
蒙医功效：	止泻，清热
生　　境：	野生，中生杂草。生于荒地、田野、河边及坡地，为旱地作物常见的一种杂草

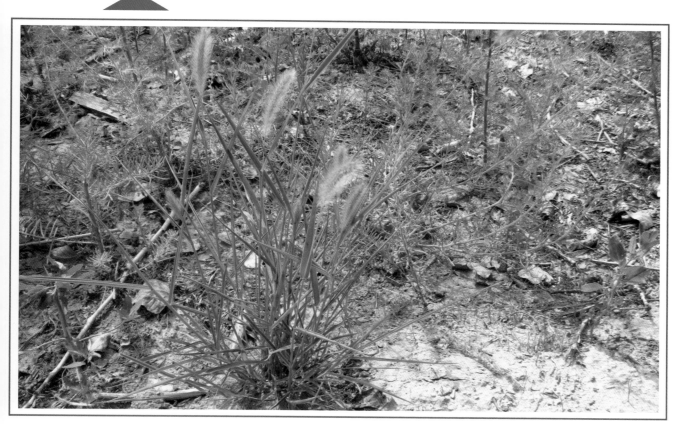

禾本科 | Grameae

紫穗狗尾草

狗尾草属
Setaria

Setaria viridis (L.) Beauv. var. *purpurascens*

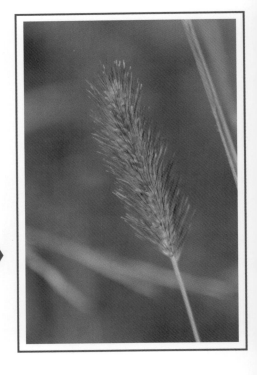

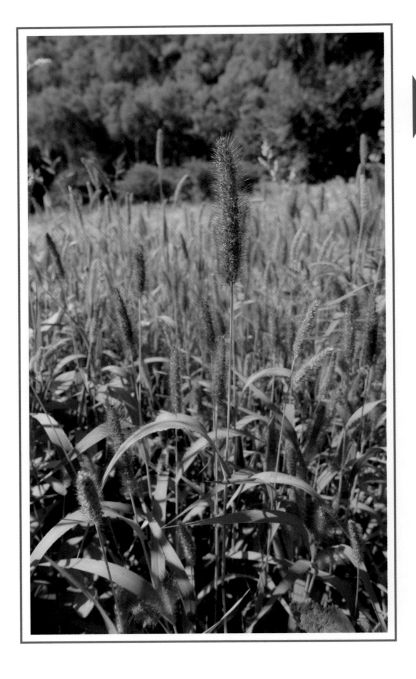

蒙文名称： 宝日 - 西日 - 达日

药用部位： 全草入药

中医功效： 治痈瘀，面癣

生　　境： 野生，中生杂草。生于沙丘、
　　　　　 田野、河边、水边等地

禾本科 | Gramineae

巨大狗尾草

狗尾草属
Setaria

Setaria viridis (L.) Beauv. subsp. *pycnocoma* (steud.) Tzvel

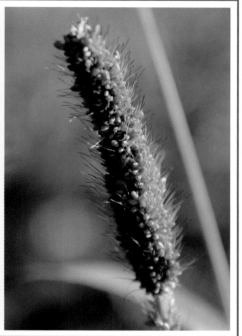

蒙文名称： 套木-西-达日

药用部位： 全草入中药；果实入蒙药

中医功效： 同狗尾草

蒙医功效： 止泻

生　　境： 野生，中生杂草。生于山坡、
　　　　　　路边

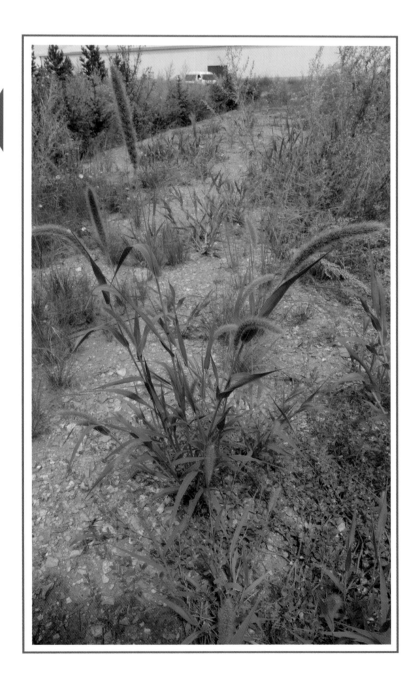

禾本科 | Gramineae

粟

Setaria italica (L.) Beauv. var.
germanica (Mill.) Schrad.

狗尾草属
Setaria

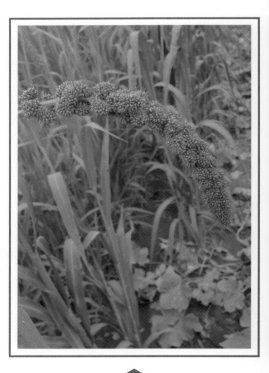

蒙文名称： 那日衣木

俗　　名： 谷子、小米、粱

药用部位： 颖果及发芽颖果（粟芽）入药

中医功效： 颖果：和中，益胃，除热，解毒。粟芽：消食，开胃

蒙医功效： 愈伤，接骨

生　　境： 杂粮作物，播种于农田里。本地区大规模栽培

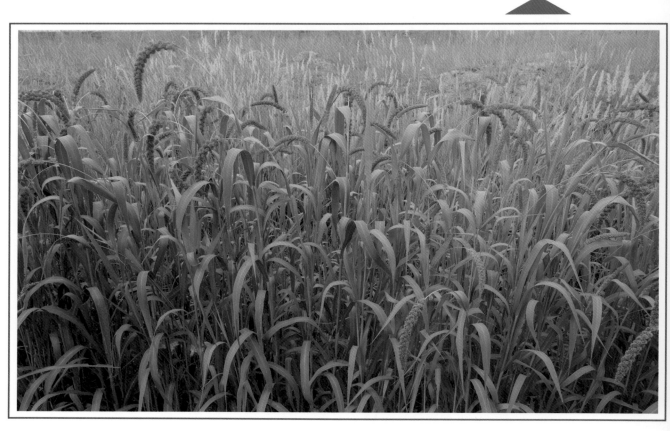

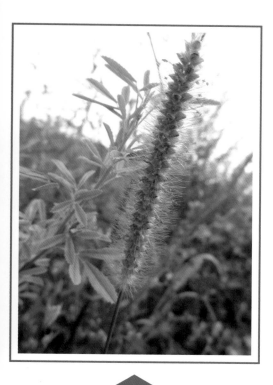

金色狗尾草

狗尾草属
Setaria

Setaria glauca (L.) Beauv.

蒙文名称：　阿拉担 - 西日 - 达日

药用部位：　全草入中药；果实入蒙药

中医功效：　同狗尾草

蒙医功效：　止泻

生　　境：　野生，中生杂草。生于田野、路边、荒地、山坡等处

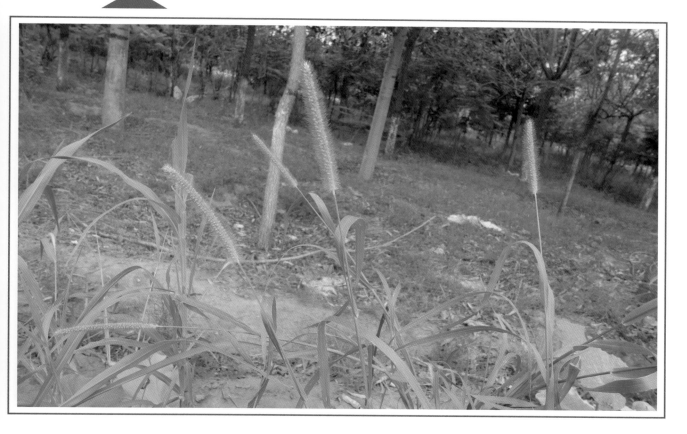

禾本科 ｜ Grameneae

白草

Pennisetum centrasiaticum Tzvel.

狼尾草属
Pennisetum

蒙文名称： 昭巴拉格

俗　　名： 倒生草、五龙

药用部位： 根茎入药

中医功效： 清热凉血，利尿

蒙医功效： 止血，杀虫，解毒

生　　境： 野生，生于干燥的丘陵坡地、沙地、沙丘间洼地、田野

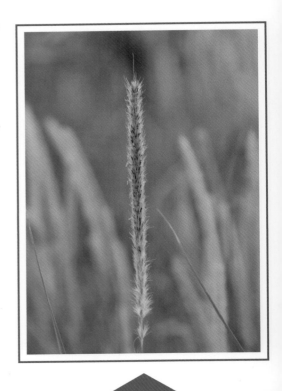

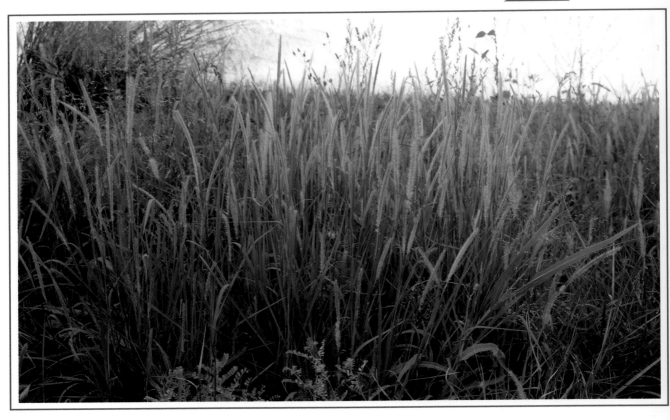

禾本科 | Gramineae

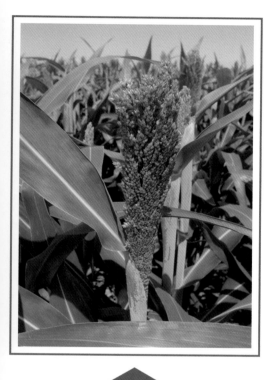

高粱

Sorghum bicolor (L.) Moench

高粱属
Sorghum

蒙文名称： 西喜

俗　　名： 蜀黍

药用部位： 果实、根及黑穗并花序入中药；果实（米）及黑穗
　　　　　孢子堆（高粱乌米）入蒙药

中医功效： 果实：健脾，涩肠，止泻。根：利尿，平喘，止血，
　　　　　催产。黑穗：止血，止痢

蒙医功效： 米：健脾止泻。高粱乌米：调经止血

生　　境： 杂粮作物，播种于农田里。本地区小规模栽培

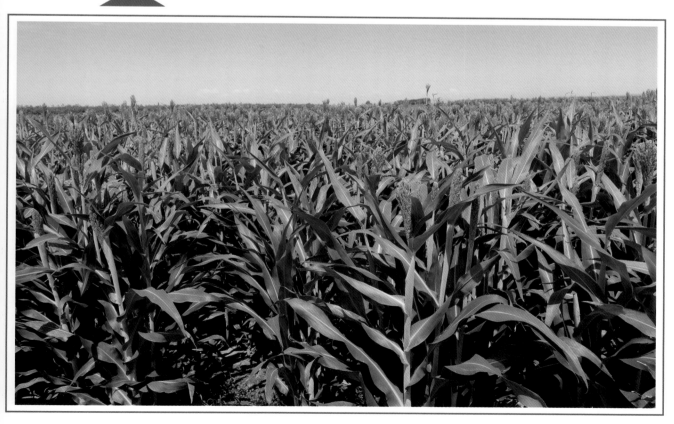

禾本科 | Gramineae

薏苡

薏苡属
Coix

Coix lacryma-jobi L.

蒙文名称： 图布特-陶部其

俗　　名： 菩提子

药用部位： 颖果及根入药

中医功效： 颖果：清热健脾，利湿除痹。根：清热，利尿，杀虫

生　　境： 杂粮作物，播种于农田里。亦作观赏植物，本地区
　　　　　少量栽培

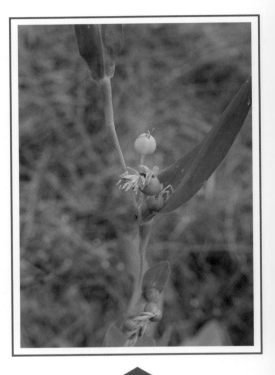

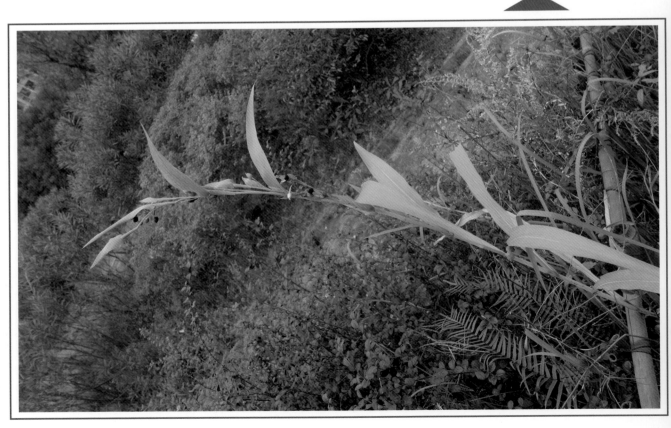

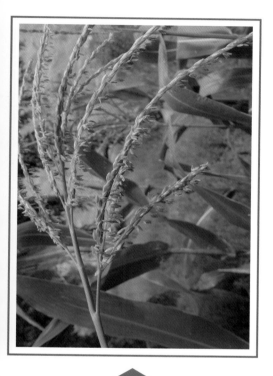

玉蜀黍

Zea mays L.

玉蜀黍属
Zea

蒙文名称： 额日登 - 西西

俗　　名： 玉米

药用部位： 花柱（玉米须）、根及叶入中药；花柱（玉米须）
　　　　　 入蒙药

中医功效： 玉米须：利尿通淋，清肝利胆，清湿热。根、叶：
　　　　　 利尿通淋，祛瘀排石，止痛

蒙医功效： 利尿，消肿，清肝，利胆

生　　境： 粮食作物，播种于农田里。本地区大规模栽培

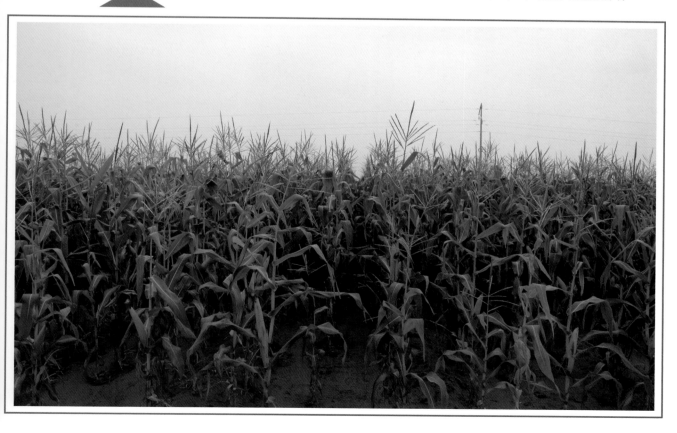

莎草科 | Cyperaceae

扁秆藨草

蘖草属
Scirpus

Scirpus planiculmis Fr. Schmidt

蒙文名称：　哈布塔盖 - 塔巴牙

俗　　名：　三棱草

药用部位：　块茎入药

中医功效：　止咳，破血通经，行气，消积，止痛

生　　境：　野生，湿生植物。生长于河边盐化草甸及沼泽中

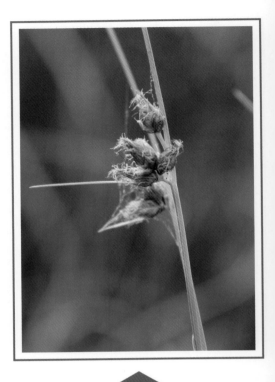

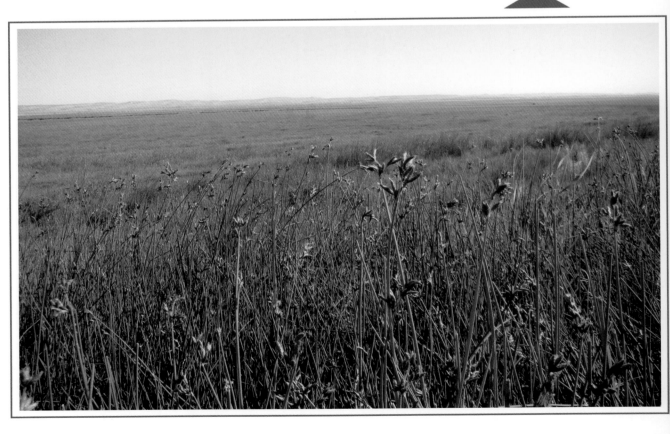

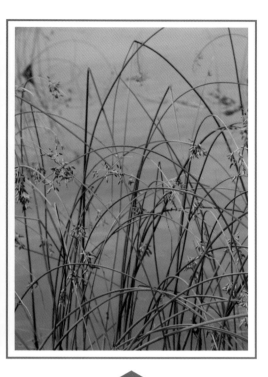

水葱

Scirpus tabernaemontani (Gmel.) Palla

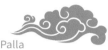

藨草属
Scirpus

蒙文名称： 奥存 - 塔巴牙

俗　　名： 莞蒲

药用部位： 全草入药

中医功效： 渗湿利尿

蒙医功效： 利水，消肿

生　　境： 野生，湿生植物。生长于浅水沼泽，沼泽化草甸中

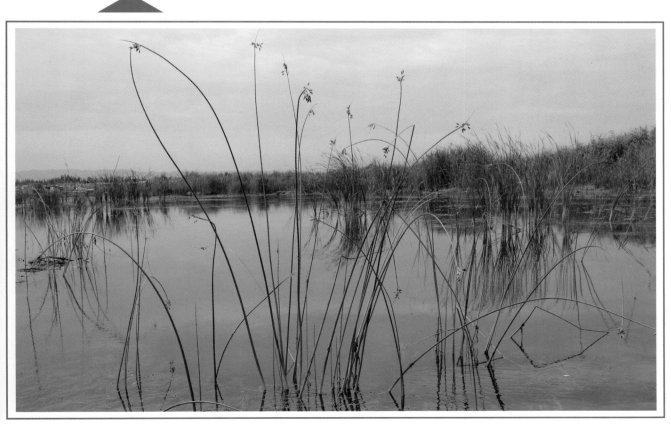

百合科 | Liliaceae

知母

Anemarrhena asphodeloides Bunge

知母属
Anemarrhena

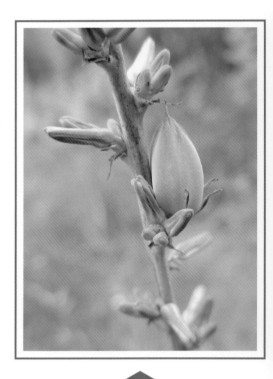

蒙文名称： 陶来音 - 汤乃（闹米乐嘎那）

俗　　名： 兔子油草、蒜辫子草

药用部位： 根茎入药

中医功效： 清热泻火，滋阴润燥

蒙医功效： 清热，清"希日"，滋养三根，止咳

生　　境： 野生，中旱生植物。生于草原、草甸草原、山地砾
　　　　　质草原

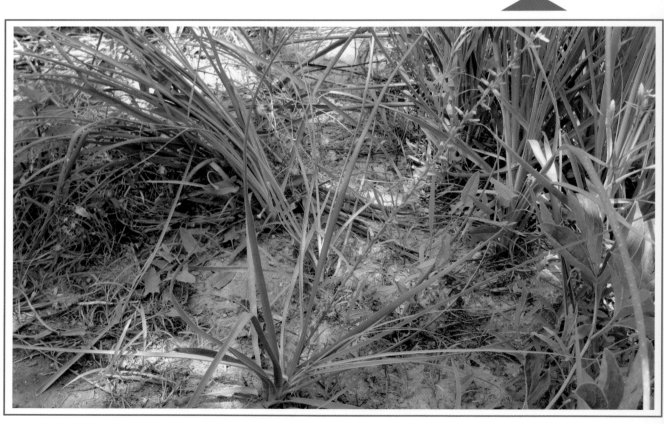

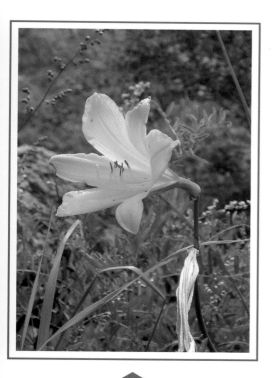

百合科 | Liliaceae

小黄花菜

Hemerocallis minor Mill.

萱草属
Hemerocallis

蒙文名称：　西日 - 其其格

俗　　　名：　黄花菜

药用部位：　根及花蕾入药

中医功效：　清热利尿，凉血止血，利湿解毒

生　　　境：　野生，中生植物。生于山地草原、林缘、灌丛中

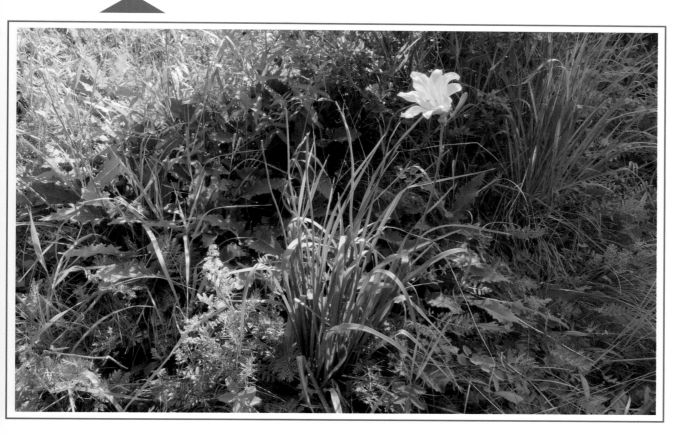

百合科 | Liliaceae

少花顶冰花

顶冰花属
Gagea

Gagea pauciflora Turcz.

蒙文名称： 楚很其其格图 - 哈布暗 - 西日阿

俗　　名： 顶冰花、小花顶冰花

药用部位： 鳞茎入药

中医功效： 清心

蒙医功效： 同中医功效

生　　境： 野生，中生植物。生于山地草甸或灌丛

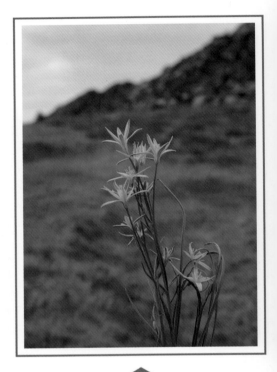

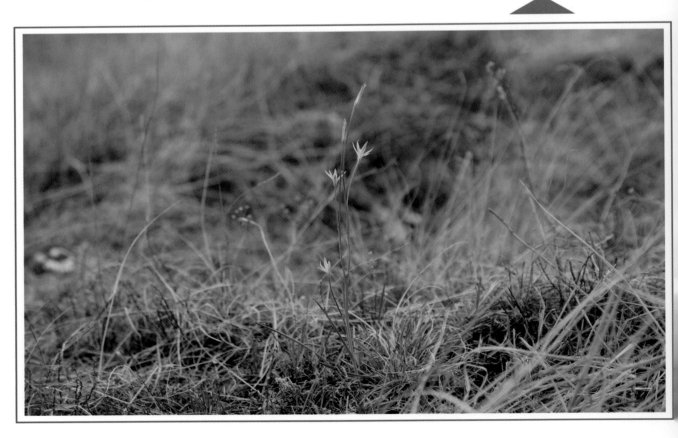

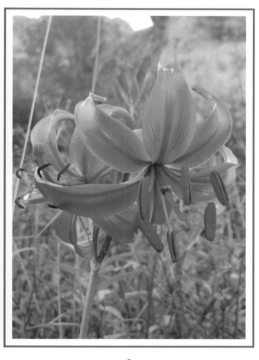

百合科 | Liliaceae

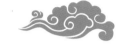

山丹

Lilium pumilum DC.

百合属
Lilium

蒙文名称： 萨日阿楞

俗　　名： 细叶百合、山丹丹花

药用部位： 鳞茎入药

中医功效： 润肺止咳，清心安神

蒙医功效： 清热解毒，清"希日乌素"，接骨，愈伤，止咳

生　　境： 野生，中生植物。生于草甸草原、山地草甸及山地林缘

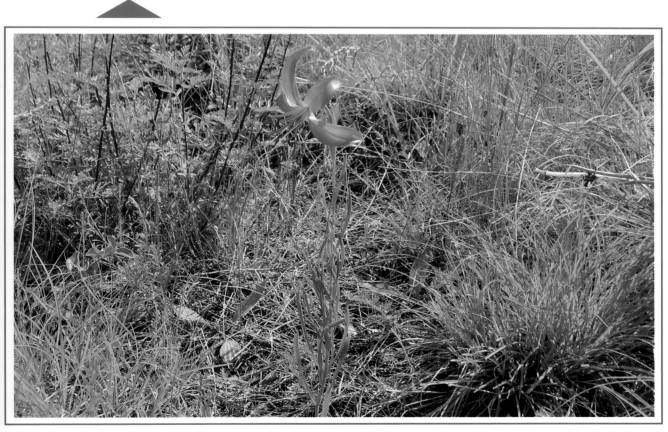

百合科 | **Liliaceae**

卷丹

Lilium lancifolium Thunb.

百合属
Lilium

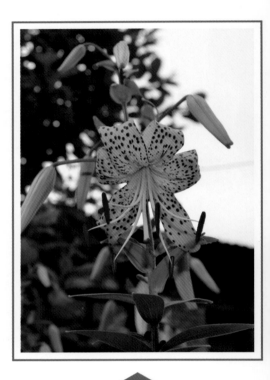

药用部位： 鳞茎入药

中医功效： 养阴润肺，清心安神

蒙医功效： 同山丹

生　　境： 庭院观赏植物，适于生长在肥沃、腐殖质多的深厚土壤和排水良好的微酸性土壤。用于园林绿化，本地区少量栽培

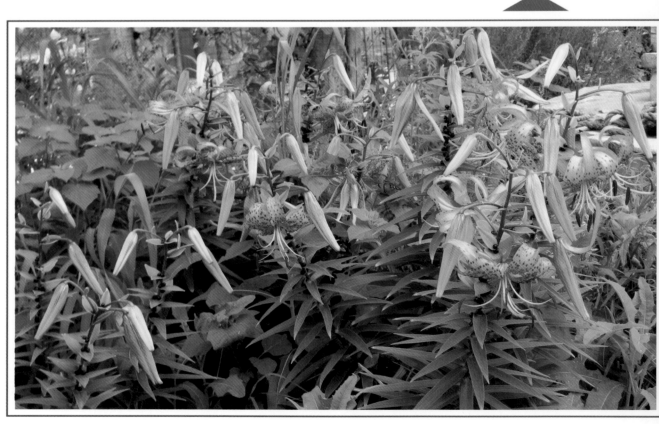

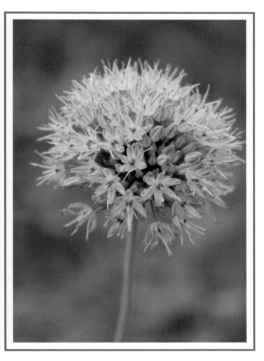

百合科 | Liliaceae

辉韭

Allium strictum Schrader

葱属
Allium

蒙文名称： 乌木黑 - 松根

俗　　名： 辉葱、条纹葱

药用部位： 全草及种子入药

中医功效： 全草：发散风寒。种子：兴阳止浊

蒙医功效： 治疗感冒头疼

生　　境： 野生，中生植物。生于山地林下、林缘、沟边、低湿地上

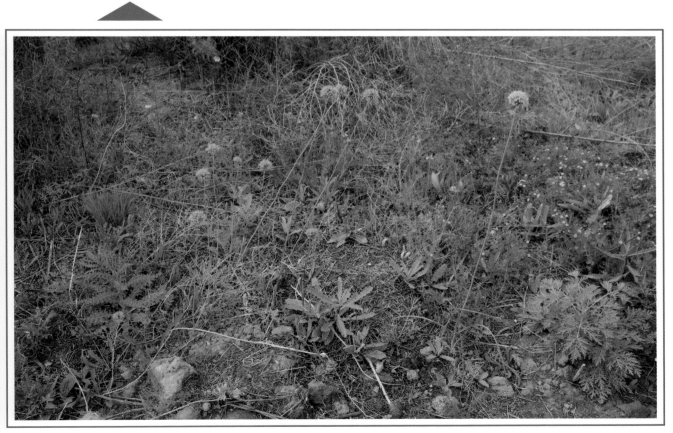

百合科 | Liliaceae

韭

Allium tuberosum Rottl. ex Spreng.

葱属
Allium

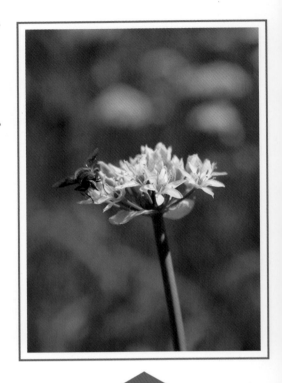

蒙文名称： 高戈得

俗　　名： 韭菜子、韭菜

药用部位： 种子入药

中医功效： 补肝肾，暖腰膝，助阳固精

蒙医功效： 祛"巴达干赫依"，温胃，开胃，消积，杀虫

生　　境： 常见蔬菜，适于生长在地势平坦、排灌方便、土壤
耕层深厚、肥沃、土壤结构适宜、理化性状良好的
沙培土上。本地区小规模栽培

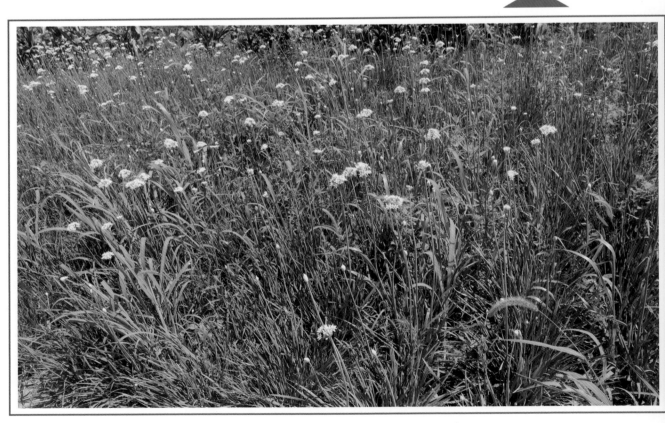

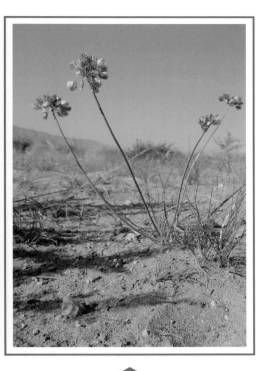

蒙古韭

葱属
Allium

Allium mongolicum Regel

蒙文名称： 呼木乐

俗　　名： 蒙古葱、野葱、山葱

药用部位： 全草入药

中医功效： 发汗，散寒，消肿，健胃

蒙医功效： 开胃，消食，杀虫

生　　境： 野生，旱生植物。生于荒漠草原及荒漠地带的砾地
和干旱山坡

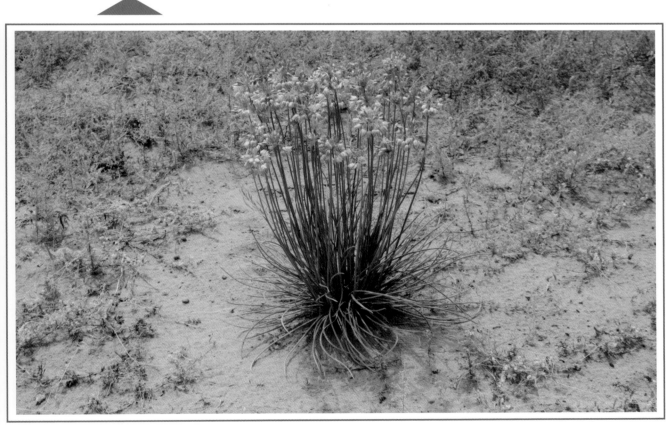

百合科 | Liliaceae

雾灵韭

Allium plurifoliatum var. *stenodon* (Nakai et Kitag.) J.M.Xu

葱属
Allium

蒙文名称： 呼和 - 当给日

俗　　名： 尖齿葱、雾灵葱

药用部位： 全草及种子入药

中医功效： 全草：发表散寒。种子：补肝肾，壮阳固精

蒙医功效： 壮阳固精

生　　境： 野生，中生植物。生长于山地林缘和草甸

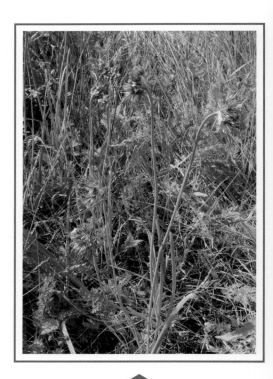

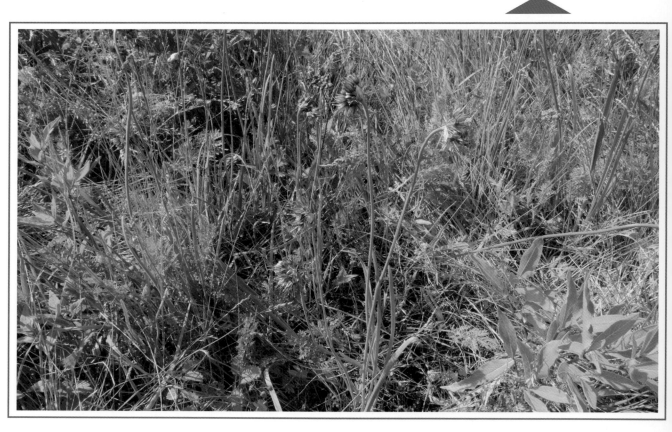

百合科 | Liliaceae

细叶韭

Allium tenuissimum L.

葱属

Allium

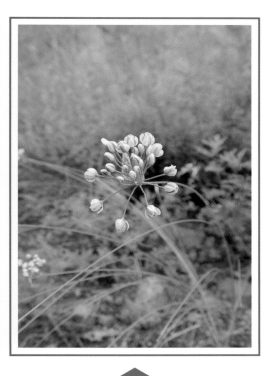

蒙文名称： 札芒

俗　　名： 细丝韭、细叶葱、札麻

药用部位： 全草入药

中医功效： 解毒壮阳，降血糖，降血脂，软化血管，抗肿瘤

蒙医功效： 补肾壮阳

生　　境： 野生，旱生植物。生于草原、山地草原的山坡、沙
地上

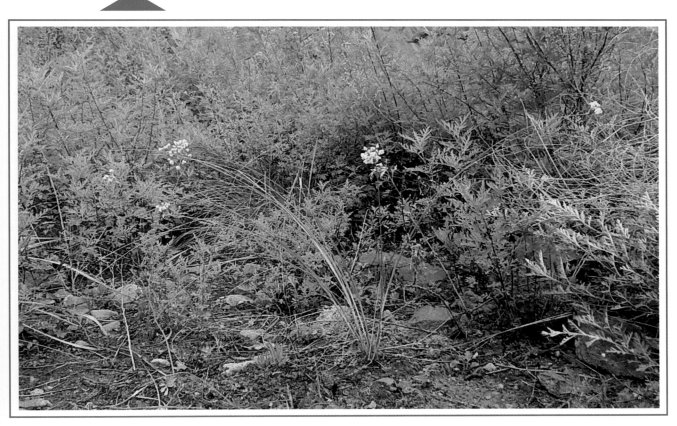

百合科 | Liliaceae

矮韭

Allium anisopodium Ledeb.

葱属
Allium

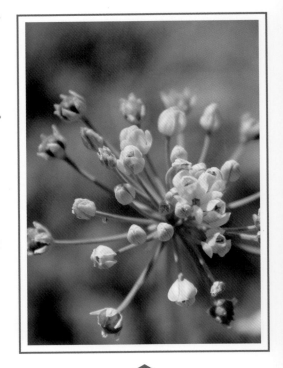

蒙文名称： 那林 - 冒盖音 - 好日

俗　　名： 矮葱、山葱

药用部位： 全草入药

中医功效： 安抚五脏六腑，除胃中烦热，归肾壮阳，止泄精，暖
腰膝

蒙医功效： 可暖腰膝，驱除鬼气附身，补肝脏及命门

生　　境： 野生，中生植物。生于森林草原和草原地带的山坡、
草地和固定沙地上

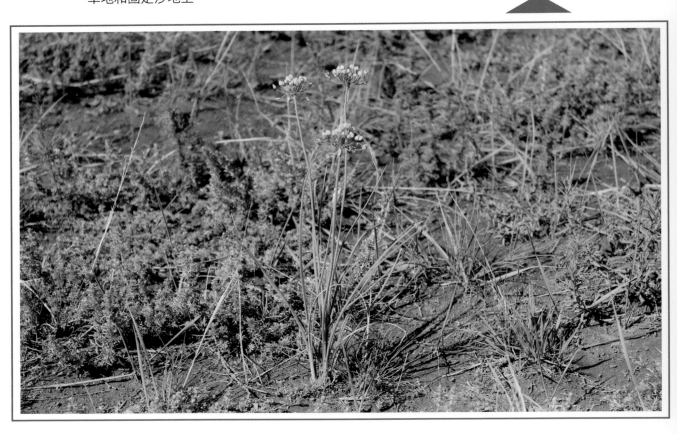

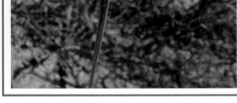

百合科 | Liliaceae

野韭

Allium ramosum L.

葱属
Allium

蒙文名称： 哲日勒格 - 高戈得

俗　　名： 野葱、高山韭

药用部位： 全草入药

中医功效： 补中焦，补脾胃，补肾

蒙医功效： 消炎，清热

生　　境： 野生，中旱生植物。生于草原
　　　　　砾石质坡地、草甸草原、草原
　　　　　化草甸等群落

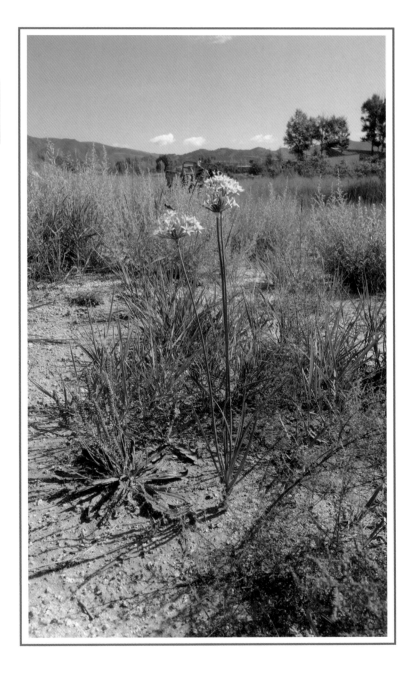

百合科 | Liliaceae

黄花葱

Allium condensatum Turcz.

葱属
Allium

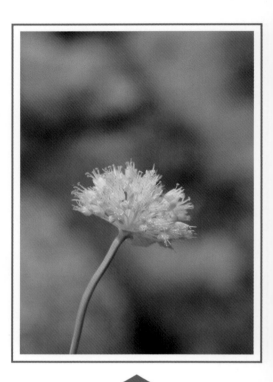

蒙文名称：	西日 - 松根
俗　　名：	臭葱、黄花菲、黄花韭
药用部位：	全草入药
中医功效：	主治血渗入大肠，大便带血，痢疾和痔疮
蒙医功效：	补中气不足，温中益精，养肺，养发
生　　境：	野生，中旱生植物。生于山地草原、草原、草甸化草原及草甸中

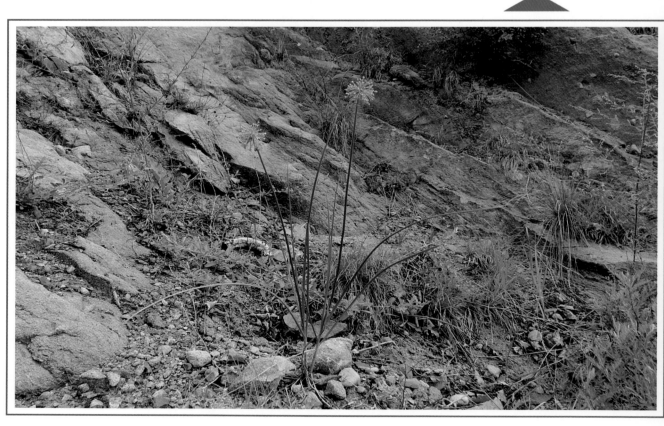

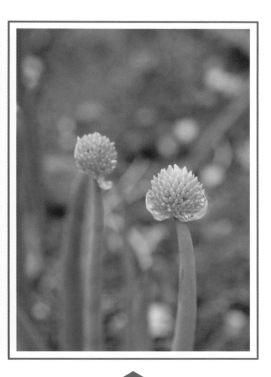

百合科 | Liliaceae

葱

Allium fistulosum L.

葱属
Allium

蒙文名称：松根

俗　　名：大葱

药用部位：鳞茎入药

中医功效：发汗解表，通阳散寒，利尿，解毒

蒙医功效：祛"巴达干赫依"，温胃，消食，平喘，祛痰，发汗，
祛黄水，杀虫

生　　境：常见蔬菜，适于生长在土质肥沃、土层深厚、光照
适宜、排灌良好的土壤。本地区大规模栽培

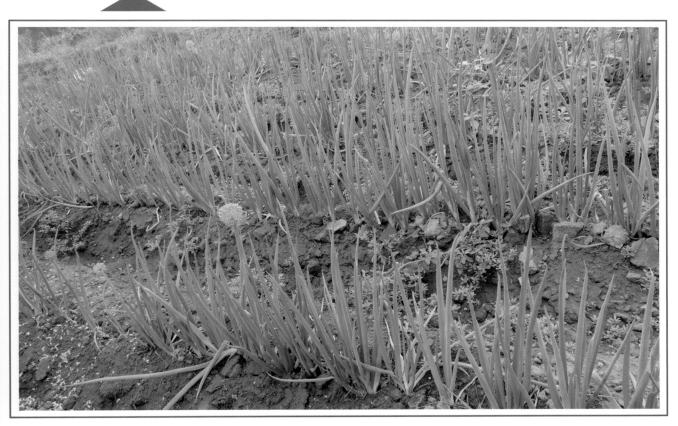

百合科 | Liliaceae

蒜

Allium sativum L.

葱属
Allium

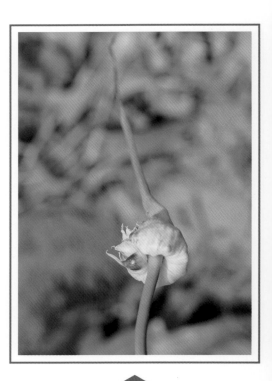

蒙文名称： 赛日木萨嘎

俗　　名： 大蒜

药用部位： 鳞茎入药

中医功效： 解毒，杀菌，健脾，止痢，止咳，驱虫

蒙医功效： 平喘，祛痰，杀虫，解毒，清"希日乌素"

生　　境： 常见蔬菜，适于生长在富含有机质、疏松透气、保水
排水性能强的肥沃壤土上。本地区小规模栽培

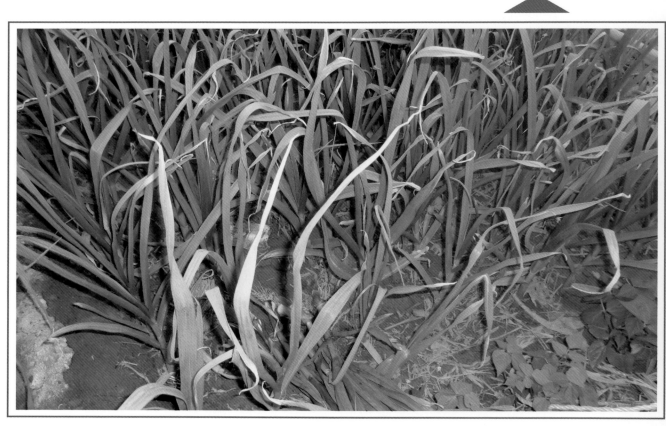

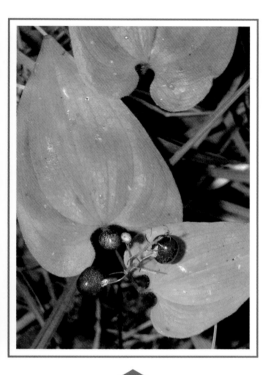

百合科 | Liliaceae

舞鹤草

Maianthemum bifolium (L.) F. W. Schmidt

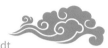

舞鹤草属
Maianthemum

蒙文名称： 转西乐 - 其其格

俗　　　名： 二叶舞鹤草

药用部位： 全草入药

中医功效： 清热解毒，凉血止血

蒙医功效： 凉血，止血

生　　　境： 野生，中生植物。生于落叶松林和白桦林下

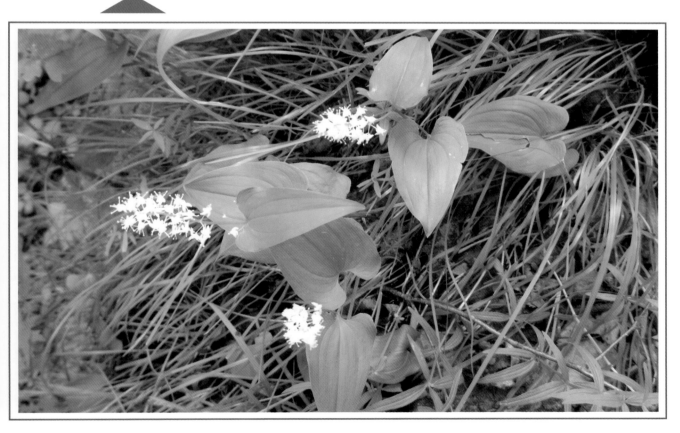

百合科 | Liliaceae

玉竹

黄精属
Polygonatum

Polygonatum odoratum (Mill.) Druce

蒙文名称： 毛胡日 - 查干

俗　　名： 萎蕤、铃铛菜、扎瓦

药用部位： 根茎入药

中医功效： 养阴润燥，生津止渴

蒙医功效： 生津，强壮，补肾，祛"希日乌素"，温中

生　　境： 野生，中生植物。生于林下、灌丛、山地草甸

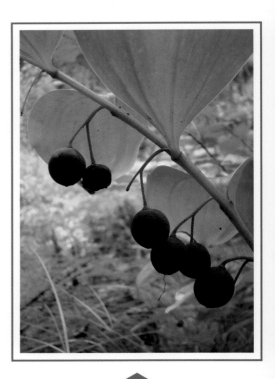

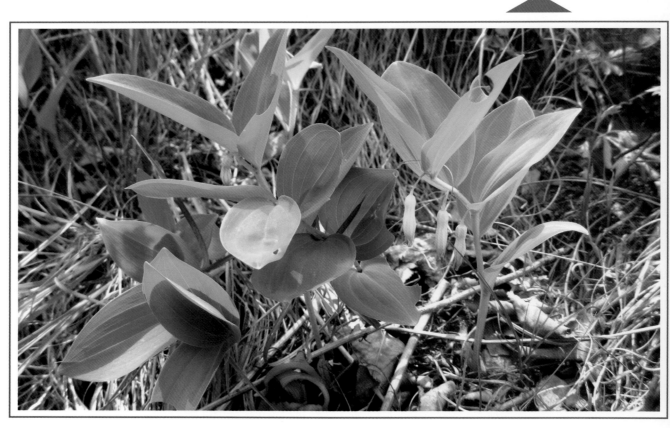

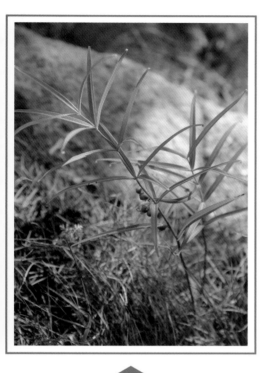

黄精

Polygonatum sibiricum Delar.
ex Redoute, Lil

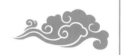

黄精属

Polygonatum

蒙文名称：	查干 - 浩日（西伯日 - 毛和日 - 查干）
俗　　名：	鸡头参、老虎姜、黄鸡菜、鸡头黄精
药用部位：	根茎入药
中医功效：	益气养阴，补脾润肺，生津
蒙医功效：	温中开胃，排脓，清"希日乌素"，强壮，生津，祛"巴达干"
生　　境：	野生，中生植物。生于林下、灌丛或山地草甸

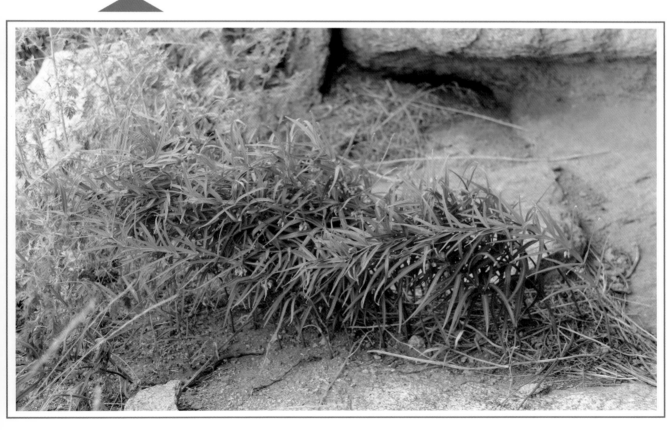

百合科 | **Liliaceae**

兴安天门冬

天门冬属
Asparagus

Asparagus dauricus Fisch. ex Link

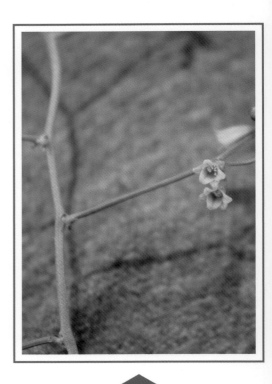

蒙文名称： 兴安乃 - 和日音 - 努都

俗　　名： 药鸡豆、山天冬

药用部位： 块根入药

中医功效： 养阴清热，润肺滋肾

蒙医功效： 滋阴润燥，清肺降火

生　　境： 野生，中旱生植物。生于林缘、草甸化草原、草原
及干燥的石质山坡等

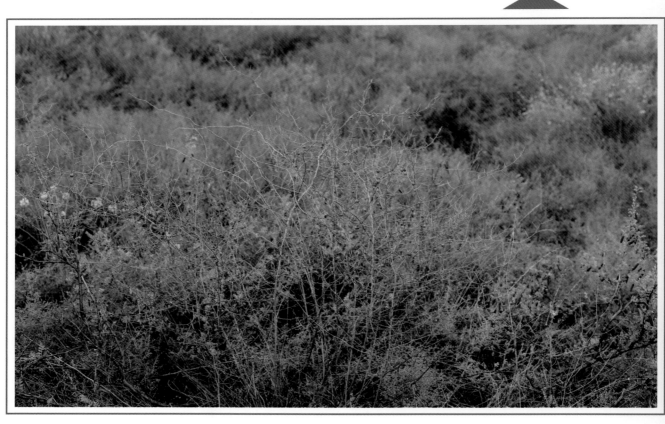

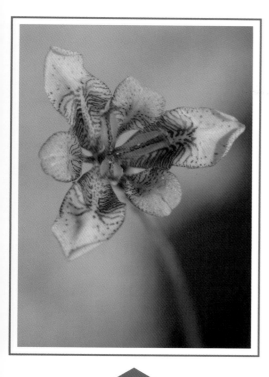

野鸢尾

Iris dichotoma Pall.

鸢尾属
Iris

蒙文名称：　海其 - 额布苏

俗　　　名：　歧花鸢尾，白射干，芭蕉扇

药用部位：　根茎及全草入药

中医功效：　清热解毒，活血止痛，止咳

蒙医功效：　止吐，解渴

生　　　境：　野生，中旱生草本。生于草原及沙地林缘或灌丛

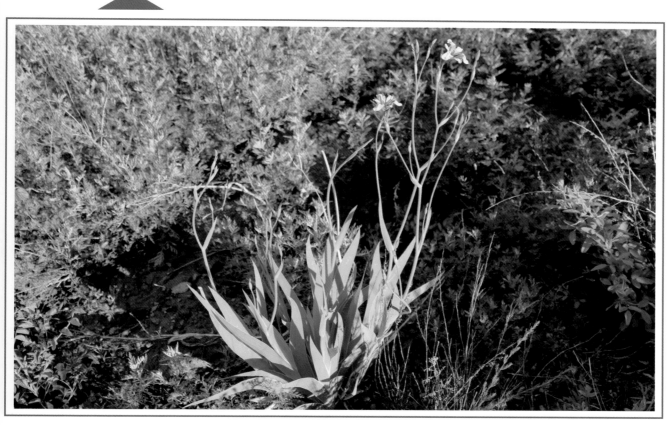

鸢尾科 | **Iridaceae**

细叶鸢尾

鸢尾属
Iris

Iris tenuifolia Pall.

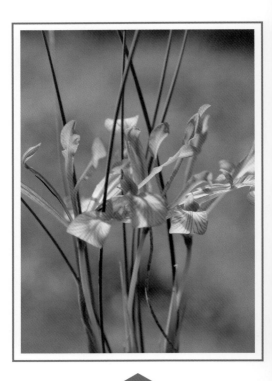

蒙文名称： 敖汗 - 萨哈拉

俗　　名： 老牛揣、细叶马蔺

药用部位： 根及根茎入中药；花及种子入蒙药

中医功效： 安胎养血

蒙医功效： 杀虫，止痛，解毒，消食，解痉，退黄，治伤，生肌，
　　　　　 排脓，燥"希日乌素"

生　　境： 野生，多年生草本。生于草原、沙地及石质坡地

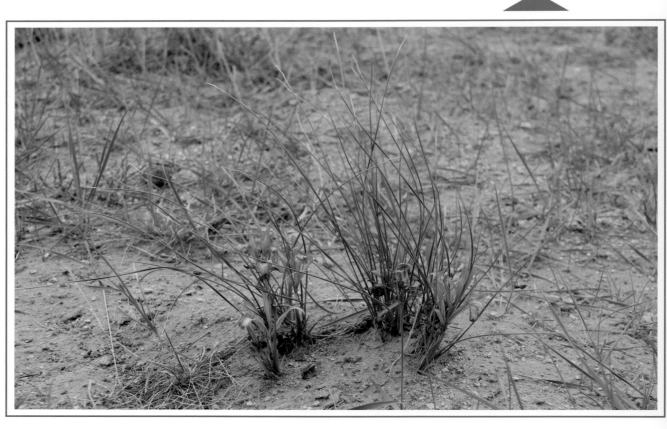

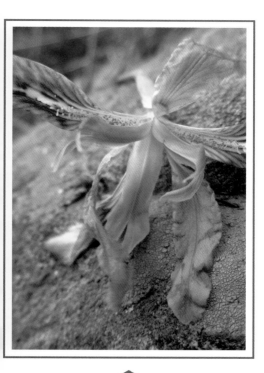

鸢尾科 | **Iridaceae**

粗根鸢尾

Iris tigridia Bunge

鸢尾属
Iris

蒙文名称：　巴嘎 - 查黑乐得格

俗　　　名：　拟虎鸢尾、粗根马莲

药用部位：　根及种子入药

中医功效：　养血安胎

生　　　境：　野生，旱生草本。生于丘陵、坡地、山地草原

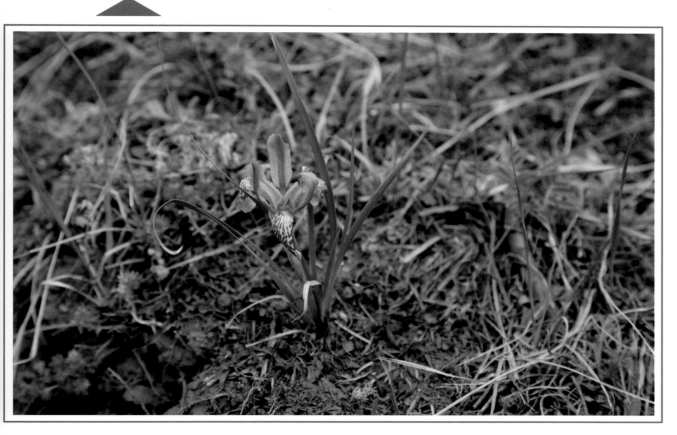

鸢尾科 | **Iridaceae**

马蔺

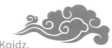

鸢尾属
Iris

Iris lactea Pall. var. *chinensis* (Fisch.) Koidz.

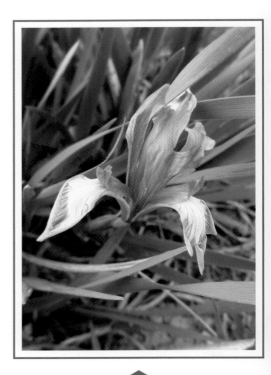

俗　　名：马兰花、马莲

药用部位：种子（马蔺子）、花及根入中药；花及种子入蒙药

中医功效：马蔺子：凉血止血，清热利湿。花：清热解毒，止血，
利尿。根：清热解毒

蒙医功效：杀虫，止痛，解毒，消食，解痉，退黄，治伤，生肌，
排脓，燥"希日乌素"

生　　境：野生，中生草本。生于河滩、盐碱滩地，为盐化草甸
建群种。亦用于园林绿化，本地区少量栽培

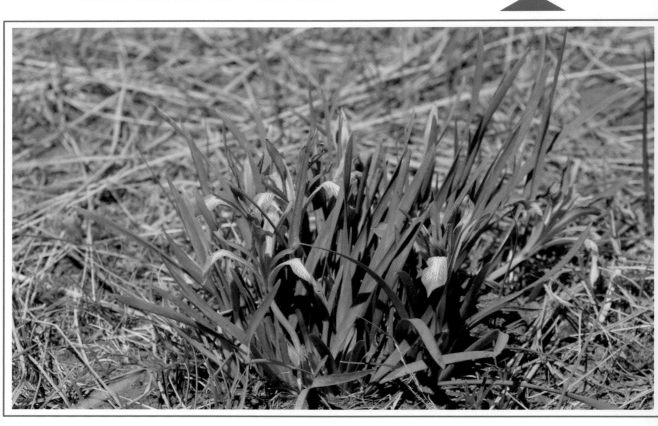

鸢尾科 | **Iridaceae**

黄花鸢尾

Iris wilsonii C. H. Wright

鸢尾属
Iris

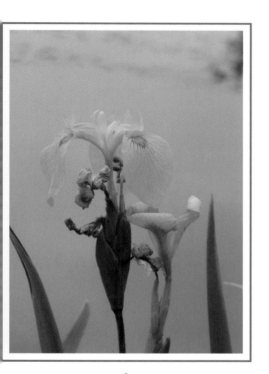

药用部位： 根状茎入药

中医功效： 治咽喉肿痛

生　　境： 适于生长在湿润且排水良好、富含腐殖质的砂壤土
或轻黏土上。用于园林绿化，本地区少量栽培

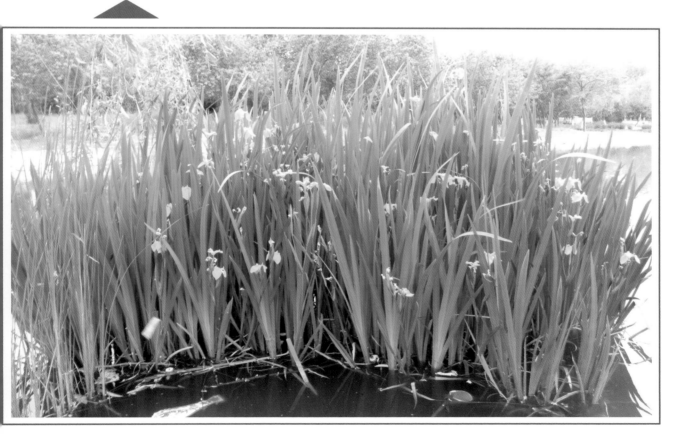

美人蕉科 ｜ Cannaceae

黄花美人蕉

美人蕉属
Canna

Canna indica L. var. *flava* Roxb.

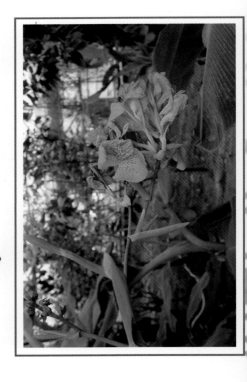

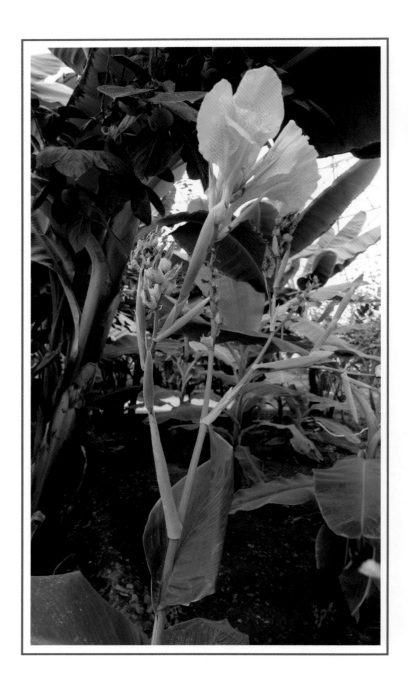

药用部位：根茎入药

中医功效：清热利湿，舒筋活络

生　　境：适于在疏松肥沃、排水良好的
　　　　　砂壤土中生长，也适于在肥沃
　　　　　黏质土壤生长。用于园林绿化，
　　　　　本地区少量栽培

拉丁学名总索引

中文笔画总索引

九画

汉语拼音总索引

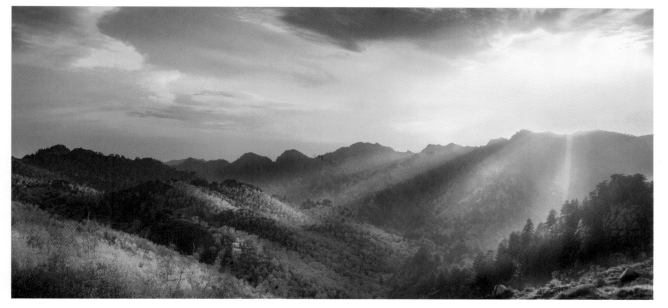

▲《桦背秋韵》　　　作者：高向龙

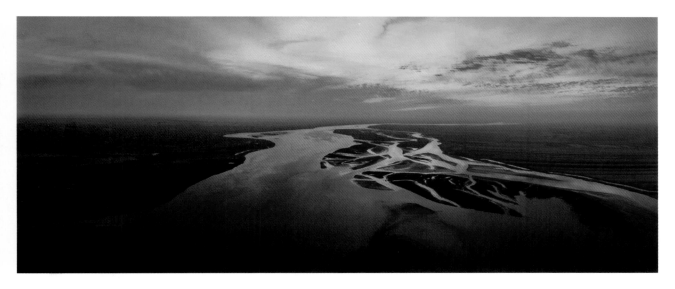

▲《黄河日落》　　　作者：高向龙

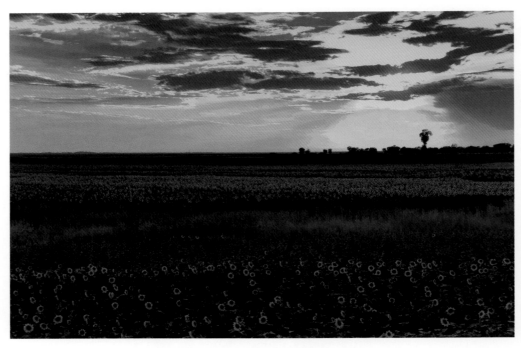

▲《葵海》　　　作者：宝日夫

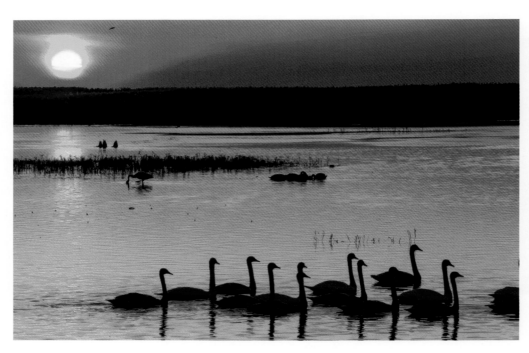

▲《乌梁素海夕照》　　　作者：宝日夫